新生儿婴儿
护理养育指南

逐天、逐周、逐月讲解0~1岁婴儿护理养育重点及方式方法

陈宝英　刘　宏　王书荃　戴耀华◎主编

支持单位：黑龙江飞鹤乳业有限公司

U0391603

中国妇女出版社

图书在版编目（CIP）数据

新生儿婴儿护理养育指南 / 陈宝英等主编． —— 北京：
中国妇女出版社，2020.12
　ISBN 978-7-5127-1831-9

　Ⅰ.①新…　Ⅱ.①陈…　Ⅲ.①新生儿-护理-指南②
婴儿-护理-指南　Ⅳ.①R174-62

中国版本图书馆CIP数据核字（2020）第019346号

新生儿婴儿护理养育指南

主　　编：陈宝英　刘　宏　王书荃　戴耀华
策划编辑：王海峰
特约策划：王　峰
责任编辑：王海峰
封面设计：尚世视觉
责任印制：王卫东
出版发行：中国妇女出版社
地　　址：北京市东城区史家胡同甲24号　　邮政编码：100010
电　　话：（010）65133160（发行部）　65133161（邮购）
网　　址：www.womenbooks.cn
法律顾问：北京市道可特律师事务所
经　　销：各地新华书店
印　　刷：三河市祥达印刷包装有限公司
开　　本：170×240　1/16
印　　张：18.5
字　　数：300千字
版　　次：2020年12月第1版
印　　次：2020年12月第1次
书　　号：ISBN 978-7-5127-1831-9
定　　价：68.00元

版权所有·侵权必究　　（如有印装错误，请与发行部联系）

专家顾问

首席专家　申昆玲　教授、主任医师、博士生导师，中华医学会儿科分会前任主任委员，国家呼吸疾病临床医学研究中心主任，亚洲儿科呼吸学会主席，中华医学会儿科分会呼吸组组长，国家卫计委儿童用药专家委员会主任委员

首席顾问　于小千　中国妇幼保健协会常务副会长、秘书长，中国宋庆龄基金会理事，上海交通大学国家健康研究院特聘教授

特别顾问　严松彪　中国妇幼保健协会副会长，首都医科大学附属北京妇产医院北京妇幼保健院院长、党委副书记、主任医师

审核专家　朱宗涵　首都儿科研究所研究员、儿科专家、北京市卫生局原局长

陆　虹　北京大学护理学院书记、副院长

何　仲　博士生导师、北京协和医学院人文学院院长

丛笑梅　博士生导师、美国康涅狄格大学终身教授

梅　建　中国儿童中心研究员、中国心理学会常务副秘书长、中国优生科学协会副会长、中国关心下一代工作委员会专家委员会副秘书长

刘翔平　北京师范大学心理学院教授、博士研究生导师

郭红霞　中国教育科学研究院副研究员

陈　琴　中国教育科学研究院副研究员，北京师范大学学前教育学博士、发展心理学博士后

本书编委会

总策划、主编　　**陈宝英**　主任医师、教授，中国妇幼保健协会专家委员会委员，享受国务院政府特殊津贴，北京妇产学会执行会长，曾任世界卫生组织母婴和妇女保健合作培训中心主任、首都医科大学附属北京妇产医院北京妇幼保健院党委书记、院长，《新生儿婴儿护理百科全书》主编

刘　宏　首都医科大学附属北京妇产医院护理部主管护师、中国妇幼保健协会助产专家委员会委员、中国妇幼保健协会助产士分会委员

王书荃　中国教育科学研究院研究员、教授、国家高级心理咨询师。现任国务院中国关心下一代工作委员会专家委员会委员。主要著作有《中国婴幼儿身心成长指南》《婴幼儿的智力发展与潜能开发》等。

戴耀华　首都儿科研究所研究员、博士生导师，世界卫生组织儿童卫生合作中心主任，中华预防医学会儿童保健分会主任委员

副主编　　**张　峰**　首都医科大学附属北京儿童医院儿童保健中心主任医师

李广隽　首都医科大学附属北京妇产医院围产医学部总护士长、副主任护师，全国第一届婴儿抚触大赛冠军

陈建军　中华护理学会儿科专业委员会主任委员、《中华护理》杂志审稿专家、北京大学第一医院主任护师

王　玲　中国妇幼保健协会副秘书长，北京市海淀区妇幼保健院原院长、主任医师

编　委　　（按姓氏笔画排列）

于莎莎　马文利　王玉琨　卢　挈　叶艳　冯斌　朱利欣

朱洪平　任玉风　刘玉旺　刘华　刘维民　牟龙　李慧玲

何弢　宋国超　宋清华　张大华　张帅明　陈梅　陈静

林嫦梅　周静　房珉晖　孟玲慧　赵亚辉　赵志刚　郝洪秋

郗芳　唐艳莉　梁卫兰　韩冬韧　焦颖　霍记平

支持单位　黑龙江飞鹤乳业有限公司

致　谢

各月龄宝宝及家长　　　张添童　　蓝冰滢　　李颜旭　　李　瑶　　赵梓墨　　赵　辰
　　　　　　　　　　　胡宸睿　　龚云涛　　谢传行　　刘晓丽　　马心祎　　韦永兰
　　　　　　　　　　　李嘉萱　　董　蕊　　杜宇辰　　范羽飞　　赵祎男　　乔春雨
　　　　　　　　　　　刘煜邦　　宋永爱　　孙靖桐　　刘　蕊　　张钧羿　　曹　眖
　　　　　　　　　　　张景芃　　刘　慧　　杜伯犀　　张晓宾　　陈丽萍

护理视频操作者　　　　董　蕊
导演、摄像及剪辑　　　李　震　　唐　臣　　张　明　　谢秋波　　刘小鑫
　　　　脚本编写　　　李广隽　　刘　宏　　刘　华　　韩冬韧　　刘　霞
　　　　配音人员　　　任玉风　　华　莎
　　　　支持品牌　　　Britax 宝得适
　　　　致谢单位　　　北京爱育华妇儿医院
　　　　　　　　　　　毅英妈咪宝贝俱乐部（石景山店）
　　　　　　　　　　　蓝猪坊创意美食工作室
　　　　　　　　　　　博云视觉（北京）科技有限公司
　　　　　　　　　　　超块链信息科技有限公司
　　　　　　　　　　　北京米心创意儿童摄影
　　　　工作人员　　　孙鑫丽　　邓银强　　王　佳　　孟香香　　张泽祥　　王玉莹
　　　　　　　　　　　耿兴东　　朱彦珣
　　　　致谢个人　　　王志平　　乔卫军　　刘春霞　　陈安平　　周　建　　彭　杨
　　　　　　　　　　　齐咏梅　　牛志兰　　季淑敏　　张新平　　王　俊　　阳　槿
　　　　　　　　　　　鲍　婕

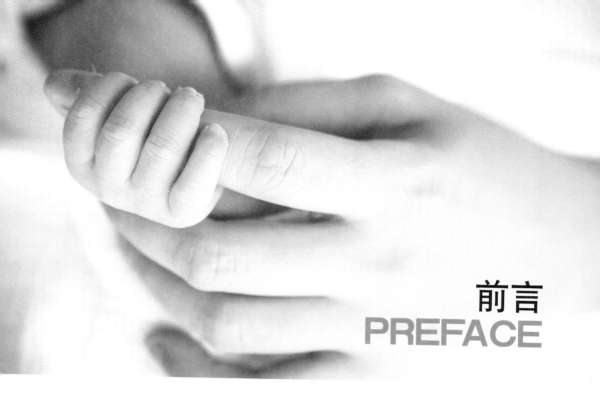

前言
PREFACE

随着我国妇幼健康事业的不断发展，婴幼儿的身心健康水平也在不断提高。但时至今日，仍有一些年轻的父母对于新生儿及婴儿的护理、养育知识知之甚少。为了更好地普及科学的育儿知识，由中国妇幼保健协会支持，北京童芽健康科技研究院发起组织近百位专家策划并编写了这本《新生儿婴儿护理养育指南》。

本书编者均来自三级甲等医院和中国教育科学研究院等国内顶级专业机构，他们都是新生儿及婴儿护理、营养、保健、心理、教育以及疾病预防等方面的权威人士。

全书以新生儿及婴儿的身心发育为主线，集日常护理、疾病预防和早期发展于一体，逐天、逐周、逐月讲解新生儿及婴儿的成长发育特点，进而展开介绍适合不同月龄婴幼儿的护理内容和护理方式，非常利于父母尤其是新手父母系统学习和参照操作。

本书内容共分四篇。第一篇是"准备篇"，分两部分，第一部分介绍了父母应该如何迎接宝宝的到来；第二部分介绍了父母应该怎样从母乳喂养的角度为新生儿的到来做准备。第二篇是"新生儿篇（0～28天）"，分五部分，第一部分逐天、逐周地介绍了新生儿出生后每一天或每一周的养育重点及护理方式；第二部分介绍了新生儿的疫苗与接种的相关知识；第三部分将告诉你如何对新生儿的体格和智力发展进行家庭式测量和评价；第四部分讲述了家庭环境是如何对新生儿产生影响的；第五部分对新生儿时期的常见疾病及家庭护理方式做了详细解读。第三篇是"婴儿篇（2～12个月）"，关注的内容是新生儿期过后直到1岁期间家庭养育的方式及护理的重点，每一个月为一部分，每一部分按照喂养与护理、疫苗与接种、体格和智力的测量与评价、环境与教育逐月展开。第四篇是"婴儿疾病篇"，本篇重点介绍婴儿时期常见的疾病与家庭护理方式。

本书的一大特色是可以边读书边看视频。为了使新手父母更直观地学习新生儿、婴儿护理养育的实操方法，我们将很多护理实操方法、早期教育的方法以及一些婴儿用具的操作规范（例如袋鼠式护理方法、半躺式母乳喂养姿势和婴儿安全座椅操作示范等）拍成视频，与本书同步发行。本书共有26个视频（其中护理14个，早教12个），用手机扫描书中相应之处的照片，随时随地均可观看，非常便捷。

为了给年轻父母们提供最大价值的参考标准，视频中选用真人宝宝，并严格按月龄筛选，真实反映了每个月龄阶段的宝宝在接受早期教育及护理时的现场状态。

纸质图书与视频的结合，产生了全新的阅读方式。这种阅读方式，将大大提高年轻父母的学习效率。

本书适合阅读的人群有：1.母婴护理从业人员：月嫂、月子会所母婴护理人员、医院妇幼医生和母婴护理人员等；2.孕妇及其家属：孕妇和对其进行产后看护的家属（如父母、公婆、丈夫等）。

由衷希望《新生儿婴儿护理养育指南》能够给全国各地成千上万的新手父母及母婴护理从业人员带来全新的育儿理念、丰富的育儿知识和科学的育儿方法。

希望全天下的孩子都能在良好的环境中健康苗壮地成长。

陈宝英

主任医师、教授、北京妇产学会执行会长

曾任世界卫生组织母婴和妇女保健合作培训中心主任

首都医科大学附属北京妇产医院北京妇幼保健院原党委书记、院长

2018年3月

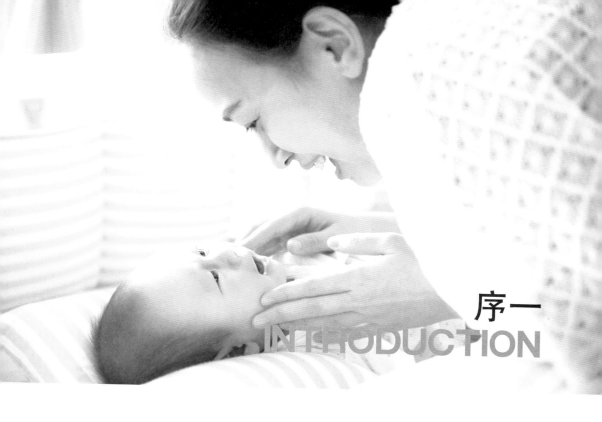

序一

INTRODUCTION

儿童是每一个家庭的未来，更是国家的未来。儿童的生存、体格、营养、智力、心理、社会相容性等的全面发展十分重要。

我国全面实行两孩政策后，将进入一个生育高峰期。据专家预测，我国2018年将出生2100万个新生儿。初为人父人母的新手父母，或是即将迎来二胎的年轻父母，既有正在迎接新生宝宝到来时的兴奋、激动和骄傲，又有即将面对角色转换时的紧张、不安和无措。

如何养育一个新生宝宝，并把他呵护成人，是每一个年轻父母高度关注、渴望做到也必然经历的曲折过程。

有秘籍吗？由陈宝英教授领衔近百位国内外知名妇产科、儿科、护理、心理、早教专家合力完成的《新生儿婴儿护理养育指南》一书，将对年轻父母养育自己宝宝的过程给予精准指导。

本书像时针一样准确地记录着宝宝从出生第一天到满月，从出生第一个月到一周岁的成长过程，并辅以宝宝的日常护理、喂养营养、身心健康、智力开发等专业指导。

本书将医学、教育、心理学等不同学科领域国内外最新研究方法和研究成果高度整合在一起，无疑将成为跨学科专业操作规范的范例。

本书的另一创举是融入了现代高科技技术，将科学育儿示范性操作通过移动视频的方式推送给年轻父母，开启了"想读就读，读学结合"的新型阅读模式。

本书文字流畅，通俗易懂，不但是年轻父母养育宝宝的宝典，也将成为广大妇幼工作者的良师。

让我们一起陪伴宝宝健康成长！

相信阅读过本书的读者都将从中获益！

于小千

中国妇幼保健协会常务副会长、秘书长

中国宋庆龄基金会理事

上海交通大学国家健康研究院特聘教授

2018年1月10日晨

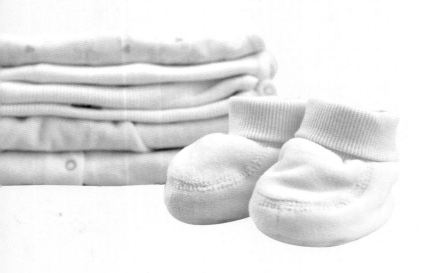

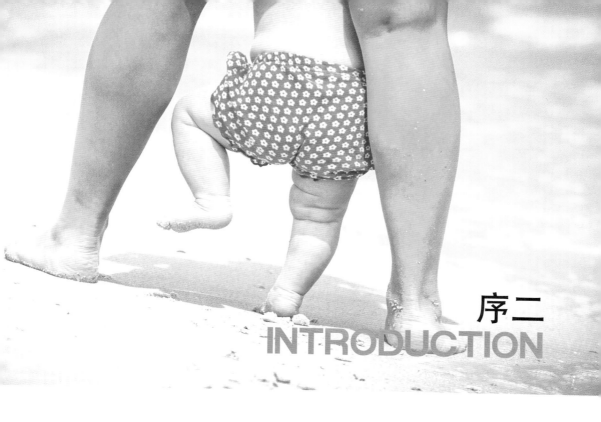

儿童时期是人生发展的关键时期。为儿童提供必要的生存、发展、受保护和参与的机会和条件，最大限度地满足儿童的发展需要，发挥儿童潜能，将为儿童一生的发展奠定重要基础。儿童是人类的未来，是社会可持续发展的重要资源。儿童发展是国家经济社会发展与文明进步的重要组成部分，促进儿童发展，对于全面提高中华民族素质，建设人力资源强国具有重要战略意义。

儿童各年龄阶段的划分包括胎儿期、新生儿期、婴儿期、学龄前期、学龄期和青春期，都是处在不断生长发育的动态过程中。2008年国际上首次提出了生命早期一千天的概念，是指从受精卵形成、胎儿期宫内生长、出生至生后2周岁以内的最初时期，是一个生命生长发育的关键期，此时期是机体的组织、器官系统发育成熟的关键时期，不仅关系儿童早期体格发育与大脑发育，而且还与人类的认知功能及远期慢性疾病的发生直接相关。其中新生儿期和婴儿期尤为重要。在新生儿期（从胎儿娩出、脐带结扎至生后28天），孩子需要适应宫外新环境，经历解剖生理学巨大变化，全身各系统的功能从不成熟转到初建和巩固。在婴儿期（指生后满28天至1周岁的年龄阶段），孩子生长特别快，1周岁时体重至少3倍于出生体重，身长约为出生时的1.5倍。此时必须供给适量的营养要素。这期间中枢神经系统发育迅速，条件反射不断形成，为促进此期小儿脑组织的生长和智力发育，除应注意适当补充营养外，出生后早期教育与智力开发也是非常重要的。

每个父母都经历过孩子还未出生时的满心期待和希望，出生时的突然不知所措和迷茫，所以家长的教育和培训是非常重要的。尤其在互联网时代，有更多和更新的技术使得大量的视频教育和培训成为可能。

这本《新生儿婴儿护理养育指南》由陈宝英教授领衔近百位国内外知名妇产、护理、早教、儿科专家合力完成。书中根据宝宝不同阶段身心发育的特点，从宝宝的日常护理、营养饮食、早期教育、疾病处理四个领域给予抚养者和代抚养者全面、科学的优育指导。它会让家长减少很多育儿上的盲目性，更加了解宝宝，从而以最科学的方式方法去培养、教育宝宝，让宝宝快乐、健康地成长。

本书相关视频也将同步推出。全书共有26个视频，其中早教视频12个，护理视频14个。另外，值得一提的是，本书中袋鼠式护理的内容填补了国内同类育儿书籍的空白。

最后，祝愿每位家长都能享受到做父母的快乐，并伴随孩子健康成长。

申昆玲

教授、主任医师、博士生导师

中华医学会儿科分会前任主任委员

国家呼吸疾病临床医学研究中心主任

亚洲儿科呼吸学会主席

亚洲儿科研究学会候任主席

2018年3月

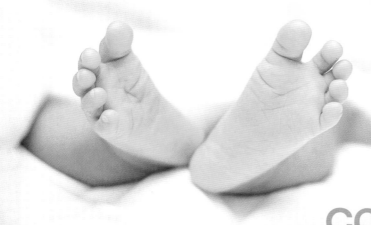

目录
CONTENTS

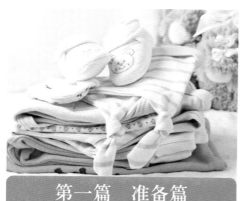

第一篇　准备篇

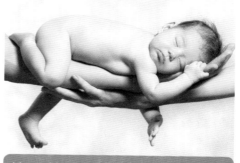

第二篇　新生儿篇（0~28天）

新生儿婴儿护理养育指南

第三篇　婴儿篇（2~12个月）

目　录

新生儿婴儿护理养育指南

目 录

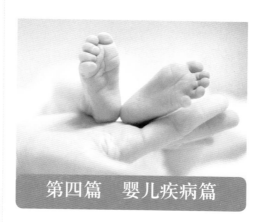

第四篇　婴儿疾病篇

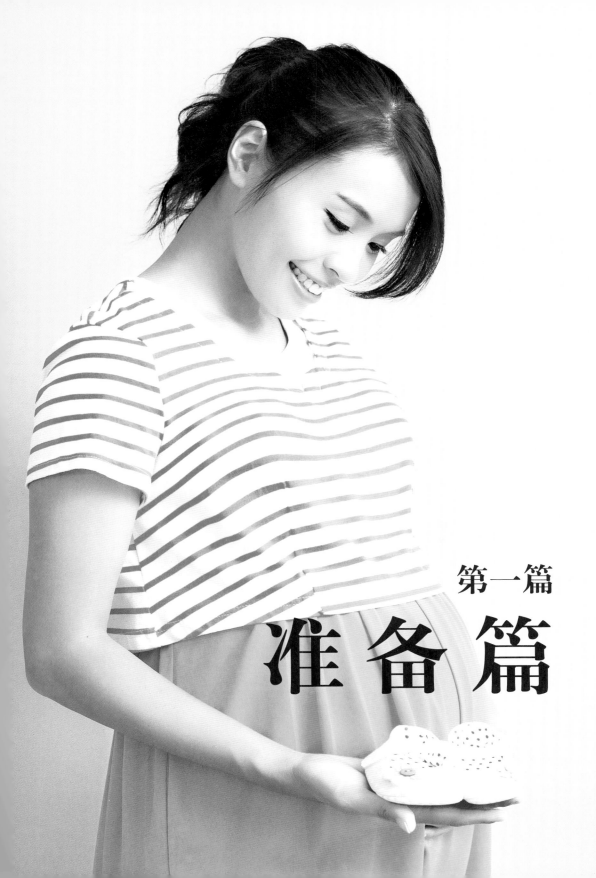

第一篇

准备篇

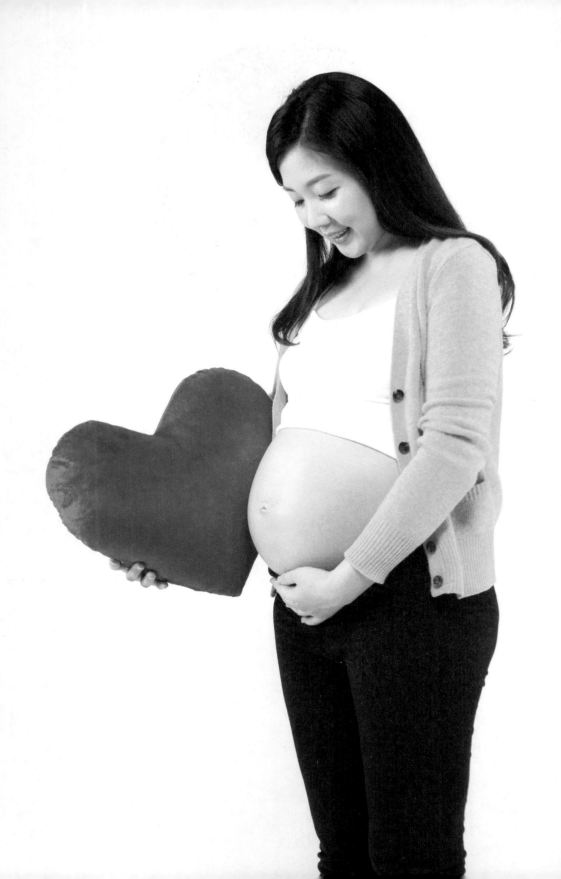

父母如何迎接宝宝的到来

妊娠期是一个充满期待和兴奋、需要做很多准备工作的时期。对于多数父母来说，尤其是第一次准备做父母的准爸爸准妈妈，既充满忐忑，又满怀期待和兴奋，既期待生一个健康、聪明的宝宝，同时也为他的到来做着各种准备工作，偶尔还会担心、疑虑，担心出现一些问题。

这个时候我们不仅每天为健康努力，如要保证充足的营养、适当的运动、定期的妊娠期检查；还要正确面对甚至应对怀孕带来的各种不适或变化，如体重增加、尿频、乏力、下肢水肿、便秘、痔疮等；同时对生产过程中可能出现的问题也十分焦虑，如分娩方式、分娩地点，如果宝宝出现非预期的情况（如早产等）又该怎么办。

备好适合宝宝的衣服和被褥

为了迎接新生宝宝的到来，需要事先为宝宝的到来准备一些适合他的衣服和被褥等。根据宝妈们的经验推荐，可参考清单如下：

1.6~8件宝宝上衣、2~3条裤子、3~4套连体衣；

2.2个单包被、2个双层包被、2个厚包被（到医院待产时，可视季节情况带到医院，无须都带）；

3.2个新生儿睡袋（1个薄款、1个夹层款，可选项，非必需）；

 小鹤课堂

宝宝衣服最好选择纯棉质的，尽量选择大一点儿的尺寸，但注意不要购买那些领子、袖子及裤腿比较紧的衣服。新生儿的衣物严禁用樟脑球（天然的或合成的均不能接触）防蛀。

另外，不要给新生儿穿鞋，穿鞋过早会影响宝宝足部的发育，长期穿着袜子和连脚衣同样可能影响宝宝足部的发育。

4.2顶婴儿帽；

5.3双婴儿袜子；

6.1套婴儿毛巾和浴巾；

7.小毛巾数条。

如何为宝宝选购家具和用品

在为即将出生的宝宝准备用品时，准父母们面对琳琅满目的婴儿用品，往往难以抵挡住诱惑，从而常购买一些不必要的东西，非常浪费。那么，究竟哪些用品是必需的呢？下面提供必备品清单，供参考：

婴儿床：具体要求详见"如何选购婴儿床"。

摇篮：非必需的物品，一般来讲使用时间不长。

床上用的寝具：床垫和2套换洗的床单。2岁以内的宝宝一般不建议使用枕头，如备枕头，枕头的高度不宜超过1cm。切忌床上放置靠垫、毛毯、毛绒玩具等柔软的物品。

洗澡用品：澡盆、温度计。

婴儿车：建议婴儿车的质量一定要好些，因为婴儿车是宝宝3岁前出门的必备用品。宝宝在6个月以前都不会坐，所以一定要选择宝宝可以平躺的婴儿车。选择婴儿车时注意车内一定不要有很多可以拆卸的小零件，且在宝宝平躺时的正上方不要悬挂、放置任何装饰，因为婴儿车在行进的过程中或是小宝宝因为强烈的好奇心拉拽这些物品时，会给宝宝带来不确定的危险。此外，宝宝6个月以后，部分父母会买轻便婴儿车以备外出使用，建议一定要买具有安全带的婴儿车，尤其是有可调节倾斜度的婴儿车。

选用物品：直径15cm～20cm的小盆2个（分别为宝宝洗脸和屁屁专用）；婴儿湿纸巾数包、纸尿裤数包（或尿布数条）。

如何选购婴儿床

宝宝睡在婴儿床上时一般来讲是无人陪伴的，所以婴儿床必须安全。使用婴儿床时最常见的意外还是坠床，当床垫抬高、床侧栏松开时，宝宝很容易从上面摔下来。准父母们在买婴儿床前有几项关键内容需注意：

1.床栏的空隙必须小于6cm，以防止宝宝的头伸出床栏时被卡住。另外，必须保证床栏高于床垫至少11cm。当

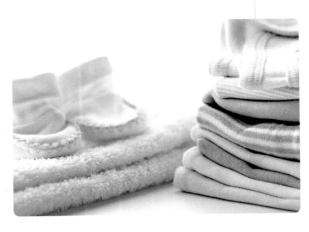

宝宝在婴儿床里时一定要将四周的床栏竖起来，关好并卡紧。

2.床头、床尾等地方的隔板不应该有镂空设计或其他雕饰，防止刮伤宝宝。

3.如果床的四角有复杂的装饰或角柱，一定卸掉以保持圆滑的床角，否则容易挂到衣服或其他柔软的物品，从而给宝宝带来窒息的危险。

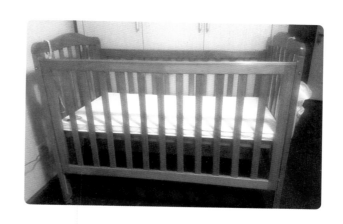

另外，新买来的床垫，请将包裹床垫的塑料全部去掉，因为塑料包裹一旦破损容易给宝宝带来窒息的危险，且床垫一定要选结实、偏硬的，不要选用过软的床垫。

床垫的大小一定要适合床的尺寸，如果床垫边缘留有两指宽以上距离的话就要考虑更换床垫，以防止宝宝滑落到

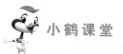

小鹤课堂

一旦宝宝会坐了，要降低床垫的高度，以确保宝宝坐着的时候不会从床上掉出去。在宝宝学习站立之前（一般在宝宝6～9个月的时候）则要把床垫高度调节到最低点。婴儿摔伤最常见的时间段是他们在学习爬的时候，当宝宝长到约90cm，或当他站起来床沿栅栏的高度已经低于其乳头水平时，就应该考虑给他换床了。

床和床垫缝隙中。

使用过程中，要定期检查婴儿床，如零件是否结实，材质是否光滑，有无裂痕和木刺等。

床围的使用也要注意，如果选用床围，一定要有至少6条以上的带子固定，且带子的长度不能超过15cm，以防带子和床围勒住宝宝造成宝宝窒息；如果宝宝可以借助外力站起来时，建议去掉床围；不要使用枕头或软的寝具代替床围。

需要特别注意的是，一些照顾者为了方便，经常将宝宝的一些日常用品，如宝宝常用的纸尿裤、小毛巾等放在婴儿床上，认为宝宝不会翻身，没有关系，其实这样是非常危险的，很可能导致宝宝窒息。

分娩前的准备

10个月的期待，马上就要等到宝宝出生的时刻。在宝宝出生前，准父母们为了妈妈和宝宝的安全，应做以下准备

工作：

1.准备一个关键物品包，紧急情况下，拎包就走。这个包应包括分娩阵痛前和分娩后住院时必不可少的物品，例如：干、湿纸巾，妈妈和宝宝的衣服，卫生巾，亲戚的联系方式，宝宝的毛巾、包被、尿裤、出院时要穿的衣服等。

2.到达产检医院的最快方式以及就诊的流程一定要熟知；急诊的地点，分娩的产房、产科病房的准确地点，陪同分娩的人务必事先亲自认真地走一遍，以免分娩时由于过于慌乱而耽误时间；救护车的电话也要记牢，以备紧急情况下使用。

3.知道什么情况下必须马上去医院就诊：

（1）规律的子宫收缩

若每10分钟内至少有2次宫缩，其强度足以引起腹胀或腰酸的感觉，而且每次宫缩持续时间至少半分钟，其发展趋势是强度渐增、持续时间渐长、间歇逐渐缩短。频繁而强烈的子宫收缩会影响孕妇入睡。有规律的子宫收缩又称为阵缩，是分娩开始的标志，通常被称为临产。此时，无论是否已见红或破水，均应准备住院。

（2）破水

阴道突然大量流出或少量持续不断流出似尿液的液体，可能为破水。破水后，子宫腔与外界相通，增加了上行感染的机会；在胎头浮动或胎位不正时还增加了脐带脱垂的危险。故无论有无子宫收缩，均应及时就医。入院途中，尽量取卧位以减少脐带脱垂的危险，会阴局部应使用消毒会阴垫以防止感染发生。

为什么要使用儿童安全座椅

正确选购和使用安全座椅，被认为是最能有效防止交通事故造成儿童意外伤害的方法之一。机动车内的安全保护措施，例如安全带、气囊，是为成人设计的，不适用于婴幼儿、儿童。

安全带的最低身高限制为140cm，安全带肩带的位置在锁骨和前胸，但是相对于身高矮小的儿童，正好压在颈部

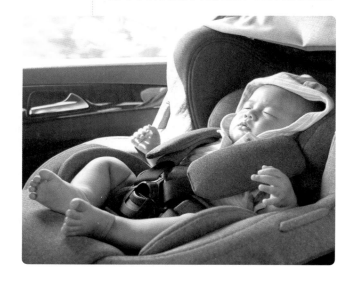

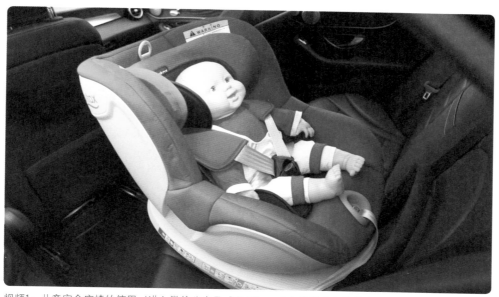

视频1：儿童安全座椅的使用（进入微信公众号〝童芽〞→点击底部〝童芽学院〞→点击本书封面→点击〝视频〞→观看相关视频。）

（颈动脉和气管的位置），真正发生事故时，安全带不仅不能保护儿童，反而容易压迫气管，引起窒息；压迫颈动脉，引起脑部缺血，甚至造成颈动脉的切割伤，从而危及生命。

将婴幼儿或儿童放在副驾驶座上或抱着坐在车里同样是危险的。儿童坐在副驾驶座上，在紧急情况下，当安全气囊打开时，会冲击儿童头部，造成致命伤害；如果宝宝被成人抱在怀里，紧急刹车时，一旦失控，宝宝可能会受到大人身体的挤压，造成双重伤害。

使用安全座椅，可以在汽车遭受突然的碰撞或突然减速的情况下，减少对宝宝的冲击力，限制宝宝的身体移动，从而减轻对他们的伤害。

如何选择儿童安全座椅

一定要选用合适的安全座椅。

1.选用符合国家安全标准（GB27887–2011），并通过CCC认证标志的儿童安全座椅。

2.选择适用于婴儿／儿童体重、年龄的座椅。儿童安全座椅会标有使用儿童的体重、年龄，以体重为主要参考依据。

3.座椅的固定方式也要注意。儿童安全座椅的安装方式主要分为安全带捆绑安装和ISOFIX接口安装。安全带捆绑式座椅适用于各种车辆，ISOFIX接口安装式座椅只能安装在配备接口的车辆。选购座椅时，可以根据车辆是否配备相应接口选择相应的固定方式的座椅。

4.舒适性的选择主要应考虑布料是否透气、配件是否光滑、安全扣是否牢固等。

儿童安全座椅的种类

年龄组	座椅种类	通用准则
婴幼儿	1.仅反向安装的座椅 2.转换型座椅	2岁以内的婴幼儿或低于向后坐安全座椅的体重或身高上限，建议面向后坐。
幼儿和学龄前儿童	1.转换型座椅 2.内置安全带的向前安装的座椅	当儿童身体条件超过了向后坐座椅的体重或身高上限，建议使用内置安全带的向前安装的座椅，直到宝宝体重、身高达到标准上限。
学龄儿童	加高座椅	当儿童超过了向前坐安全座椅的体重或身高上限，建议使用加高座椅，直到他们身高、体型适合汽车安全带为止，通常身高要达到145cm（8～12岁）。13岁以下儿童建议坐在汽车后座。
大龄儿童	汽车安全带	当孩子的身形可以正确使用安全带时，应一直使用肩带和腿带兼用的三点式安全带以达到最佳的保护效果。13岁以下儿童需坐在汽车后座。

需要准备婴儿提篮吗

婴儿提篮是便携式儿童安全座椅系统的一部分，还包括汽车座椅底座和婴儿车座椅基座。一般用于6个月以下的宝宝。从安全的角度来说，是需要的，但结合我国家庭生活习惯，6个月内的婴儿乘车外出机会较少，婴儿提篮使用率不高，具体是否准备可根据自身情况决定。

使用儿童安全座椅的注意事项

1.没有ISOFIX接口的座椅，要用车载安全带安装固定。

2.不要让卡口处于半锁定状况，并且在紧急情况下应能快速将宝宝取出。

3.不要将儿童安全座椅安装在有安全气囊的汽车前排座位上。

4.确保儿童安全座椅的安全带的松紧程度及护垫的位置完全符合说明书的要求。

5.穿过儿童安全座椅的汽车安全带必须保持紧绷。

6.请不要把物品放到后座上，否则在紧急刹车时，这些物品可能会伤害到儿童。

7.若儿童安全座椅在一次事故中受损，必须换用新的座椅。

8.不要对座椅做任何修改或添加部件，否则可能会严重影响其安全性和功能。

9.不要让座椅接触腐蚀性物质。

10.尽量延长反向安装时间。

母乳喂养的准备

母乳喂养有着非常广泛的好处，每个妈妈都应珍惜母乳喂养的机会，因为一旦错过，很难弥补。在哺乳初期，大多数妈妈或多或少都会出现一些问题或困惑，可以通过各种渠道寻求帮助和支持，尽快度过哺乳初期的不适。千万不要轻易放弃，以免留下遗憾。

认识乳房

乳房的生理构造

乳房是雌性哺乳动物孕育后代的重要器官。成年女性的乳房位于胸大肌上，通常处于从第二肋骨延伸到第六肋骨的范围，乳头位于乳房中心，周围色素沉着区为乳晕。乳房主要由结缔组织、脂肪组织、乳腺、大量血管和神经等组织构成。

乳腺组织：成年女性乳腺组织由15～20个乳腺叶组成，其主要功能是泌

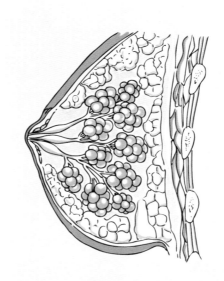

乳房生理结构示意图

乳，还具有显示女性特征的作用。乳腺叶由许多乳腺小叶构成，乳腺小叶含有很多腺泡。

脂肪组织：脂肪组织包裹着整个乳腺组织（乳晕除外），脂肪组织层厚则乳房大，反之则小。

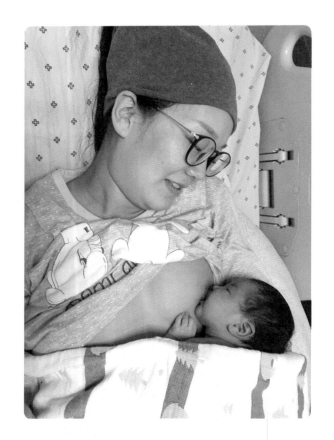

结缔组织：连接胸部浅筋和胸肌筋膜的纤维束，起支撑和固定乳房的作用。

血管、淋巴管和神经：乳房含有丰富的血管和神经，血管和淋巴管的主要功能是供给养分和排出废物。神经与乳房皮肤的感觉器相连，能感知外界刺激。

乳晕：乳晕的直径3cm～4cm，色泽各异，青春期呈玫瑰红色，妊娠期、哺乳期色素沉着加深，呈深褐色。

乳汁的分泌原理

了解了乳汁是如何分泌的，才能在乳汁不足或过多时采取相应的措施达到母婴之间的供需平衡。

乳汁的分泌需要大脑垂体分泌的两种重要激素（即泌乳素和催产素）的作用。当然，在乳汁分泌的调节过程中，还有雌激素、孕激素、甲状腺素、胰岛素等许多激素的共同参与。此外，乳母的营养物质摄入情况及乳母的情绪状况等都会对乳汁分泌产生一定程度的影响。

泌乳的分泌原理：婴儿对乳头的频繁有效吸吮刺激能反射到母亲脑部，从而能促进影响乳汁分泌和排出的两种重要激素（即泌乳素和催产素）的产生。早接触、早吸吮、勤哺乳能提高母亲体内的这两种激素的血浓度，所以按需哺乳，频繁有效的宝宝吸吮是保证泌乳的重要办法。规律的哺乳可维持数月至数年。一旦婴儿的吸吮停止，泌乳随即减少或停止。

哺乳期母亲的焦虑、烦恼、恐惧、不安等情绪变化，也会通过神经反射从而影响乳汁的分泌与排出。母亲的营养状况不良，也会使乳汁分泌减少，如有些母亲因为害怕体形过胖而拒绝食用富含营养物质的食物，未摄入足够液体，甚至节食减肥，那必然会使乳汁分泌量减少甚至停止分泌乳汁。

母乳喂养好处多

母乳喂养是喂养婴儿的最佳选择。母乳营养丰富，含有优质蛋白质、糖类、必需脂肪酸、消化酶、免疫因子、维生素、矿物质，适当比例的钙、磷，易于消化吸收又不易被污染。

对婴儿的益处

1.母乳营养丰富、均衡，蛋白质比例得当，容易消化吸收。

2.提高免疫力，保护婴儿免受感染性疾病侵袭，例如腹泻、中耳炎、呼吸道感染等。

3.促进肠道的发育和成熟，降低坏死性小肠结肠炎、婴儿猝死症的发生危险。

4.促进智商发育。母乳中含有丰富的氨基酸、不饱和脂肪酸及牛磺酸等，有益于婴儿大脑神经系统发育。

5.母乳喂养能减少过敏性疾病，如哮喘、湿疹、变态反应等疾病的发生。

6.母乳中的蛋白质分子小、比例恰当、电解质浓度低，适宜婴儿不成熟的肾发育水平。

7.母乳喂养还可促进婴儿神经系统发育和口腔健康，并能提高智商，对成人后的多种疾病（如肥胖、高血压、高血脂、糖尿病、冠心病等）有一级预防作用。

对母亲的益处

1.哺乳能促进子宫收缩，减少产后

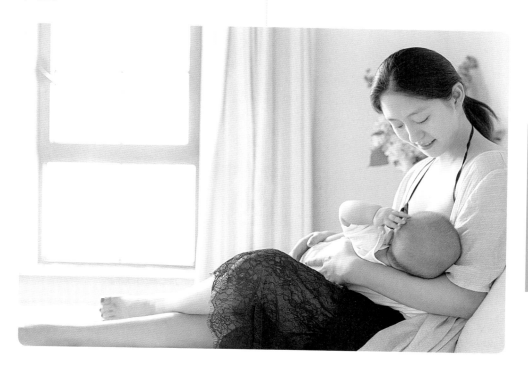

出血，加速子宫复旧。

2.达到自然闭经，进行生育调节，从而延缓生育间隔。如能坚持纯母乳喂养、昼夜喂奶，大部分母亲生产后6个月内排卵不会恢复；自然闭经数月能使母亲的贫血状况得到改善，能使体能尽快恢复。

3.减少乳腺癌、卵巢癌的发生机会。

4.促进母亲体形更快恢复，因为哺乳可以消耗更多孕期储备的脂肪和热量。

5.哺乳的过程能促进骨骼的再矿化，有助于降低母亲绝经期后的骨质疏松的发生风险。

对家庭的益处

节省费用，节省时间，方便清洁，随时供应，省时省力，减少污染。

对社会的益处

能全面提高身体素质；能增进母子感情；有助于小儿智力、语言、社交能力的发育，从而促进宝宝心理和社会适应性的发育；低碳环保、绿色安全。

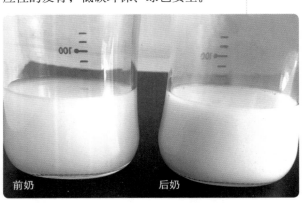

前奶　后奶

母乳的变化

初乳与成熟乳

初乳是母亲分娩后最初几日产生的特殊乳汁，很稠，颜色为黄色或清亮。初乳中蛋白质含量特别高，脂肪和乳糖含量则较少，对新生儿的生长发育和抗感染能力十分重要。初乳中维生素A、维生素C和牛磺酸的含量颇丰富。7天后，初乳渐渐转化为过渡乳、成熟乳。成熟乳量大，此时乳房充盈，变硬、变重，有些人称这个转变过程为"下奶"。

前奶与后奶

根据每次哺乳的前后时间区分，二者没有严格的界限。

前奶：每日哺乳最初几分钟的奶。前奶较后奶颜色蓝些，富含大量水、蛋白质、乳糖及其他营养物质。宝宝吃了大量前奶后，会从中取得他所需要的全部水分，这相当于宝宝的开胃菜，能够帮宝宝解渴，因此宝宝在6个月前，甚至在热天也不需要额外补充水分。

后奶：每日哺乳几分钟之后的奶。外观较前奶白，富含高热量的脂肪，这种脂肪为母乳提供较多的能量，是宝宝的正餐，更加耐饿。这就是让宝宝吸吮时间尽可能长一点儿的重要原因，可以保证宝宝吸吮到足够的后奶。

小鹤课堂

每次喂奶不要只喂一侧乳房或时间太短（例如少于4分钟），要让宝宝充分摄入前奶、后奶，才能保证均衡营养。

当宝宝需要安慰性吸吮时，进行较短较浅的吸吮，吃的主要是前奶，而饥饿时宝宝会持续较长时间的吸吮以获得更多后奶。这种母乳成分上的变化可以保证宝宝不会摄入过多的热量。而配方奶没有变化，容易导致热量摄入过多，引发青少年肥胖，这也是成年后患高血压、高血糖、高血脂等代谢性疾病的一个危险因素。

乳房的准备

孕期乳头的准备是母乳喂养的必修课。哺乳期注意不要使用酒精、抑菌剂或肥皂，洗澡时使用清水冲洗即可。宝宝吸奶时，乳头周围的蒙哥马利腺会分泌一种物质，能滋润皮肤并抑制细菌的滋生。

在孕期还要正确地对乳头进行评估：

扁平乳头：将拇指和食指靠近乳头底部朝中间轻压，如果乳头未能突出或不足以用手捏住，可能就是扁平或凹陷乳头。

凹陷乳头：凹陷的乳头有些需要治疗，有些不需要。有的哺乳顾问认为，宝宝含乳正确时，可以将凹陷的乳头深吸入口中；使用特别的乳房护罩也可以使乳头突出。乳房护罩可以在怀孕末期佩戴在胸罩内，佩戴舒适、轻盈的情况下，可以逐日逐渐加长使用时间；产后哺乳期间，也可以在两次哺乳之间佩戴乳房护罩。

较为严重的凹陷可以在足月临产前数日或产后哺乳之前咨询专业人员，利用特殊的负压抽吸乳头。负压抽吸纠正凹陷乳头的方法：每次负压抽吸30～60秒后放松，不可时间过长，每日反复数次；若母亲感到疼痛，可减小负压，防止破坏乳头和乳晕处的皮肤。

自制凹陷乳头矫正器：用一个注射器的平滑端罩在乳头上（撤去内栓），此注射器的针乳头处通过一个软管连接另一个注射器的针乳头。用另一个注射器的针栓逐渐抽吸。注意另一个注射器的针管和乳房之间必须贴紧，以防漏空气。注意使用温和的负压，建议用10ml～20ml

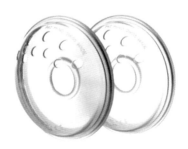

乳头护罩

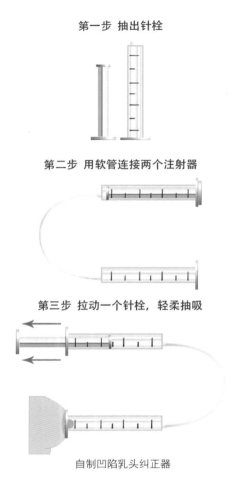

第一步　抽出针栓

第二步　用软管连接两个注射器

第三步　拉动一个针栓，轻柔抽吸

自制凹陷乳头纠正器

的注射器。拿开注射器时，注意先将针栓推回，以减少负压吸力。每日哺乳前抽吸数次，再通过宝宝反复吸吮，一部分的凹陷或扁平乳头可得到缓解。

准备专用的哺乳胸罩

购买专用的哺乳胸罩。另外，在怀孕末期购买胸罩时，罩杯及胸围要留有富余，注意避免罩杯或胸围过紧导致堵奶或继发乳房感染。

早期皮肤接触的重要性

母亲的体温可以为新生儿保温，使其镇静，增加其安全感，减少哭闹和氧耗，稳定血氧和血糖水平，促进新生儿正常的肠道生理菌群的建立。

正常阴道产的话，宝宝娩出后应常规彻底清除呼吸道分泌物，立即擦干全身的羊水，保暖；断脐后，将新生儿裸体放在母亲的胸前（让新生儿与母亲胸前皮肤直接接触），母亲双手搂住新生儿，在其上方盖上毛巾或婴儿小被；产床床头抬高至30°，当宝宝有觅食反射时帮助其含住乳头，尽早开始第一次喂奶。

剖宫产的新生儿，可以在新生儿断脐后，穿好衣服，让新生儿与母亲贴贴脸，拉拉手，进行局部皮肤接触；术后与母亲一起回到母婴同室病房，把新生儿衣扣解开，尿布取下，露出胸腹与母亲进行直接皮肤接触，母亲用手抱住新生儿，接触30分钟，有觅食反射时帮助其含住乳头，进行吸吮。

母婴皮肤早接触的好处有：

1.促进母婴情感联结；

2.促使新生儿含接和吸吮；

3.延长哺乳持续时间；

4.促使更早分泌初乳；

5.强化宝宝主导的母乳喂养，宝宝脑中有主动吸吮母乳的程序；

6.帮助宝宝实现从胎儿到婴儿的转变，强化稳定性，更适应外部世界和新

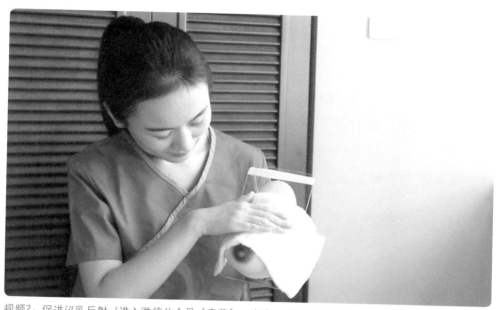

视频2：促进泌乳反射（进入微信公众号"童芽"→点击底部"童芽学院"→点击本书封面→点击"视频"→观看相关视频。）

环境；

7.有利于母乳喂养，未清洗的乳房更利于新生儿主动觅乳，有气味、味道、声音等的趋引；

8.可以稳定心率、体温、血压、脉搏、氧饱和度，甚至稳定血糖；

9.稳定宝宝情绪，使其血糖更稳定；

10.有创有痛操作时能释放镇痛物质；

11.有利于新生儿和母亲细菌定植保持一致；

12.能充分利用宝宝出生后的警觉期；

13.防止因母婴分离导致的宝宝紧张激素分泌的增高；

14.有利于催产素的分泌，帮助下奶以及尽快娩出胎盘；

15.能提高母亲胸前温度，为宝宝保暖，提供镇静安全感，减少单独个体的不耐受感。

如何促进泌乳

母乳妈妈的身体有一种很神奇的反射叫作"泌乳反射"或"喷乳反射"，即经过某种刺激后，乳汁分泌的量和速度会明显增加。妈妈建立良好的泌乳反射，对母乳从乳房中流出有重要作用。用吸奶器吸奶时能观察得很清楚，也许前一分钟还吸不出来，或者是一滴一滴往外滴，但等到泌乳反射来了，即使在吸奶器不吸不动的时候，乳头自己也会像花洒一样往外喷乳汁。

那么，如何刺激身体才能产生泌乳反

射呢?最好的办法当然是让宝宝直接吸,也可以适量喝一些温热饮料,如牛奶、汤类或白开水。另外,热敷及按摩乳房或背部也会有一些作用,但在按摩时力量要适度,切忌用力过猛,以免使乳腺管受损。

哪些情况不适合母乳喂养

母乳无疑是最理想的天然营养品,但在一些特殊情况下不宜进行母乳喂养。以往有些临床医生对患某些疾病的宝宝或乳母往往不加分析地一律简单停止哺乳,这是不恰当的。根据现代医学和营养学观点,首先应权衡哺乳安全性和危害性,结合病情对身体健康的影响、母亲身心能否承受哺乳等因素做出正确选择:

1.母亲正在接受放射性核素诊断或治疗,或暴露于放射性物质的环境中时,不宜母乳喂养。

2.母亲正在接受抗代谢药物、化疗药物及少数会在母乳内排出的药物的治疗期间,不宜母乳喂养。

3.严重的心脏病、心功能疾病(Ⅲ～Ⅳ级)的患者;严重的肾脏、肝脏疾病患者;高血压、糖尿病伴有重要器官功能损害的患者;严重精神病、反复发作的癫痫患者;先天代谢性疾病患者等哺乳有可能增加母亲的负担,导致病情恶化,不宜母乳喂养。

4.母亲正患传染病,并处于急性传染期,如患有各型传染性肝炎的急性期,或活动期肺结核患者,或流行性传染病患者,不宜哺乳。要给予配方奶代替,并要定时用吸乳器吸出母乳以防止回奶,待母亲病愈,传染期已过,继续哺乳。妈妈乙型肝炎表面抗原阳性,宝宝24小时内注射乙肝免疫球蛋白和乙肝疫苗,是可以母乳喂养的。

5.目前多数学者认为母乳喂养不会导致宝宝感染丙肝病毒,所以肝功异常或病毒水平高者请咨询专业人员,乳头破损者要暂停母乳喂养。

6.患有阴道疱疹的母亲可以母乳喂养,但若疱疹局限在乳房,哺喂则不适合。

7.若母亲乳房患有水痘,在损伤结痂前应将母乳挤出喂给宝宝,同时给宝宝注射疫苗。

8.肺结核母亲在仍有传染性期间,正规治疗2周内,不可以进行母乳喂养。

新生儿婴儿护理养育指南

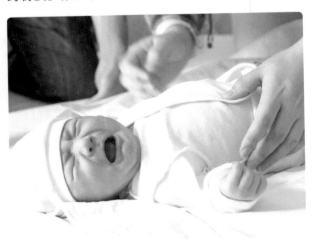

9. 母亲患有梅毒时，大多已经胎盘垂直传播传染给胎儿。宝宝有先天性梅毒时，经正规治疗后可以接受母乳喂养。宝宝接触破损的乳头或乳房也有感染可能，此时应避免母乳喂养，直至破损愈合。

10. 吸毒母亲在戒毒前不适合母乳喂养。

11. 怀疑或明确诊断患有罕见的遗传代谢病，如半乳糖血症，不宜母乳喂养。

12. 刚刚确诊患苯丙酮尿症的新生儿，不宜母乳喂养，应立即给宝宝使用特殊配方奶粉，从而快速降低宝宝的苯丙氨酸含量，此时妈妈要注意挤奶以维持泌乳功能。待宝宝的血苯丙氨酸浓度稳定后，可采取部分母乳喂养，需在医生指导下配比，调整母乳和特殊配方奶比例，并定期检测血苯丙氨酸的含量。

乳头凹陷可以哺乳吗

正确认识乳头凹陷：如果用两个指头在乳晕上面稍微挤一下，乳头可以凸出来，这个不算乳头凹陷，可以母乳喂养；如果用手挤的时候乳头会更凹进去，且没有办法拉出来，这种乳头进行母乳喂养可能的确是有困难的。

凹陷的乳头如何纠正呢？

1. 孕期正常洗护，不可过度清洗乳房，乳晕处避免用肥皂或酒精之类刺激物；也不必在孕期牵拉乳头，避免过早刺激，诱发宫缩。

2. 分娩后可以使用乳头矫正器，或

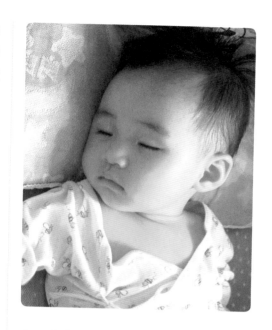

拿一个大一点儿的注射器，把针尖的一部分切掉之后，用针管来吸乳头，有时可以把乳头吸出来。也可以用连接管连接两个注射器，适合乳头大小的一个拔除针栓，扣在乳头上，抽拉另一端的针筒，利用负压吸出凹陷的乳头。如果家里有吸奶器，可以先用吸奶器把乳头吸出来一点儿，再让宝宝含接。

3. 产后最初几天：

（1）肿胀的乳房会让乳头显得更加平坦，不利宝宝含住，可稍挤出一些乳汁，使乳晕变软，然后再用"C"形或"U"形手法托住乳晕处，使乳晕连同乳头被宝宝含吮，在口腔内形成一个易于吸吮的"长奶头"。

（2）哺乳时先吸吮平坦一侧的乳头。宝宝饥饿时吸吮力强，易吸住乳头和大部分乳晕；母亲应取环抱式或侧坐

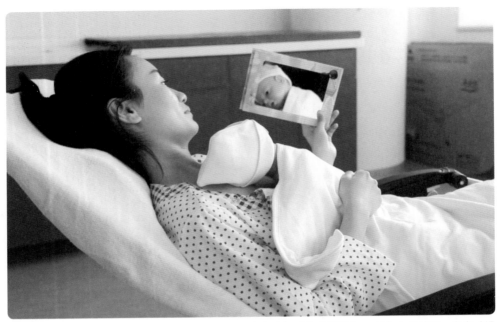

视频3：袋鼠式护理（进入微信公众号〝童芽〞→点击底部〝童芽学院〞→点击本书封面→点击〝视频〞→观看相关视频。）

式喂哺，以便较好地控制宝宝头部，从而易于固定吸吮部位。

（3）若吸吮未成功，可用抽吸法使乳头突出，并再次吸吮。

（4）哺乳结束可继续在二次哺乳间隙佩戴纠正乳头凹陷的纠正罩。

 小鹤课堂

对暂时吸吮未成功的宝宝，切忌使用橡皮乳头，以免引起乳头错觉，给吸吮成功带来更大困难。母亲应每日挤乳8次或8次以上，用小杯或小勺喂养，同时继续纠正乳头并训练宝宝吸吮乳头的口腔运动。

袋鼠式护理

袋鼠式护理，从名字上不难理解，就是以类似袋鼠、无尾熊等有袋动物照顾幼儿的方式，将新生儿直立式地贴在母（父）亲的胸口，提供他（她）所需的温暖及安全感，是建立早期亲密亲子关系的一大秘密法宝，适用于所有新生儿，尤其是早产儿。

袋鼠式护理，除能增进母婴情感互动，还能提高母乳喂养率，稳定早产宝宝的生理状况，减少宝宝哭泣，延长睡眠时间。妈妈和宝宝间皮肤对皮肤的接触，还能降低妈妈的焦虑情绪。对于早产宝宝，袋鼠式护理不仅可以让早产宝

新生儿婴儿护理养育指南

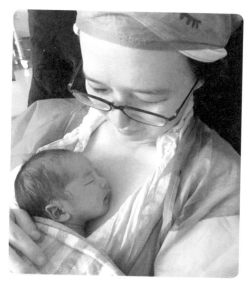

宝更加健康活泼，降低感染的概率，带给宝宝十足的安全感和亲密感，对将来宝宝的性格塑造也是有益的。

具体可将宝宝赤裸、抱直俯卧在妈妈或爸爸胸怀，再以大毛巾覆盖，每次可维持1～2小时以上，执行的时候妈妈可以哺乳。袋鼠式护理具体操作请观看视频。

 小鹤课堂

袋鼠式护理的注意事项：

1.实施中，妈妈最好保持清醒并关注宝宝，不要睡觉，不要玩手机，以保证宝宝安全。

2.实施中，避免进食热饮或较烫的食物，防止烫伤。

3.实施中，尽量将宝宝头朝上放置，便于看清宝宝面部，利于观察宝宝情绪并保持气道通畅。

4.不能平躺体位实施袋鼠式护理，躺椅背和地面呈30°～40°，以防宝宝发生窒息。实施中，始终保持宝宝头高脚低姿势，以保证安全。

5.对于早产宝宝，袋鼠式护理需参考许多因素：体重需在1000g以上，需生命体征稳定，具体需咨询专业医护人员。

第二篇

新生儿篇
（0~28天）

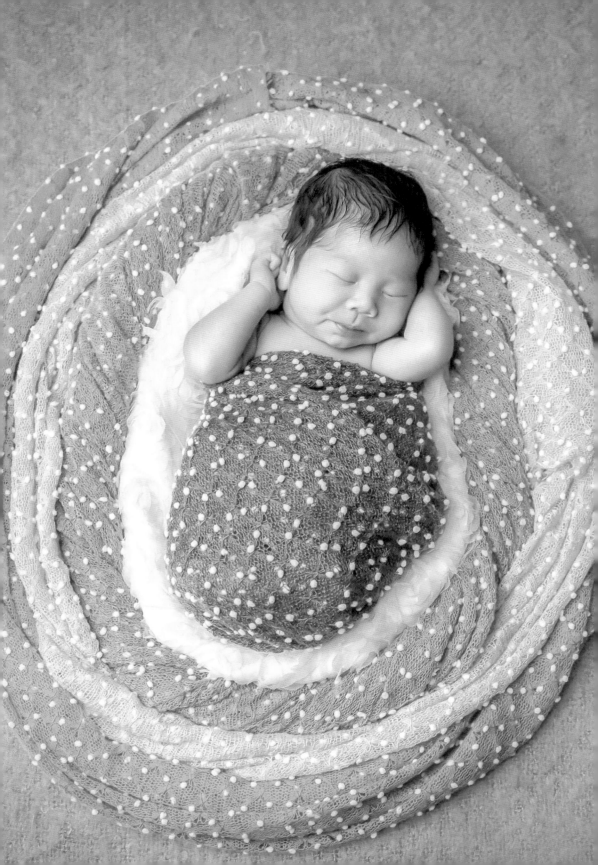

新生儿的喂养与护理

宝宝第1周

第1天

刚出生的宝宝什么样

随着一声响亮的啼哭，一个新的生命来到了世界上。我们除了欢迎他（或她）的到来之外，更应了解他。一个正常新生儿在外观上有什么特点呢？

头较大，头与全身的比例为1：4（成人为1：8），躯干长，四肢相对短。

由于分娩时受产道的挤压，初生宝宝的头部可能会变形，有的还有因为局部水肿形成的产瘤（俗称"先锋头"，一般在出生后数天内即可自行吸收，妈妈们不必担心）。有的宝宝头发很茂盛，有的却十分稀疏，湿漉漉地贴在头皮上（出生时的头发形态不代表宝宝长大后头发的状况，妈妈们不必发愁）。由于头骨尚未完全封闭，妈妈可以在宝宝的头部明显看出脉搏跳动的前后囟门。

由于受产道挤压的缘故，新生儿的

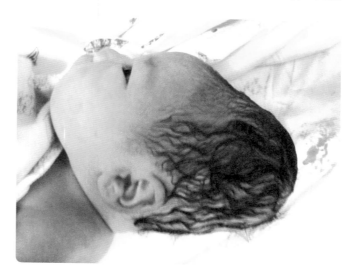

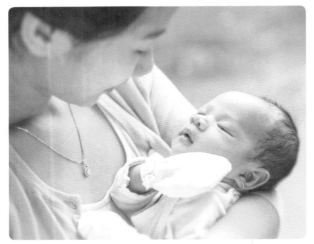

新生宝宝的惊人能力

宝宝刚出生后，会有好多惊人能力：

1.第一声啼哭。本能的啼哭伴随着肺的扩张，随即是自主呼吸的建立。

2.放松。啼哭停止后，母婴皮肤接触，给宝宝盖上温暖而且干燥的毯子。

3.清醒。大约3分钟后，宝宝逐渐处于清醒状态，会出现少量的头部和肩部移动。

4.活跃。8分钟后，会出现更多的头部和肩部活动，口腔有吸吮动作，觅食反射；睁眼，看乳，口流唾液，左右晃动头部，颊部蹭妈妈的胸部；手放在口中，或是蹭来蹭去刺激妈妈的乳房，或是放回到口中；伸舌，舔妈妈，一只手或两只手按摩妈妈的乳房。

5.休息。在出生后的一小时内，宝宝随时可能会有片刻的休息。

6.爬行。大约出生后35分钟，宝宝会努力抬起上半身，出现类似跳跃的动作，身体跃起找寻乳房。

7.熟悉。大约在出生后45分钟，宝宝就会舔乳头，碰触乳房。

8.吸吮。出生半小时左右，宝宝会含住乳头，开始吸吮（让母乳成为宝宝的第一口奶，意义重大）。若是处于分娩镇痛期的妈妈，吸吮可能会有延迟。

脸部、眼睛看上去都会有些肿，两颊可能不对称，鼻梁也可能比较扁，鼻尖还可能会出现黄白色的粟粒疹。新生儿的眼睛运动并不协调，常有生理性斜视，一般在2～4周时才会消失。

新生儿的皮肤非常薄，颜色发红，皱褶很多；会被一层白色光滑的物质所覆盖（我们俗称胎脂），这些物质可以保护宝宝的皮肤不被液体环境伤害，并对宝宝有一定保暖作用；或覆盖着一层软软的绒毛，多数在几周内消失。有的宝宝腰腹部还会出现青紫色的"蒙古斑"。

由于子宫内的空间限制，绝大多数胎儿都是以头向胸俯屈、双手紧抱在胸前、双腿蜷曲、双手紧握的姿势出生的，常呈屈曲状态；出生后，头、颈、躯干虽然会逐渐伸展开，四肢仍会在一段时间内保持蜷曲，小手也会保持一段时间的握拳姿势。

9.入睡。宝宝在出生后1.5～2小时后能进入熟睡阶段。

尽早让宝宝吸吮乳头

新生宝宝在出生后20～50分钟内处于兴奋期，他们这时的吸吮反射最为强烈，妈妈们一定要尽早请护理人员帮忙，让宝宝尽快与妈妈进行皮肤接触并吸吮乳头，这样可以使妈妈体内产生更多泌乳素和催产素，有利于乳汁分泌；宝宝也因此可以尽快获得初乳的营养。母乳喂养时，妈妈和宝宝持续频繁的肌肤接触，还有助于建立早期的亲子关系。妈妈哺乳宝宝时，还可促进自身的子宫收缩，减少产后出血。

初乳的重要性

妈妈产后最初几天分泌的乳汁叫初乳，呈淡黄色。"初乳如金。""早接触"是为了"早吸吮"，早吸吮的重大意义之一便是使宝宝尽早吸吮母乳，可以促进宝宝建立有效吸吮，促进妈妈泌乳。

1.初乳对宝宝的重要意义：初乳中所含的蛋白质、碳水化合物、矿物质和微量元素都非常丰富，比例合理，容易被宝宝消化吸收，营养价值极高。初乳可以帮助宝宝抵御各种感染，增强免疫力。初乳还

可以促进宝宝尽早排出胎便、减少黄疸发生和预防过敏。

2.宝宝吃初乳对妈妈的意义：喂初乳可使妈妈的乳头尽早接受宝宝吮吸的刺激，促进乳汁分泌，预防乳腺炎。宝宝的吮吸还可促进妈妈子宫收缩，利于妈妈早日恢复，甚至可以预防产后出血。另外，尽早哺乳还有利于建立母婴间的紧密接触，增进母婴感情，增强亲子关系。

母乳喂养的技巧和方法

母乳对宝宝来说，是最好的天然食物。母乳喂养，妈妈首先要学会的便是怎么哺乳。正确的喂养姿势会让宝宝和

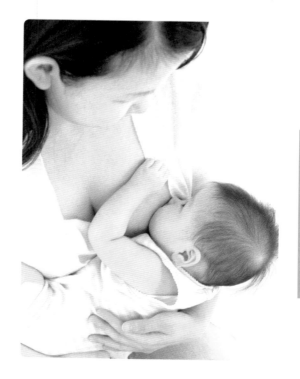

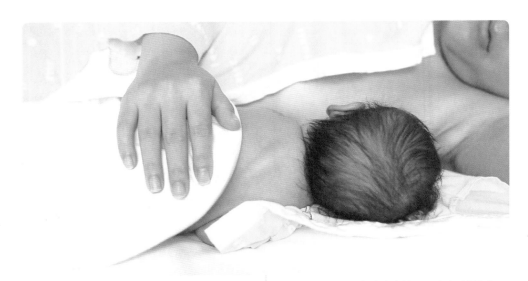

视频4：哺乳姿势（进入微信公众号〝童芽〞→点击底部〝童芽学院〞→点击本书封面→点击〝视频〞→观看相关视频。）

妈妈都十分舒适，而如果喂养姿势不正确时，对宝宝来说"吃饭都难受"，还可能引起中耳炎、口腔疾病等。而对于妈妈来说，不正确的喂养姿势，妈妈很快就会感觉腰酸背痛。这些均不利于母乳喂养的长期坚持。如何做到舒适的母乳喂养，成功实现母乳喂养，掌握正确的母乳喂养方法非常重要，下面介绍一下母乳喂养的技巧和方法（具体操作见视频4）：

1.母亲喂奶的正确体位要点：母亲身体要放松，宝宝身体贴近母亲，宝宝的头与身体要呈一条直线；宝宝鼻子对着乳头，下颌碰到乳房；母亲托着新生儿的头、肩及臀部。

2.宝宝正确的含乳姿势：嘴张大，下唇向外翻；舌呈勺状环绕乳房；面颊鼓起呈圆形；含接时可见到上方的乳晕比下方多；有慢而深的吸吮，能看到吞咽动作和听到吞咽的声音。

3.正确托乳房姿势：食指和大拇指呈"C"形，以食指支撑着乳房的基底部，大拇指轻压乳房的上方，其余三指并拢贴在乳房下的胸壁上；避免"剪刀式"夹托乳房（除非在奶流过急或宝宝有呛溢时）；手指不应离乳头太近，等宝宝含接好后，可及时撤出手来搂抱宝宝，形成一个舒适的体位。

喂奶注意事项：

1.母亲坐位喂奶时，椅子的高度要合适，肩部要放松，后背要有很好的支撑倚靠，垫一枕头会有帮助。若椅子太高，脚下垫一矮凳或瑜伽砖在脚下，注意不要使母亲的膝盖过高，要保证宝宝的鼻头对着母亲的乳头。如果母亲将宝宝放在膝上，要将宝宝托高些（例如用哺乳枕），使母亲不必身体前倾着喂奶。

新生儿婴儿护理养育指南

2.侧卧位喂奶时，母亲要用舒适放松的体位躺着，要侧卧位，头枕在枕头的边缘，宝宝的头不要枕在母亲的手臂上，母亲的手臂（哺乳侧）要放在上方，新生儿也要侧卧位。母亲避免用手按住宝宝的头部，要使新生儿的头部能自由活动，避免乳房堵住新生儿的鼻部，引起呼吸不畅。如需医护人员帮助时，千万不要将宝宝的头部往前推，强迫宝宝吃奶，可在母亲托抱小孩时轻轻帮扶一下即可。

怎样让宝宝正确地"吃奶"

妈妈哺乳时，尽量让宝宝的口和下颌紧贴妈妈的乳房，这样宝宝就能主动把整个乳晕都含在口中。宝宝正确含乳是要把乳头和大部分的乳晕都含入口中。宝宝正确含乳才能更有效地刺激妈妈泌乳，也可以避免乳头皲裂。妈妈在哺乳时，注意不要让乳房压住宝宝的鼻子，最好轻轻地把乳房向里按得凹陷一点儿，给宝宝留出呼吸空间。另外，总

的原则是宝宝身体呈一条直线，不能让宝宝扭着脖子吃奶，那样宝宝会不舒适，也就不能好好地吃奶了，甚至连乳头都含接不好。

宝宝一天该吃几次奶

为了使妈妈们尽快分泌足够的乳汁供给宝宝的需求，第一天应努力让宝宝达到吸吮8次以上。确定的哺乳时间并不重要，一般来讲，正常的哺乳时间差异较大，通常每次要持续10分钟以上，但如果太长（半小时以上）或太短（少于4分钟），可能意味着有一些问题。但在最初的几天或对于一个低体重儿来说，哺乳喂养的时间较长是正常的。对于一个奶少的妈妈来讲，确保宝宝24小时内在乳房上有效吸吮的时间累计最少不能少于140分钟。

出生后第1天，宝宝的胃容量为5ml～7ml，相当于玻璃弹球大小；第3天宝宝的胃容量为22ml～27ml，相当于

新生宝宝胃容量参考表

宝宝月龄	第一周							第二周	第三周	第四周
	1天	2天	3天	4天	5天	6天	7天			
宝宝胃的大小	5ml～7ml	10ml～13ml	22ml～27ml	36ml～46ml	43ml～57ml					
	弹珠大小	龙眼大小		荔枝大小		乒乓球大小	鸡蛋大小		桃子大小	

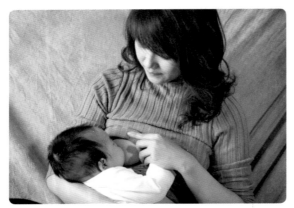

宝，让宝宝的平衡能力得到最初的锻炼。注意一定不要用力摇晃，摇动宝宝时务必保护好宝宝的头颈部，严禁晃动宝宝的头颈部，以免使宝宝的大脑受到损伤。

多进行抚触按摩

抚触按摩从宝宝出生就可以进行，操作时，父母可以将宝宝包在干净柔软的大毛巾里，轻轻揉搓宝宝全身。

剖宫产妈妈如何母乳喂养

剖宫产术后活动受限制，身体虚弱，早接触、早吸吮、早开奶该如何进行呢？母乳喂养专家经过观察和研究后提出的生物性养育哺乳方式，能解决这个问题。

让母亲自己以最舒适的姿势半躺，可以用枕头或被子来支撑母亲的身体，然后让宝宝趴在母亲身上，享受更多的肌肤接触。这样的姿势可以诱发宝宝自然的吸吮以及寻乳反射，加上重力作用，宝宝趴着含乳时，可以更紧贴妈妈的乳房。这是一种最适合母婴的最舒服的母乳喂养体位，也称为半躺式哺乳。

宝宝横趴在妈妈胸部

具体方法：妈妈舒适平躺，让赤裸的宝宝腹部向下横趴或者斜趴于妈妈胸部，避开腹部切口；妈妈和宝宝身上盖

大号玻璃球大小；第5天宝宝的胃容量为43ml～57ml，相当于乒乓球大小。频繁的喂养能保证宝宝获得所需要的母乳量，同时也可确保泌乳量能满足宝宝的需求。第一天之所以让宝宝频繁吸吮，最重要的目的是通过宝宝的吸吮刺激妈妈尽早尽快下奶——"宝宝是最好的催乳师"。

怎样护理剖宫产出生的宝宝

通过剖宫产方式出生的宝宝由于没有经过产道的挤压，不但平衡能力和适应能力比自然分娩的宝宝差，还容易患新生儿肺炎等呼吸系统疾病。由于先天触觉防御过度，剖宫产宝宝往往比较爱哭、爱动，睡眠时容易惊醒，胆子一般较小。对于这样的宝宝，我们需给予更多关注和护理。

增加感情交流和母婴接触

父母应经常抱着宝宝，增加和宝宝的皮肤和目光接触，并且可以轻轻地摇动宝

薄毯或棉质单衣。

优点：妈妈可以与宝宝有最大面积的肌肤相贴；妈妈可以自由抚摸宝宝。

注意事项：必须有人一直陪伴在妈妈和宝宝的身边。

宝宝俯卧趴于妈妈一侧

具体方法：妈妈舒适平躺，裸露单侧身体，同侧手臂略伸展；赤裸的宝宝在妈妈身边侧卧，让宝宝的胸腹部紧贴妈妈身体，使宝宝头部的高度略高于妈妈的乳房；妈妈和宝宝身上盖薄毯或棉质单衣。

优点：宝宝的头部位置相对稳固；对于大乳房妈妈此姿势更舒适。

注意事项：必须有人一直陪伴在妈妈和宝宝的身边。

宝宝趴于妈妈肩膀上

具体方法：妈妈舒适平躺，裸露单侧身体；宝宝俯卧趴于妈妈的肩膀上，头置于乳房的一侧或前方。

优点：母婴之间非常贴合，宝宝能够非常容易地含住乳头并进行有效吸吮。

缺点：妈妈对宝宝不能有很好的控制，因此对陪伴者的要求比较高，必须提供全程的支持和协助。

总之，剖宫产术后妈妈的哺乳体位要符合以下几点：

1. 避免宝宝直接压迫妈妈腹部的伤口；

2. 宝宝的头部和四肢可以自由运动，不受限制；

3. 在充分考虑妈妈意愿的前提下，尽可能让母婴肌肤有更多更持久的接触；

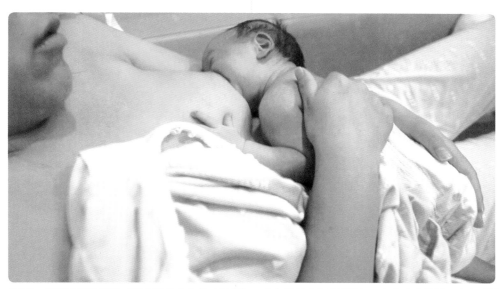

视频5：半躺式哺乳姿势（进入微信公众号〝童芽〞→点击底部〝童芽学院〞→点击本书封面→点击〝视频〞→观看相关视频。）

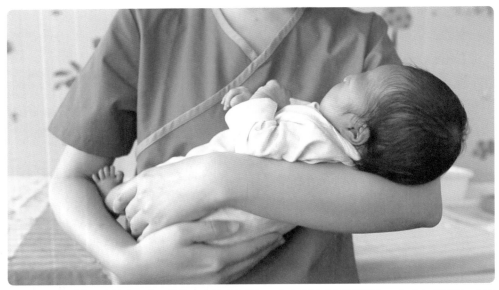

视频6：新生儿的正确抱姿（进入微信公众号〝童芽〞→点击底部〝童芽学院〞→点击本书封面→点击〝视频〞→观看相关视频。）

4.确保在妈妈和宝宝的身边有人可以全程提供支持和帮助。

新生宝宝怎么抱

宝宝在母体内，有温暖的子宫和羊水孕育，有一个非常舒适的状态。当宝宝来到新手父母面前，大多时候父母因缺乏经验，还有紧张，抱宝宝的时候，宝宝不舒适，父母也很累。

下面介绍几种抱宝宝的姿势：

手托法：用左手托住宝宝的背、颈、头，右手托住他的小屁股和腰。这一方法比较多用于把宝宝从床上抱起和放下时。

腕抱法：将宝宝的头放在左臂弯里，肘部护着宝宝的头，左腕和左手护背和腰部，右小臂从宝宝身上伸过护着宝宝的腿部，右手托着宝宝的屁股和腰部。这一方法是比较常用的姿势。

 小鹤课堂

1~2个月的宝宝，肌肉、骨骼还没有发育好，新生儿的头占全身长的1/4。竖抱宝宝时，宝宝头的重量全部压在颈椎上，所以尽量不要笔直竖着抱宝宝。横抱在臂弯中时，要掌握好两个重心，一只手托住宝宝的头颈部分，另一只手托住宝宝的臀部、腰部，使宝宝的头、颈、肩呈一条直线，这样宝宝就安全了。

新生儿婴儿护理养育指南

新生宝宝如何保暖

因室温比子宫内温度低，宝宝出生后体温明显下降，因此刚出生的宝宝应该戴帽子，穿上柔软舒适的上衣并包上合适的包被（棉质的），使体温尽快达到36℃以上，但也不宜穿得过厚过多，以防止宝宝发生脱水热。

原则上，宝宝的衣服应是穿着舒适，不影响生理功能（皮肤排汗、手脚运动）的，所以应给宝宝穿轻快、宽松、容易穿脱、透气性好的衣服，但要能维持住体温。

怎么给宝宝穿脱衣服

给新生宝宝穿脱衣服，动作要轻柔，要避免给宝宝造成伤害，遇哭闹明显先暂停操作，安抚，待其安静后再进行。具体内容请观看视频7。

首先关闭门窗，防止对流风，室温保持在24℃～26℃，根据新生儿的身长、体重，准备好舒适的衣服。给新生宝宝穿衣服时，可在宝宝身下垫一条浴巾，把干净的衣裤展开平放在一旁；把宝宝放在衣服上，注意要让宝宝的手臂与衣袖的位置对齐；为了让宝宝的手容易进入衣袖，可以把衣袖卷成圆形，然后把宝宝的手臂放进衣袖，再用另一只手从衣袖口伸进去轻轻抓住宝宝的拳头，把他的手臂带过来，再拉直衣袖。注意不要给宝宝穿得太厚、大多，否则会妨碍宝宝活动。

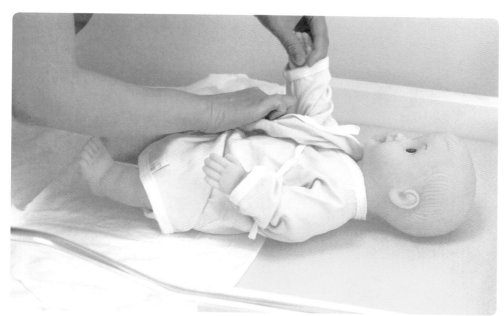

视频7：为新生儿更换衣服（进入微信公众号″童芽″→点击底部″童芽学院″→点击本书封面→点击″视频″→观看相关视频。）

可以给宝宝戴手套吗

不建议给宝宝戴手套。从发育的角度看，给宝宝戴手套会直接束缚宝宝的双手，使手指活动受到限制，不利于宝宝的触觉发育。另外，毛巾手套或用其他棉织品做的手套，如里面的线头脱落，很容易缠住宝宝的手指，影响手指局部血液循环，如果发现不及时，有可能引发新生儿手指坏死，从而造成严重后果。

宝宝的第1次大小便

排胎便

新生宝宝会在出生后的12小时内，首次排出墨绿色黏稠大便，这是胎儿在子宫内形成的排泄物，称为胎便。如果

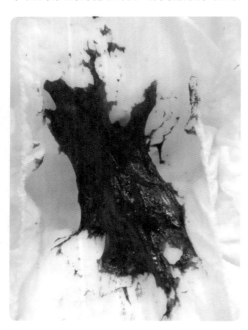

宝宝出生后24小时内没有排出胎便，就要及时报告医生或护士，排除肠道畸形的可能。也有一些宝宝出生时就开始排胎便了。

排尿

大多数宝宝出生后不久便会排尿，生后第一天尿量少。如果第一个24小时内未发现宝宝排尿，妈妈要及时报告医生或护士，以排除病理情况。也有一些宝宝在助产士处理脐带时就排尿了。新生儿生后1~2天应该每日有1~2次小便。小便一般是透明淡黄色的。喂养不足时，小便颜色加深，甚至会出现粉红色的尿液结晶。

宝宝为什么会哭闹

哭泣对宝宝有多重意义。感到饥饿或不适时，宝宝会用哭泣来寻求帮助。哭泣可以帮宝宝舒缓过于强烈的视觉、声音和其他感官刺激，还可以帮他减压。

宝宝每天都有一些烦躁阶段，既不是因为肚子饿，也不像是身体不舒服或疲倦。这期间不管你做什么都无法让他安静下来，但烦躁阶段过去后，宝宝可能看起来更加精神，而且之后很快会进入比平时更深沉的熟睡中。这种哭闹现象似乎是在帮助宝宝消耗过剩的精力，好让他们恢复安逸的状态。

仔细体会宝宝不同的哭声，可以分辨出他什么时候想要人抱、什么时候

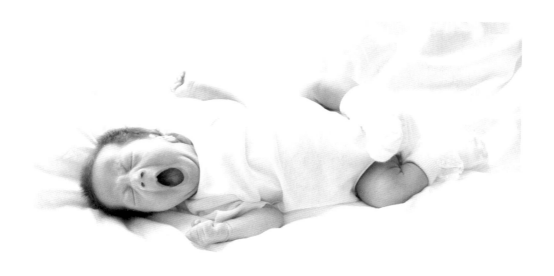

想要人哄、什么时候需要照顾、什么时候最好不要理他……可以从他的哭泣方式判断出各种特殊需求。举例来说，宝宝饥饿时的哭声通常短促而低沉，声音时高时低；生气时哭得更激烈；疼痛或难受时会突然大哭，声音非常尖锐，先是长长的一声尖叫，然后是长时间的停顿，接着是较平缓的悲鸣；"别理我"这种哭声通常与饥饿时的哭泣很像……

有时几种不同类型的哭泣会相互重叠。比如说，宝宝刚睡醒时常觉得饥肠辘辘，于是用哭声索求食物。假如没有迅速回应，宝宝饥饿的哭泣可能变成愤怒的号啕大哭——此时可以听出哭声的变化。随着宝宝渐渐长大，他的哭声变得更有力、更响亮、持续时间更久，还会有更多变化来表达不同的需求和想法。

应对宝宝哭闹的小技巧

在宝宝刚出生的几个月内，解决他的哭闹问题最好的办法是迅速回应。如果及时回应，宝宝就不会哭那么久。回应宝宝的哭泣时，首先应解决他最迫切的需求。如果他又冷又饿，尿片也湿透了，应该先帮他保暖，再换尿片，然后喂奶。假如哭声听起来有点尖厉或惊恐，应考虑可能有衣物或其他东西让他感觉不舒服——或许有头发缠住了他的手指或脚趾。如果宝宝不冷、尿片干爽、肚子不饿，但还是哭个不停，可尝试下列安抚手段并找出宝宝最喜欢的一种。

1.抱起宝宝，安抚，袋鼠式护理，使宝宝感觉到安全。

2.轻轻抚摸宝宝的头或拍打他的后

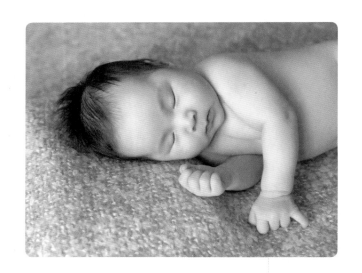

背以及前胸。

3.打个襁褓（用宝宝抱毯将他舒舒服服地裹起来）。

4.唱歌或跟他讲话。

5.放轻柔的音乐。

6.抱着他到处走动。

7.发出有节奏的声音。

8.给他拍嗝，帮他排出肚子里的气。

9.洗热水澡。

假如这些全都不管用，有时最好的处理方法就是让宝宝自己独处一会儿。很多宝宝不哭一下就睡不着，让他们哭一会儿反而可以更快入睡。如果宝宝真是因为疲劳很想睡才哭闹，通常不会持续很久。假如不管做什么，宝宝都无法安静下来，那他可能生病了，给他测量体温，如果体温为38℃或更高，应立刻就医。

照护人的状态越放松，宝宝就越容易哄。如果有无法控制局势的感觉，应

向其他家庭成员或朋友求助，换一张新面孔有时更容易让这个小家伙安静下来。谨记一点，绝对不能大力摇晃宝宝。大力摇晃可能导致宝宝失明、大脑损伤，甚至死亡。一定要把这个信息转告所有看护宝宝的人。

此外，不要因为宝宝的哭闹有心理负担。宝宝哭闹是适应外界环境的方式之一。没有一个母亲可以保证每次都能哄好哭闹的宝宝，所以不要对自己要求过高。试着用现实可行的办法解决问题，寻求他人的一些帮助，好好休息，然后享受和宝宝在一起的美好时刻。

宝宝的睡眠问题

睡眠是新生宝宝最主要的生活方式。对于所有的宝宝，都建议采取平卧位，宝宝本能地会将头偏向一侧。由于宝宝刚刚出生后容易吐羊水或溢奶，可以在宝宝颌下垫一个小方巾，便于及时清理。

新生儿房间的理想室温应保持在22℃~24℃，寒冷的冬季要注意保暖，夏季则应注意通风和降温。湿度应保持在50%~60%，有条件的家庭可以使用加湿器。注意不要把宝宝放在空调、暖气、打开的窗口等通风设备旁。要保持

新生儿婴儿护理养育指南

房间内阳光充足，避免强光直射宝宝面部。居室门窗宜加纱门、纱窗和窗帘，以避免蚊蝇侵扰。

宝宝夜间入睡时不宜通宵开灯，这样不但不利于宝宝的健康，还可能妨碍宝宝建立正常的昼夜作息节律，为宝宝形成白天清醒、夜间睡觉的生活习惯制造障碍。如果有条件，宝宝应该单独睡在属于自己的小床上。即使和父母一起睡，也不应和大人盖一个被子，更不要让宝宝含着妈妈的乳头睡觉。

宝宝脐部如何护理

给宝宝洗浴后，应用消毒过的棉花棒蘸75%酒精擦拭脐根部消毒。擦时从脐根部中心呈螺旋形向四周擦拭。要仔细检查脐部，如有分泌物，可反复消毒几遍至擦净。在脐带护理过程中如果发现脐轮红肿、有脓性分泌物、有臭味时，应及时去医院就诊。注意不要用龙胆紫涂搽肚脐，以免影响观察脐部感染情况。

如何选择尿布及预防尿布疹

市场上有很多种尿布，如传统布尿布、现代布尿布及纸尿裤，可供爸爸妈妈们选择。家长们可根据宝宝大小、身材、月龄、尿布质地、个人喜好、是否环保、吸水性、透气性能等标准进行挑选。

可以在宝宝喂奶前或清醒后换尿布，在宝宝每次大便后也要及时更换尿布，以避免尿布疹。

预防宝宝尿布疹的方法：

 小鹤课堂

家庭选择加湿器时的注意事项：

1.建议选择冷雾加湿器增加空气湿度，不建议使用蒸汽蒸发器，以免发生意外。

2.使用冷雾加湿器，必须注意严格按照说明书进行清洁，以避免细菌、霉菌以及尘螨等微生物的滋生！不使用时，一定要排空加湿器内的水分。

3.霉菌和尘螨是导致很多呼吸道过敏性疾病的重要原因。湿度大于75%也是尘螨生存繁殖的最佳环境。冷雾加湿器的使用，有可能会让喷出来的冷雾与霉菌和尘螨等混合形成气溶胶停留在空气中，最长可达8小时，所以如果有过敏、哮喘等家族史的宝宝，需要特别注意家里的湿度，要听从医生的建议调整到合适的湿度。

4.如果没有条件严格按照说明书对冷雾加湿器进行及时的清洁，或者对此类加湿器使用方法没有充分的认识，则不建议使用。

5.提高空气湿度还有很多简易、温和、价廉且安全的方法，例如拖地、晾湿衣服或者冬季在暖气片上放置微湿毛巾，利用蒸发出来的水分提高空气湿度。

1.保持臀部清洁干燥。尿液和粪便的刺激，加之潮湿的环境是造成宝宝尿布疹的主要原因，故保持臀部周围清洁干燥非常重要。爸爸妈妈需要注意的事项包括：及时更换被大小便浸湿的尿布，以免尿液长时间刺激皮肤；每次大便后要彻底清洁肛周，必要时使用清水冲洗臀部；如果使用传统布尿片，务必及时更换；如使用一次性尿裤，要注意松紧度。

2.减少局部不良刺激。如选择传统布尿片，建议选择棉质柔软的布类。洗涤时一定要漂洗干净，尽量选择儿童专用的中性或弱酸性洗涤剂，如必须使用洗衣粉或肥皂等碱性洗涤剂洗涤尿布时更应充分漂洗干净。当宝宝臀部出现皮损时，一定避免用力擦拭皮肤，而应该充分清洁后使用柔软的毛巾轻轻揾干。

3.适当使用隔离护肤品。如果宝宝皮肤比较敏感或容易出现尿布疹等情况，可以给宝宝使用含有氧化锌以及凡士林为基质的护臀膏，从而在宝宝皮肤和尿液、粪便之间形成薄薄的隔离层，减少尿液和粪便对皮肤的刺激，起到预防并减轻尿布疹的作用。尤其当宝宝大便次数较多，或者已经有臀部发红时，更应使用护臀膏来预防和缓解尿布疹。

4.非常严重的尿布疹可能同时有真菌感染，应及时就医。

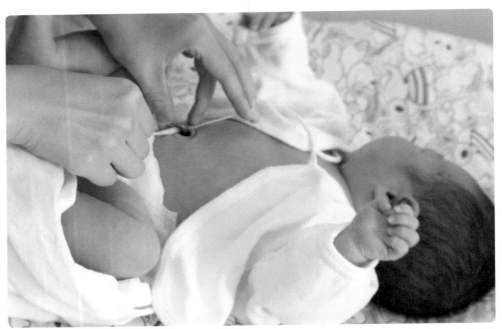

视频8：新生儿脐部护理（进入微信公众号〝童芽〞→点击底部〝童芽学院〞→点击本书封面→点击〝视频〞→观看相关视频。）

致新手爸爸的话

　　宝宝一出生，您就升级为"宝爸"了。宝宝出生后，刚刚经历生产的新手宝妈，每天都要面对从没经历过的事情，如果宝爸不帮忙，宝妈一人则有可能难以承受。宝妈刚刚经历了分娩，宫缩疼痛、会阴伤口疼痛，有些妈妈可能还有喂养方面的问题，再加上生理性激素水平的改变，可能出现产后抑郁情绪或状态，这个时候特别需要宝爸给予心理支持和具体的协助。

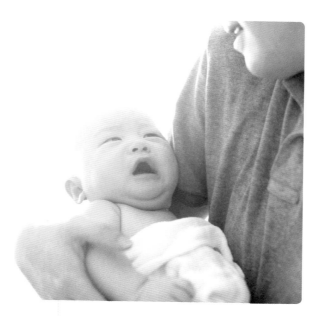

　　希望宝爸读一读这本书，并一起思考思考。当宝妈不知所措时，希望宝爸们能说一声"别急、别急，我们一起来面对"。

　　如果宝妈因剖宫产或体力疲惫等缘故，不能与宝宝进行早期的皮肤接触，这时候可以由宝爸来和宝宝进行皮肤早期接触。

如何应对特殊困惑（痣和胎记、耳部畸形、头皮血肿等）

痣和胎记

　　新生宝宝可能会有一些胎记或痣，

妈妈不用过分紧张，大部分会自行消退。

　　蒙古斑：属于胎记，在亚洲人中比较多见，主要在宝宝腰背部或臀部，表面平滑，含有过量的色素，呈现棕色、灰色甚至蓝色片状皮肤颜色改变。通常在学龄前会消失，不需要治疗。

　　鹳咬痕：这种胎记常见于宝宝的鼻梁、额头下部、上眼皮、脑后和颈部，表现为一些或深或浅的红色斑纹。西方人也给起了一个好听的名字"天使之吻"。通常在几个月内消失，也可见几岁内消失的。如果这种胎记逐渐变小，妈妈可以继续观察。如果有长大趋势，请咨询专业人员。

　　毛细血管瘤：由于皮肤中有大量纠结的血管导致，表现为凸起的红斑。经常在1岁内会变大，多数会在学龄前自行萎缩，乃至完全消失。

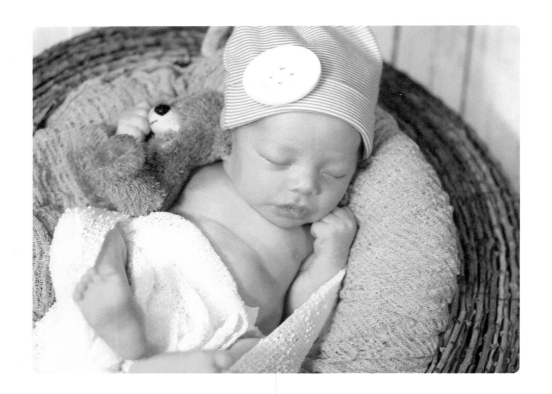

葡萄酒色痣：很大块平滑的、不规则深红色或紫色斑块，通常分布在面部或颈部，这种色痣未经治疗不会自行消失。少数宝宝可能会合并有眼部或者颅内的血管畸形。故有葡萄酒色痣的宝宝应该就医。

耳部畸形

宝宝出生后有时可发现耳部有畸形。一般医护人员在宝宝出生断脐后就会全面检查宝宝的外观，其中包括外耳道通不通、耳郭有无畸形、有无副耳等。如果发现宝宝有一些这方面的小缺陷，妈妈不要心急，一般都可以获得医学上的处理和支持。

头皮血肿

有时会发现在新生宝宝头顶偏左或偏右有个肿包，触摸时有热热的软软的感觉，轻轻按压宝宝也不会哭闹，似无痛感，2～3天后也没有什么变化。这种头皮血肿会自行消失。这与出生时产道的挤压，使颅骨重叠，部分骨膜下血管破裂有关。这种出血不会持续扩大范围，它自己就会慢慢地吸收从而自然痊愈，隆起的部分会恢复正常，一般在1～2个月即可好转。头皮血肿是颅骨外面的异常，与脑部的后遗症无关，妈妈们可以放心。

第2天

第2天宝宝的喂养

妈妈经过第一天的休息恢复，如果会阴伤口不怎么疼了，就可以坐着哺乳。宝宝吃饱以后，妈妈不要立即把他放在床上，否则宝宝容易溢乳；最好把宝宝竖着抱起来，让宝宝的头趴在妈妈或爸爸的肩膀上，然后轻轻拍打宝宝的背部，帮助宝宝打嗝，这样宝宝就会把吃奶时吃进肚子里的空气排出来，再躺下就不容易溢乳了。

宝宝为什么总是要吃奶

这是正常的现象。不论白天还是晚上，有些宝宝每隔1～2小时就需要哺乳；另一些宝宝在经历每小时哺乳几次的"密集哺乳"后，会睡3～4小时才进行下一次密集哺乳。随着宝宝的成长，每次喂养的时候，他会摄入更多的母乳，并且延长哺乳间隔。因此建议尽可能按照宝宝需要的次数和时间喂养，每天至少8次，更常见的是10～12次，甚至更多（即按需哺乳）。

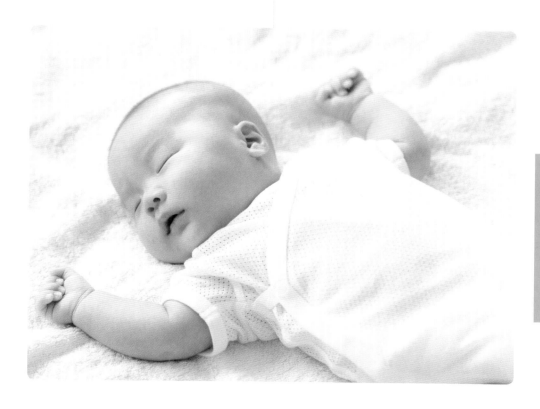

第2天宝宝体重下降是怎么回事

宝宝出生后，由于自然环境中比子宫内干燥，身体就会流失掉部分水分，再加上大小便的排出，导致体重有所减轻。这属于生理性体重下降，妈妈不用过度担心，这时只需要频繁哺乳即可，夜间也要坚持哺乳。

宝宝肤色开始变黄（生理性黄疸）

足月新生儿一般在出生后2～3天开始出现黄疸，这是由于新生儿肝脏酶系统发育尚未成熟，间接胆红素产生过多，不能及时排出体外而引起的。如果宝宝在出生后24小时内就出现黄疸，并且黄疸的程度重、发展快、消退晚或消退后又重复出现，甚至有贫血、体温不正常、不好好吃奶、呕吐、大小便颜色异常等症状，就属于病理性的黄疸，应及时诊治。

第2天脐部护理

继续脐部护理，每天至少要给宝宝进行一次脐部护理，保持脐带断端的清洁干燥，具体内容请观看脐部护理视频。

新生儿皮肤红斑

新生宝宝出生头几天，可能出现皮肤红斑。红斑的形状不一，大小不等，色为鲜红，分布全身，以头面部和躯干为主。一般几天后即可消失，很少超过一周。个别新生儿出现红斑时，还伴有脱皮现象。新生儿红斑对健康没有任何威胁，不用处理，会自行消退。如果宝宝有脱皮现象，可以适度地抹上润肤霜即可，以避免出现进一步的干裂现象。

宝宝生殖器清洁

新生宝宝的生殖器尚未发育完全，抵抗能力较弱，并且由于位置特殊，容易被尿、便污染，必须细心呵护，严防感染。

男宝宝的生殖器护理

1.每次大小便后将宝宝臀部清洗干净，并翻开包皮，将其中的积垢清理干净。

2.给宝宝换尿布时应把阴茎向下压，使之伏贴在阴囊上，并注意保持阴囊干燥清洁。

3.不要用力挤压或捏宝宝的外生殖器。

4.不要在宝宝的生殖器及周围擦花露水或痱子粉。

女宝宝的生殖器护理

1.每次大小便后应从前向后轻轻擦洗干净宝宝的会阴，避免尿液和粪便污染。

2.不要过度清洁宝宝外阴部位的分

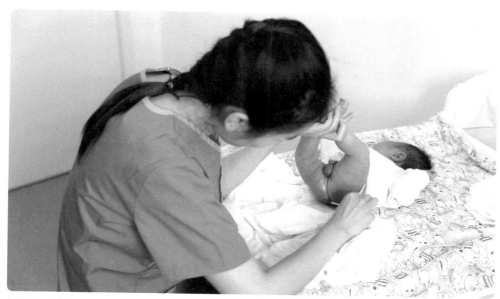

视频9：臀部护理（进入微信公众号˝童芽˝→点击底部˝童芽学院˝→点击本书封面→点击˝视频˝→观看相关视频。）

泌物。

3. 切忌使用含药物成分的液体和皂类为宝宝清洗外阴，以免过度刺激或造成过敏。

臀部护理

宝宝皮肤非常娇嫩，臀部在粪便及尿液中的刺激物质以及一些含有刺激成分的清洁液刺激下，或未及时更换尿裤或尿布，导致臀部长时间在潮湿、闷热的环境中，非常容易出现小屁股发红等情况。为预防这种情况，给宝宝做好臀部皮肤护理很重要。

以下几个方法可供参考：

1. 给宝宝勤换尿布。

2. 臀部轻微发红时，可使用护臀膏，严重时应去医院就诊。

3. 每次大便后清洗，并暴露宝宝的臀部于空气或阳光下，使局部皮肤保持干燥。

第2天宝宝的大小便

宝宝第2天仍旧会排胎便，次数在2～3次，也有部分宝宝会排黄绿色的过渡便。小便次数也是2～3次。

新生儿出现红色尿怎么办

新生儿偶尔会排出粉红色的尿，多数是由于尿液浓缩所致。

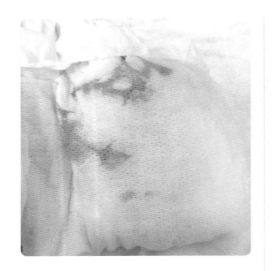

新生儿第1次洗澡

宝宝出生次日，护理人员一般会给予第1次洗澡，并且会教各位新手父母们操作方法。洗澡不仅能清洁皮肤，还可通过水对皮肤的刺激加速血液循环，促进新陈代谢，从而增加食欲，改善睡眠。同时，洗澡过程中，宝宝能够很好地感受到皮肤触觉、温度觉等感知觉刺激，使其得到训练和发展。

具体操作方法如下：

1. 一侧手臂抱紧新生儿，用清水清洁双眼，由内侧向外侧清洗；

2. 由上至下，清洗面及头部；

3. 用小毛巾轻轻擦干面部及头部；

随着母亲泌乳和新生儿摄入母乳增多，粉红色尿液会逐渐消失。如果粉红色尿持续出现或宝宝出现脱水症状时，应该及时就医。

 小鹤课堂

1. 沐浴时保持适宜的环境，室温应该在24℃～26℃，水温37℃～39℃为宜。准备浴水时，水温要略高一点，宝宝下水前要再试一下水温。要先放凉水再放热水，水量是澡盆的1/2～2/3为宜。

2. 新生儿出生后次日生命体征平稳后可进行沐浴，沐浴的时机宜选择在喂奶后1小时左右，哺乳后不宜立即沐浴。

3. 每天或隔日进行一次即可，每次10分钟内完成，注意动作轻柔，保暖，避免受凉，保证安全。

4. 操作者在洗澡前要剪短指甲，洗净双手，摘掉饰物。

5. 沐浴前检查新生儿的全身皮肤有无破损、干裂等，观察脐带有无红肿、渗血等情况。

6. 使用沐浴露，注意不要直接涂在新生儿皮肤上。

7. 润肤剂可以根据宝宝皮肤情况、季节、地域和环境温湿度合理使用，在沐浴后即刻涂抹，5分钟内完成润肤过程。

8. 准备好洗澡备用物品，如干净的衣服、一次性纸尿裤、棉签、75%的酒精、沐浴露、水温计、小梳子、浴盆、大浴巾、小毛巾等。

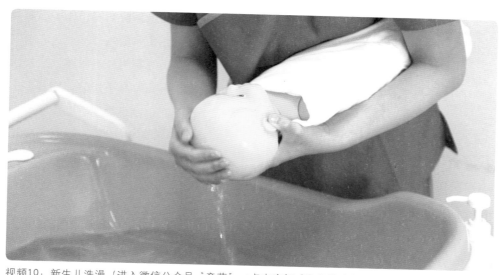

视频10：新生儿洗澡（进入微信公众号″童芽″→点击底部″童芽学院″→点击本书封面→点击″视频″→观看相关视频。）

4.脱去衣服，先将双脚置于水中，缓慢将身体浸入水中，水在胸部以下，依次清洗颈部、上肢、前胸、腹部、腹股沟、下肢；

5.将新生儿翻转，头部枕于前臂，从上向下清洗后背及会阴、臀部；

6.将新生儿抱出水面，置于大浴巾上，擦干；

7.放在干净衣服上，保暖，给予脐部护理，穿好纸尿裤，穿好衣服。

为什么新生儿总睡觉

新生儿的睡眠时间为每天16～20个小时，一般每24小时吃8～10次奶。如果是母乳喂养可能次数更多，计算下来宝宝2～3小时就会吃一次奶。除了吃基本就是睡觉状态，相对成人，新生儿睡眠

时间较长、较多是正常的，但如果宝宝连续睡4个小时以上，就要特别注意了。一般不要叫醒喂奶，可以轻轻地用奶头刺激宝宝，宝宝就会觉醒吃奶。如果宝宝吃奶时也呈嗜睡状态，就要特别注意了，必要时去看医生。

新生儿什么时候做听力筛查和复查

新生儿出生后可以进行听力筛查，一般建议在宝宝出生后满48小时后进行。

听力筛查测试时需要新生儿处于睡眠状态，房间环境安静，用专用听筛测试仪进行检测，这是一项没有声音的监测，不会产生任何声音刺激新生儿。

筛查结果为"通过"或"未通过"。"未通过"代表耳声发射检查未达标，并不代表宝宝耳朵听不见。出现"未通

过"常见的原因有两类，一类是因为新生儿的生理特点影响了耳声发射的传导，如新生儿耳孔小，外耳道狭窄且弯曲，外耳及中耳道中有残存的胎脂、羊水等，这些因素均有可能造成耳声发射"未通过"。以上原因家长完全不必紧张，多数宝宝日龄增加后再进行复查可以"通过"。另一类原因即是宝宝真的存在听力异常，这种情况需要尽早诊断，并且尽早由专业人员进行治疗。

所以，对于听力筛查"未通过"的宝宝，家长不必过于紧张。但是为了进一步明确宝宝的听力状况，需要家长在产后42天左右带宝宝进行听力筛查的复查。专业人员会根据宝宝的听力情况进行更进一步的检查。

第3天

宝宝第3天怎么喂养

经过前两天频繁有效的吸吮刺激后，第3天，大多妈妈会感觉到乳房充盈，甚至开始有胀痛感。第3天是关键期，在前两天做好吸吮和正确含接的基础上，要更好地和宝宝互动，让宝宝每次吃空一侧乳房，再喂另一侧乳房。及时排空乳房和按需哺乳，是最重要的喂养原则，有助于预防妈妈奶胀和因奶胀引起的反射性泌乳减少。

喂奶前妈妈有明显奶胀感，或奶水自然流出；喂奶时有下奶感，随着宝宝吸吮，可听到宝宝连续的吞咽声，甚至可以看到奶水从宝宝嘴角外溢。喂奶开始时，妈妈能感到宝宝慢而有力的吸吮，当宝宝吸奶的力量变小，就表示宝宝已吃大半饱了。此时宝宝会主动松开乳头或含着乳头入睡。两次喂奶间宝宝有满足感，能安静睡眠，有的醒后还能玩耍片刻。同时还要注意观察宝宝的小便次数，纯母乳喂养的宝宝不必添加任何液体，第3天能有3次以上的清亮小便，即说明每天吃进了足够的奶量。

宝宝为什么总打嗝

大部分宝宝时不时就会打嗝，父母可能会比较紧张，担心宝宝会不会生病，多数是喂养中正常的现象，父母不必为此过分担心。

有可能的原因：一是新生儿神经系统发育不完善，不能很好地协调膈肌的运动，因此受到轻微的刺激就会打嗝；二是由于新妈妈照顾不周所致，比如进食过急、过饱或吃奶时吞咽过多的空气及小儿哭闹等，均会诱发膈肌阵发性和痉挛性收缩，引发新生儿打嗝。

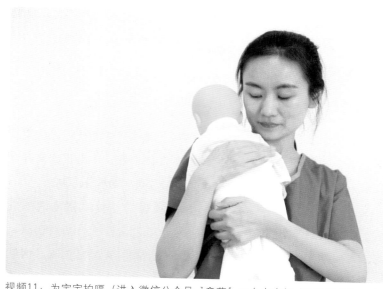

视频11：为宝宝拍嗝（进入微信公众号〝童芽〞→点击底部〝童芽学院〞→点击本书封面→点击〝视频〞→观看相关视频。）

如何为宝宝拍嗝

如果宝宝在吃奶过程中出现打嗝的话，可以先停止吃奶，给宝宝换个姿势；或帮助他放松下来，不要让宝宝一边哭闹一边吃，这样会令宝宝吞下更多的空气，增加不适甚至吐奶。

也可以试一下以下几种方法：

1.将宝宝竖直抱在胸前，头靠在妈妈肩膀上，一只手扶住宝宝的头和背，另一只手在他的背上轻轻拍打；

2.扶着宝宝坐在妈妈大腿上，一只手支撑住他的胸部和头部，另一只手轻拍他的背；

3.让宝宝趴在妈妈的腿上，扶住他的头，让头稍高于胸部，然后轻拍他的背或者轻轻抚摸。

如果拍了几分钟没有拍出嗝来，也不用担心，可以继续喂奶，不是每次都能拍出嗝来，可以等他吃饱再拍，然后竖直抱起片刻防止吐奶。

 小鹤课堂

1.拍嗝时要注意手法，手要呈空心状轻轻拍打背部。

2.动作要轻柔。

妈妈的乳汁不够怎么办

很多刚生完宝宝的妈妈，自己感觉没有乳汁，或者乳汁比较少，但实际上，这个时期的宝宝需要量也非常少。生后一天的新生儿胃容量仅有

第二篇 新生儿篇

5ml～7ml，随着日龄增加，胃容量才逐渐增大。此时新生儿频繁有效的吸吮是对乳房和乳头最良好、最有效的刺激，能增加乳汁的分泌。

1.宝宝出生后，尽快让宝宝在妈妈胸前进行皮肤接触，并尝试让他自己寻找和吸吮乳头。按需哺乳，频繁有效的吸吮能有效增加泌乳量，每24小时不要少于8次。

2.生后3～5天时，妈妈会感觉乳房肿胀，但奶量并没有增多，这是生理性乳胀期。此时千万不要按摩或用力挤压乳房，不适当的按摩会让乳房受伤，严重的受伤将影响母乳喂养。宝宝频繁有力的吸吮是帮助妈妈解决生理性乳胀的最好办法。

3.除非有明显脱水征象或低血糖，不要给宝宝添加配方奶粉和糖水，添加配方奶粉和糖水将大大影响宝宝吸吮乳头的时间和频率。充分的吸吮能促进乳汁分泌。

4."乳房亲喂"是天然、健康的哺乳方式，要让宝宝的嘴直接刺激乳头。亲喂对泌乳的刺激效果好于任何吸奶泵，所以亲喂的妈妈乳汁会更充分。

5.放松心情，坚定信念，相信哺乳是与生俱来的本能，过度的焦虑和担心反而会使泌乳减少。

6.此时的新妈妈需要家人的支持和鼓励，不要因宝宝哭闹就责怪或者埋怨妈妈乳汁不多。母乳是宝宝最好的食物。鼓励、安抚、帮助新妈妈进行母乳喂养是对新生儿和妈妈最好的爱护。

如何预防乳头皲裂

1.妈妈正确掌握哺乳技巧，让宝宝张大嘴巴，含住乳晕，使用正确离开乳头的技巧，减少负压对乳头的刺激。

2.每次喂完奶，可以挤出两滴乳汁，涂抹在乳头和乳晕上，短暂暴露，等待乳头干燥后再穿上哺乳内衣。因乳汁具有抑菌作用且含有丰富蛋白质，能起到修复表皮的功能。

3.如果已经出现皲裂，乳头上可以涂抹天然羊毛脂乳头修护霜，能保持湿润，促进伤口愈合，喂奶时不要洗掉，可以让宝宝直接吸吮；避免使用哺乳前需擦去的油膏。

4.先用疼痛较轻的一侧哺乳，可减轻对另一侧乳头的吸吮力，以防乳头皲裂加剧，因为宝宝吸吮第一侧乳房时的吸力较大。

5.皲裂时，缩短喂奶时间，一般每侧10分钟左右可提供90%的乳汁；避免长时间非营养性吸吮对乳头的刺激。还可

 小鹤课堂

如果乳头疼痛剧烈，可暂时停止母乳喂养24小时，但应将乳汁挤出，用小杯或小匙喂养宝宝。

以缩短喂奶间隔（增加喂奶次数），并试用不同体位。

6.穿棉制宽松内衣和胸罩，并放置乳头护罩（有透气网眼的），以利于局部空气流通和皮损的愈合，并可避免衣服对乳头的摩擦刺激。

什么是生理性乳胀

生理性乳胀是正常的生理现象，跟堵奶是不一样的。由于产后体内激素水平的影响，乳房内积聚大量的血液和组织液，加上乳腺腺泡的肿胀变大，压迫乳腺导管，所以会有出奶困难、缓慢的情况发生。生理性乳胀一般发生在产后3～4天，两侧乳房同时发生，而堵奶可能发生在哺乳期的任何阶段，通常发生在一侧乳房的某一个部分。

在生理性乳胀开始之前，就要保持24小时8～12次以上的哺乳次数。生理性乳胀开始以后，不要限制哺乳时间和次数。要正确理解和执行按需哺乳，妈妈奶胀时要主动给宝宝哺乳。如果生理性乳胀时恰巧母婴分离，妈妈要及时挤出乳汁，如通过手挤奶或吸乳器排出乳汁。

为了缓解生理性乳胀时的不适感，可以使用卷心菜、土豆片、冷毛巾等对乳房进行冷敷，但要避开乳头和乳晕，一次敷15～20分钟即可。禁忌：过烫和过久热敷、暴力按摩乳房。

如何手挤奶

挤奶能舒缓乳房的肿胀感，在宝宝无法吃奶时能刺激泌乳。有的妈妈奶比较多，挤奶也是储存母乳时的一种比较

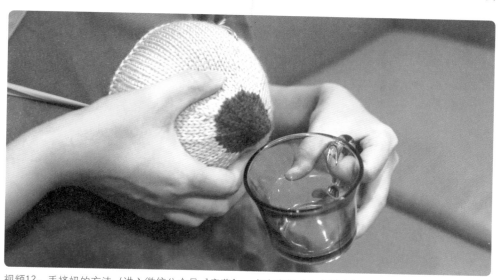

视频12：手挤奶的方法（进入微信公众号〝童芽〞→点击底部〝童芽学院〞→点击本书封面→点击〝视频〞→观看相关视频。）

方便的操作。具体操作请看视频12。

手挤奶时需注意几点：

1. 将拇指及食指放在距乳头根部2cm～3cm处，二指相对，禁止挤压乳头，其他手指托住乳房。

2. 手挤奶包括刺激泌乳模式和泌乳模式。先来介绍刺激泌乳模式：拇指和食指快速对捏，频率约1秒钟2次或2秒钟3次，持续约十几秒至1～2分钟产生喷乳后，有较多乳汁自动流出。泌乳模式：拇指及食指向胸壁方向轻轻下压，挤出乳汁，按压频率改为约1秒钟1次，或每次时间略长于1秒钟，每个部位挤压3～5下。依各个方向按照同样方法压乳晕，一侧乳房挤3～5分钟换另一侧，反复交替进行直至乳房变软。

3. 按压频率每2～3小时一次，挤奶时间每次持续20～30分钟。

4. 母婴分离的产妇应在宝宝出生后6小时内开始挤奶，保证每24小时至少8次。白天每2～3小时挤一次，夜间也至少保证挤奶一次。

第3天宝宝的大小便

第3天，黏稠的墨绿色的胎便大多已完全排空，宝宝大便开始转为黄绿色。母乳喂养的宝宝大便会很快变成淡黄色的黏稠状，中间夹杂着一些细小的颗粒，一天可能大便3～4次。配方奶喂养的宝宝大便通常呈褐色或黄色，质地比

母乳喂养的宝宝大便黏稠，一天可能大便1～2次。

第3天宝宝每天排尿3～4次。宝宝的日常排尿量在生病、发热或者气温非常高时可能骤然减半，但仍在正常范围内。

注意观察宝宝的肤色变化

第3天宝宝的黄疸程度会比前一天稍深一些。如果加重得特别明显，需要就医。爸爸妈妈们一定要勤观察宝宝的肤色以及宝宝是否不像前两天那么爱吸吮、嗜睡或烦躁等，若有异常，及时就医。

女宝宝可能有"假月经"

由于受妈妈体内雌激素的影响，新生女婴会在出生后3～7天内出现阴道出血，这称为"假月经"，是新生儿期的一种正常生理现象。一般3～4天自然消失，无须特殊处理，只需在大小便后清洗干净女宝宝的外阴和臀部即可。

宝宝乳房增大、乳头凹陷

宝宝出生1周内通常会出现乳房肿大、乳头凹陷现象，触感上有蚕豆或山楂大小的硬结，这些现象是胎儿期母体雌激素影响的结果，一般2～3周内即可自行消退，不需治疗。

礼貌拒绝过多探访

到了第3天，绝大多数顺产的妈妈一般都已经和宝宝出院回家。宝宝如果是刚出院回家，请礼貌地拒绝过多的探视和访问。刚出生的宝宝抵抗力低，免疫功能尚未发育健全，易患各种感染性疾病。接触宝宝的人，应特别注意自身的健康和卫生。患以下疾病者不宜接触新生宝宝：急性呼吸道感染、肺结核及其他传染病。此外，患有化脓性皮肤病、真菌感染或其他传染病的人也不宜接触新生儿。

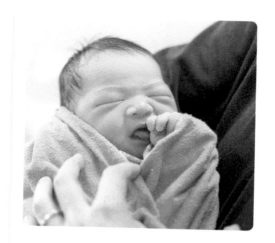

产后头两天，确实因为一些原因不能母乳喂养的妈妈，也可以参考上表，给宝宝喂配方奶。通常配方奶喂养的宝宝食量可达到母乳喂养宝宝的2～3倍。

第4天至第6天

新生儿该吃多少奶

经过妈妈与宝宝的磨合，妈妈基本找到喂养宝宝的方法，也会摸索出宝宝吃奶的一些规律，其实宝宝前几天的胃容量是非常有限的，多数妈妈的母乳是能够满足宝宝需求的。基于有限的研究，健康、足月宝宝的喂养量可以参考下表：

宝宝出生的时间	摄入量（ml/顿）
24小时内	2～10
24～48小时	5～15
48～72小时	15～30
72～96小时	30～60

怎么判断宝宝有没有吃饱

第4～6天，妈妈还需按需哺乳，但要注意每次喂奶至少要排空一侧乳房，两侧交替哺乳；保持同步休息，奶量基本可达到供需平衡。母婴若能保持同步休息，即将进入规律生活的阶段。

宝宝如果吃不饱，睡眠、健康都会受影响，体重和身高的增长往往不尽如人意，因此妈妈要尽量每次都让宝宝吃饱。宝宝有没有吃饱可以从以下三方面观察出来：

1.观察宝宝吃奶时的表现：宝宝吃奶时，一般吮吸2～3口就会吞咽一次，哺乳后乳房变软，一般情况下宝宝已经吃饱了。

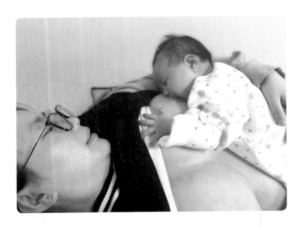

2．观察宝宝的精神状态：宝宝如果吃饱了，会表现出满足、愉悦的神情，有时候还会不自觉地微笑。假如哺乳后不久，宝宝仍然烦躁、哭闹，需要评估宝宝是否摄入足够的乳汁或伴有其他不适。

3．观察宝宝的生理状态：宝宝如果吃饱了，每天会排大便3～4次，颜色呈金黄色（奶粉喂养的宝宝大便呈淡黄色）。有的宝宝大便次数较少，但只要颜色正常即可。宝宝如果吃不饱，大便就会呈绿色（这里不是指胎便的情况），而且小便量和次数都较少（正常情况下第4天的小便次数至少4次）。

此外，给宝宝称体重也是判断宝宝喂养是否充足的客观指标，宝宝出生4～6天，体重多数会出现生理性下降（约10%）。

如何识别宝宝饥饿的信号

宝宝所有的需求都会通过啼哭表达，因此有时候哭不代表饿，妈妈需要判断宝宝哭是饿了还是有其他需求。当无法判断

宝宝是否饥饿时，可以用手指触碰宝宝嘴角，如果宝宝有反应，并追寻手指，就说明宝宝饿了。

如何判断乳汁是否充足

1．这个天数的宝宝每日小便应在6次以上，颜色清亮；每日有规律正常的黄绿色软便，没有泡沫，没有异常颜色。

2．需哺乳时能听到宝宝吞咽声。宝宝平均每吸吮2～3次可以咽下一大口。

3．两次喂奶之间，宝宝能保持安静，有满足感，或能安静入睡。

4．哺乳前母亲有乳房充满感，哺乳时有下乳感，哺乳后乳房柔软。

5．如果宝宝体重出现生理性下降超过10%，可能是乳汁不充足。

什么情况下需要给新生儿添加配方奶

在妈妈和宝宝都没有特殊疾病的情况下，如果乳房能得到宝宝频繁且有效的吸吮，大部分妈妈都可以有充足的乳汁供给宝宝，不需要给宝宝添加配方奶。但是，在一些特殊情况下宝宝是需要添加配方奶的：

1．因为产妇有特殊的疾病状态，不适宜母乳喂养。如患有传染病或者心脏病等，需在医护人员的指导下，给宝宝吃配方奶。

2.因为某些特殊原因，需要暂时喂配方奶。如妈妈需要短时间使用影响母乳喂养的药物等，此种情况也需要在医护人员的指导下喂配方奶。

 小鹤课堂

对于这样的宝妈，需要每3小时左右挤奶或者使用吸奶器吸奶一次，从而保证妈妈能有效泌乳。但此种情况下当影响母乳喂养的原因消失后，应该尽快恢复母乳喂养。

3.因为宝宝患有特殊疾病，不宜母乳喂养。此种情况非常少见，如少数患有特殊代谢性疾病（如苯丙酮尿症）的宝宝，需要在医护人员指导下喂养特殊专用奶。

4.新生儿体重丢失过多或者体重增加不良。此种情况建议先调整母乳喂养，如增加母乳喂养频次，调整喂养姿势等，从而提高母乳喂养的效果。如果在调整母乳喂养后，仍然不能保证宝宝的生长发育需要，可适当增加配方奶喂养。

为什么要喝配方奶而不是纯牛奶

特殊情况下，宝宝需要混合喂养时，也应该添加配方奶，而不是纯牛奶。因为纯牛奶中含有高浓度的蛋白质和矿物质，会增加宝宝肾脏负担，同时纯牛奶中缺乏宝宝所需要的微生物和微量元素等，其脂肪酸的类型对于宝宝的健康也有不利的影响。而配方奶模拟母乳成分，基本可以满足宝宝的营养需求，适应肠道功能状态。因而，对于1岁以内的宝宝，不建议喝纯牛奶。

宝宝大小便有变化吗

由于喂养方式不同，排便的规律也不一样。母乳喂养的宝宝大便呈金黄色，糊状，呈酸性，无明显臭味，每天4～6次，甚至10次也是正常的；配方奶喂养的宝宝大便呈淡黄色，质较干，常带奶块，呈中性或碱性，有臭味，每天1～2次；混合喂养的宝宝大便一般呈暗褐色，量多质软，有明显臭味，每天4～5次以下。如大便次数增多，色绿，带黏液或脓血，或灰白色，均为异常，应到医院就诊。

宝宝膀胱容积小，因此如果喂养良好，宝宝小便次数逐日开始增加，一天可达6～10次甚至更多次。宝宝的尿量少且颜色深浓；宝宝每天排尿少于6次，应该注意是否有摄入量不足的情况。

 小鹤课堂

可通过观察纸尿裤判断尿量、颜色深浅，如出现每天5～6次沉甸甸的纸尿裤或6～8次以上非常湿的布尿布，是正常的。

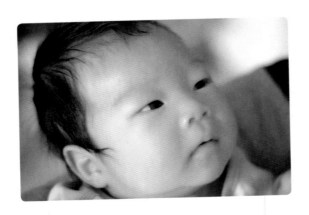

宝宝体重逐日回升

生后4～6天的宝宝的体重可能停止下降，并逐日回升至出生体重，大部分会在7～10天恢复，最迟不超过2周。否则需要积极寻找原因。

宝宝黄疸的观察

4～6天是黄疸的高峰期，高峰期前出院的宝宝建议在高峰期复查黄疸数值，之后如果黄疸逐渐加重，应该再次就医。

妈妈注意在自然光线下查看宝宝皮肤，如果发现颜色较之前明显发黄，且有吃奶差、呕吐、大小便颜色异常等症状，应及时带宝宝去医院诊治。

新生儿乳房增大、乳头凹陷

宝宝的乳房可能仍在增大，乳头仍会凹陷，一般2～3周内即可自行消退，不要去挤压宝宝的乳头。

宝宝的睡眠

宝宝出生3天后，基本上开始形成自己独特的作息规律，这个天数的宝宝一般需要16～18小时的睡眠，每次睡3～4小时，5～6小时也属正常。妈妈和宝宝的互动过程会越来越协调。

怎样给宝宝做抚触操

宝宝睡眠时间相对较长，上午会有一段时间完全觉醒，是爸爸妈妈与宝宝进行交流沟通的好时机，比如，可以利用这个时间给宝宝做抚触操。给宝宝做抚触可以促进母婴情感交流，促进宝宝神经系统的发育，促进宝宝生长发育，提高宝宝的免疫力。

抚触步骤（所有的操作步骤均可重复4～6次）：

1.将宝宝放置在婴儿被上，脱去衣服，检查全身情况并及时更换纸尿裤。抚触顺序：头部→胸部→腹部→上肢→下肢→背部→臀部。

2.双手拇指放在眉心，其余四指放在宝宝头两侧，两拇指相对由眉心至前额至发际。

3.下颌：两拇指放在下颌中央，其余四指放在宝宝脸颊两侧，双手拇指向外上方按摩至耳垂，画出微笑状。

4.头部：一只手托头，另一只手的

指腹从前额发际缓慢划向后发际，至耳后，呈半弧形，旁开2cm～3cm。

5.胸部：双手放在宝宝两侧肋缘，交叉到对侧锁骨，避开乳头。

6.腹部：在宝宝的右下腹向左下腹，顺时针方向划半圆；右手紧跟着左手从右下腹部沿弧形按摩，避开脐部，动作要轻柔。

7.上肢：用一只手轻握宝宝的手，另一只手从腋下先捋、轻捏上肢，用大拇指自掌跟推至指根；食指中指放在宝宝手背自掌跟推至指根；用拇指、食指和中指按摩宝宝手指。用同样的方法按摩另一侧上肢。

8.下肢：用一只手轻握宝宝的脚，另一只手从大腿根先捋、轻捏下肢，用大拇指自脚后跟推至趾根；食指中指按

摩脚背；用拇指、食指和中指按摩宝宝脚趾。用同样的方法按摩另一侧下肢。

9.背部：双手平放脊椎两侧，向两侧轻轻推移，从颈部向下按摩，然后用手尖轻轻按摩脊柱两边的肌肉，最后按摩臀部。

新生儿黄疸需要停止母乳喂养吗

由于新生儿出生后体内过多的红细胞破坏等因素使新生儿出生后数日每日生成的胆红素明显高于成人，而新生儿肝脏排泄胆红素的能力尚不成熟，且新生儿肠道吸收胆红素较成人较多，故新生儿在出生后数日内会出现生理性黄疸。生理性黄疸的特点为：新生儿一般情况良好；足月儿一般在出生后2～3天

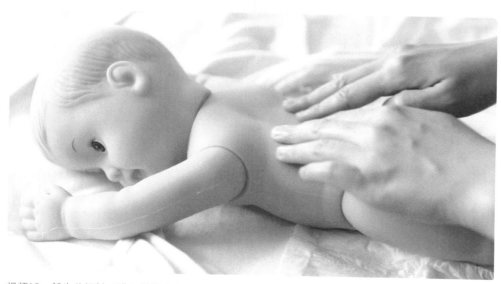

视频13：新生儿抚触（进入微信公众号〝童芽〞→点击底部〝童芽学院〞→点击本书封面→点击〝视频〞→观看相关视频。）

小鹤课堂

1.注意环境舒适，关闭门窗，保持房间温度（24℃～26℃），光线柔和，放一点柔和的背景音乐更好。

2.根据新生儿状态决定抚触时间，一般时间为10～15分钟，注意新生儿饥饿时或进食后1小时内不做。每日1～2次为佳，最好在出生24小时后、沐浴后进行。

3.抚触者应洗净双手，把润肤露倒在手中，揉搓双手温暖后再进行抚触。

4.新生儿抚触进行到任何阶段，如出现哭闹、肌张力提高、神经质活动、过度兴奋、肤色出现异常变化等，应暂停抚触，如持续哭闹应停止抚触。

5.抚触时以新生儿全身皮肤微红为宜，并注意与新生儿交流。

出现黄疸，4～5天达高峰，5～7天消退，最迟不超过2周。生理性黄疸通常是无害的。不需要停止母乳喂养。

部分新生儿可能会出现病理性黄疸，对于病理性黄疸过去的建议常常是建议停止母乳一段时间。但近年来的研究发现，停止母乳对母婴的弊大于利，毕竟母乳喂养的好处是其他替代品达不到的。而且现在也有很多治疗方法与母乳喂养并不冲突，且频繁有效的吸吮能帮助肠道内的胆红素排出。

新生儿生理性黄疸需要喂葡萄糖水吗

当新生儿出现黄疸时，不建议给宝宝喂葡萄糖水。因为新生儿胆红素主要从粪便排出，当新生儿进食了葡萄糖水后，吸吮乳汁的时间和次数都会减少，得到的奶量也会减少，这样反而会影响

大便的正常排出，影响胆红素的排泄，从而加重黄疸。

第7天

第7天宝宝的喂养特点

从"早接触""早吸吮"及"早开奶"开始，实现成功母乳喂养。在和宝宝的互动过程中，逐渐熟悉宝宝的各种语言——哭的含义，从而积极回应宝宝的各种需求，尤其是按需哺乳。第一周有效频繁的吸吮，能很好地促进妈妈尽快分泌足够的乳汁。在母乳喂养和与宝宝各种皮肤接触的过程中，逐日建立亲密的亲子联结，给宝宝足够的安全感。

宝宝该吃多少奶

第7天，母乳喂养的过程已逐渐协调好。按需哺乳，一般情况下，每天哺乳8~12次（每3个小时哺乳1次）。如宝宝吸吮力强，妈妈乳汁很充足时，宝宝很快就吃饱了，约20分钟就可完成喂奶；如宝宝吸吮力弱，妈妈乳汁不是很充足时，喂一次奶要40分钟，甚至一个小时。不建议宝宝吃奶时间过长，否则妈妈和宝宝都很累，不但不能达到吃饱吃好的目的，还会影响妈妈乳汁分泌，宝宝也会因为面部肌肉劳累影响下次吃奶。

每次吸吮时不要频繁换边，吸空一侧乳房后更换对侧乳房。妈妈要注意兼顾喂奶和休息，宝宝睡了妈妈要抓紧时间休息，即使没有感觉到累和困也要休息。

新生儿吃奶吃吃停停怎么办

每个新生儿都有自己独特的进食风格，妈妈要区别对待。有的宝宝吃几分钟，休息几分钟，或者吃奶时很快能睡着。对待这样的宝宝，妈妈要留出更多的哺乳时间。

妈妈与宝宝相处一段时间后，就能发现宝宝吃奶的规律和特点了。最好在宝宝刚出现饥饿迹象（咂嘴唇、流口水、吃手等）时，就开始喂奶，不要等他哭了再喂。在哺乳时尽量避免宝宝睡着，可以轻柔地抚摸小耳朵或者背部，如果宝宝已经睡着，则不要叫醒他，但要拔出乳头，一定不要让宝宝养成含着乳头睡的习惯。有些宝宝会在乳头拔出后立刻醒来并继续寻找乳头，这时妈妈可以继续哺乳。

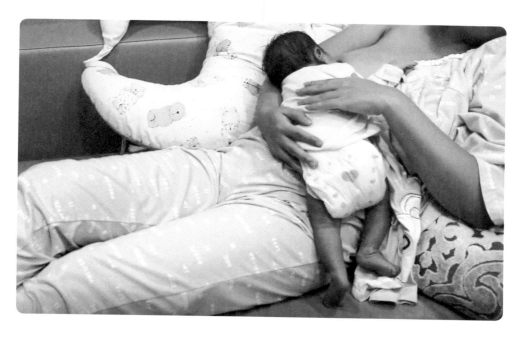

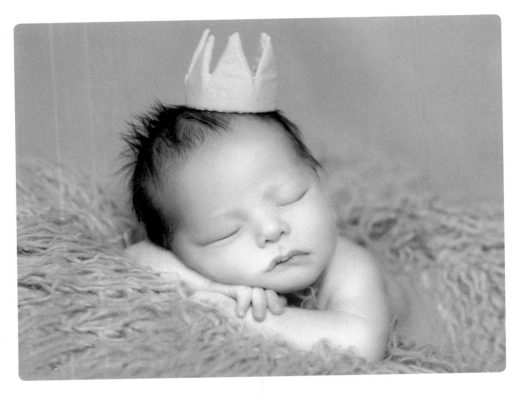

宝宝的大小便

从第一次大便和第一次小便开始，母乳喂养的宝宝排便和排尿会慢慢规律起来，大便经过2～3天的"胎便"开始逐渐过渡为正常的母乳便或者牛奶便，每天大便1～4次，呈金黄色黏稠状；配方奶喂养的宝宝，每天排便1～2次，呈淡黄色黏稠状或为成形便。

频繁的吸吮有利于宝宝尽快地排出胎便，也有利于胆红素的排出，利于降低病理性黄疸的发生。

宝宝小便每天6～10次，甚至更多。宝宝正常尿液为淡黄色或者无色，清亮透明，无异味。如果小便次数较平时明显减少，或尿液颜色明显异常，如出现红色或者深红色甚至异味等，则属于不正常现象，应及时就诊。

宝宝的体重开始回升

宝宝体重开始回升，一般宝宝到出生后10天时，逐渐恢复到出生时的水平。

宝宝的睡眠

现在的宝宝基本上已开始形成自己独特的作息规律，一般每天需要16～18小时的睡眠，每次连续睡3～4小时，个别可达5～6小时。新生宝宝每天绝大多数时间都在睡眠中度过，妈妈或爸爸每天要抓住宝宝清醒的时间段，给宝宝沐浴或做抚触操，说说话，对视，在交流中，触发出伟大的母爱和父爱，这对稳定宝宝情绪以及神经系统、体格发育都非常有利。

宝宝从住院到出院回家有一个过渡，在为宝宝提供良好睡眠环境的基础上，妈妈要学会和宝宝同步休息，这样做既有利于妈妈产后第一周的关键休养期，也有利于宝宝和妈妈亲密关系的建立。家庭成员间要逐日形成新的角色分工，以妈妈和宝宝为中心，逐渐适应有宝宝的日子，形成更加有爱的温馨的家庭氛围。

唤醒睡眠宝宝的方法

唤醒的时机

发现宝宝的浅睡阶段，如双眼紧闭，但可看见眼球快速转动，小手、嘴唇有轻微活动。

唤醒的方法

让室内光线尽量柔和，和宝宝温柔地说话，把包裹宝宝的毯子松开或去掉，轻轻拍宝宝的背或轻柔按摩背部，用手轻握宝宝的胳膊和腿，拍拍小手和小脚，用温暖的指腹轻轻抚摸宝宝的前额、脸颊和嘴唇。

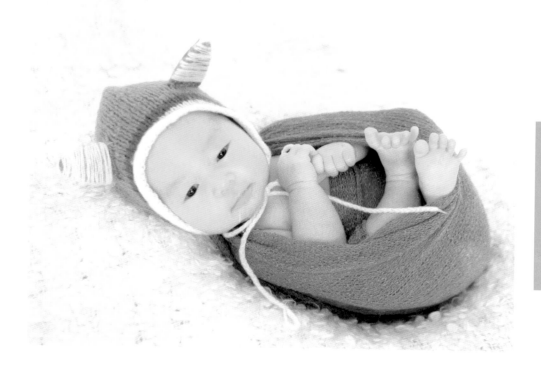

哺乳唤醒

温柔地抱起宝宝，把奶挤到宝宝嘴唇上。宝宝在吸吮的时候，轻轻地抚摸他的头发；发现吸吮速度变慢时，尝试换另一侧乳房进行哺乳。

宝宝的皮肤护理

宝宝皮肤娇嫩，出生第1天，让宝宝的胎脂自然地吸收一部分，有利于预防宝宝皮疹和过敏现象的发生。出院回家后，隔日给宝宝沐浴一次，使用宝宝专用的宝宝皂或者洗护用品（不必每次都用），沐浴后及时擦干，可以适当地使用护肤品以保持皮肤的湿润。尤其要注意宝宝皮肤褶皱处和会阴部、臀部皮肤的护理，更要正确使用尿布或纸尿裤，积极预防臀红的发生。

特别关注

黄疸：宝宝的黄疸正常情况下正在

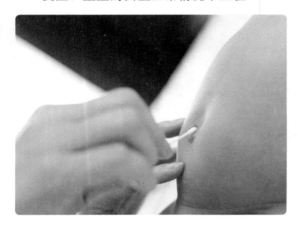

逐日减轻。

乳房：新生儿乳房增大、乳头凹陷情况慢慢开始自行消退。

第7天脐部护理

宝宝脐带慢慢开始要脱落了。有的宝宝可能脐带已经脱落，消毒时脐部可能会有少许暗红色分泌物，这是正常现象，可继续脐部护理，每天至少进行2次脐部护理，保持脐带的清洁干燥，弄湿或弄脏后及时消毒。如果脐带已脱落，也仍需要每日消毒脐窝至少1次，直到没有分泌物为止。如果消毒时，脐带渗血较多，而且颜色鲜红，按压5～10分钟仍然出血，则应及时就诊。注意每次护理时观察脐部有无红肿、渗血、渗液，如果有异常，及时请社区医生上门查看或者去医院就诊。

防止扁平头和歪脖子

很多宝宝都喜欢以一个特定的姿势睡觉，比如头总是朝着一个方向（夜间通常面对着妈妈）。因为颅骨这时相对柔软，常用一个姿势睡觉容易造成扁平头（相对扁平的一面是贴着床的那一面）。如果宝宝经常直直地仰卧而睡，后脑勺就会变平。这都被称为姿势性的斜头畸形。晚上睡觉时给宝宝换一个方向能防止这个问题。如果你每次看到宝宝睡着的时候，脸都朝向同一个方向，就说明要适时帮他换个方向了。

　　脖子也会遇到相似的问题。如果大多数时间里用同一个姿势抱宝宝（例如左手横抱）；在宝宝背带等"装备"里总是同一个姿势；贴在你的胸部时总是面向同一个方向；总是只趴在你某一侧肩膀上……宝宝的头通常就会歪向一边。如果宝宝长时间处于某种姿势，颈部的肌肉就会变得一侧紧而另一侧松（这叫作斜颈）。然后你会注意到，当你抱着宝宝或让宝宝坐正的时候，他的头总是歪向一边。你可以有规律地转换姿势来防止这一情况。这样的转换能使他的颈部肌肉均衡发展。

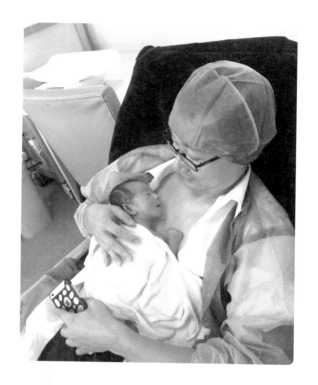

宝宝第2周

宝宝体重逐日回升

　　经过几天的体重下降，从第2周起，宝宝的体重开始回升，到本周末即可恢复到出生时的体重。

如何应对宝宝频繁吃奶

　　宝宝从第2周开始，随着体重和食欲的增加，会出现频繁吃奶的情况，这是生长过快性饥饿的表现，属于正常现象。

　　频繁吸吮会导致妈妈乳汁过多分泌，当乳汁和多余体液在乳房中过度充盈后会出现涨奶，妈妈可能感到非常不适，有时会很痛。最好的解决办法是只要宝宝感到饥饿就喂奶，大约每隔2小时或者妈妈乳房变得肿胀、坚实或者疼痛之前，就用两侧乳房各喂奶一次。乳房过于肿胀不利于宝宝正确含住乳头。

　　出现这种情况时，妈妈可以给乳房做湿热敷使其变柔软，必要的时候，可

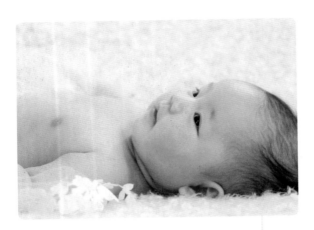

以在开始喂奶之前用手或者使用吸奶器挤出一些乳汁。这样做有利于宝宝更好地含住乳头，以便更有效地哺乳（见母乳喂养部分）。

经常给宝宝喂奶，而且在喂奶前和喂奶时轻轻地按摩乳房都有助于减轻胀痛感。此外，可以尝试下列方法来缓解乳房肿胀时的疼痛：

1. 用毛巾蘸温水热敷乳房或洗个热水澡。喂奶或挤奶前用这些方法可以促进乳汁流动。热敷对严重的胀痛可能不起作用，可以在两次喂奶之间或喂奶后试一下冷敷。

2. 用手或吸奶器排出一些乳汁，直到感觉舒服。

3. 每次喂奶试着多换几种姿势。开始可以坐着，然后躺着。这样的位置变换有利于乳房排空。

4. 从腋下到乳头下方轻轻地按摩乳房。这样可以缓解疼痛，促进乳汁流动。

乳房胀痛一般只在哺乳尚未稳定时持续几日。不过，如果以后长时间不喂奶，或没有经常排空乳房，妈妈的乳房还是可能随时变得坚实而肿胀。

喂母乳的宝宝需要喂水吗

正常情况下，这个阶段的宝宝不论采取何种喂养方式（母乳喂养、混合喂养、人工喂养）都不需要添加乳品以外的饮料和水。母乳中含有88%的水分，配方奶的主要成分也是水。新生儿胃容量有限，额外饮水将干扰正常喂养。只要宝宝摄入了足够的奶量，是不需要额外补充水的。

额外补水有可能妨碍喂奶。宝宝没有得到本身需要的频繁喂奶，会延迟妈妈的下奶时间，阻碍妈妈建立良好的母乳供给。

如何增加奶量达到纯母乳喂养

1. 增加母乳喂养频次，按需哺乳，首先提高母乳喂养次数——10次/天甚至更多，尤其需要增加夜间哺乳次数。

2. 鼓励乳房亲喂，让宝宝直接吸吮乳头从而刺激乳房泌乳。通过增加母乳喂养的方法使配方奶量逐渐减少。但配方奶减奶时应该循序渐进，不要操之过急。

3. 如果宝宝吃奶至乳房变软，妈妈可以喂奶后30～60分钟再挤一次奶。可以采用手挤法或者使用吸奶器。如果使用吸奶器，建议使用双边电动吸奶器。

开始减配方奶量时，可以每天较前日减少30ml，以此循环，并观察宝宝大小便和体重增加的情况。6个月内的宝宝每天有5～6片以上比较湿重的尿不湿则说明奶量适宜。根据宝宝的适应情况，如果母乳量增加得较快，1周左右可以尝试每日减配方奶30ml～60ml。如果宝宝的增重或大小便量不足，可以停止在现阶段或返回上一个减配方奶阶段，再逐渐减量。开始减配方奶的时候应该少量、谨慎地减，待母乳量增加后，再逐渐增加减奶量。总之，妈妈要根据宝宝的情况来决定，有些时候配方奶量也有可能停几天不变化，建议妈妈根据宝宝的具体情况进行。通过追奶过程，很多妈妈可以逐步实现纯母乳喂养，当然妈妈的信心也非常重要。

宝宝的大小便

经过一周的逐渐磨合，妈妈和宝宝之间的喂养已经规律化，宝宝的大小便也逐渐有规律：基本上大多数宝宝每日排尿可达6～8次（或5～6次比较湿重的尿不湿）；每天排便达3～5次，或者每次喂完奶都会排一些大便。

宝宝能看多远

出生2周左右，宝宝被人抱着或看到人脸时会安静下来。这时，宝宝能够看清眼前20cm～25cm范围内的东西，也开始懂得注视人脸，甚至模仿大人的表情。即使在不喂奶时，宝宝也会试着寻找妈妈的乳房。

脐部护理依然很重要

一般7～10天时，脐带会完全脱落，脱落后仍要继续护理，每次先消毒肚脐中央，再消毒肚脐外围，直到确定脐带根部（脐窝）完全干燥为止。

宝宝的五官护理

宝宝的眼部护理

1.宝宝的毛巾、脸盆要专用，并常洗晒，以防与成人交叉感染引发沙眼或角膜炎。

2.经常为宝宝洗手，以防宝宝揉眼时污染眼睛。

3.避免强光刺激，晒太阳时注意遮盖宝宝的眼睛。

宝宝的耳部护理

1.洗脸或洗澡时避免耳道进水，用干净棉签轻轻为宝宝擦洗外耳。

2.不要随便给宝宝掏耳朵，发现外耳道红肿或流脓等异常情况应及时就诊。

宝宝的鼻腔护理

1. 正常情况下无须清理宝宝鼻内分泌物，如宝宝鼻内分泌物过多，清理时可将消毒纱布一角按顺时针方向捻成布捻，轻轻放入宝宝鼻腔内，再按逆时针方向边捻动边向外拉，将鼻内分泌物带出。

2. 不要用硬物为宝宝挖鼻孔。

3. 慎用滴鼻剂。

宝宝的口腔护理

1. 每次喂完奶，可用消毒棉棒蘸水轻轻擦拭宝宝的口腔，每天早晚各一次。

2. 宝宝口中的"马牙"和形如"螳螂嘴"的上皮珠均不可挑破，否则可能引起感染。

3. 不要用手指或布擦拭宝宝的口腔，以免引起破损和感染。

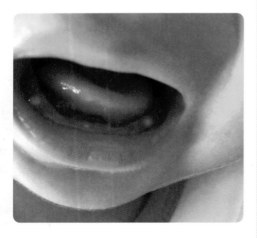

继续关注宝宝黄疸的消退情况

妈妈们会发现宝宝的黄疸正在日渐消退，注意每次在自然光线下观察宝宝。

吸气时喉部会发出声音怎么办

妈妈有时会发现宝宝吸气时，喉部会发出"咝咝"的声音。宝宝总是在吸气时发出这种声音，很多妈妈就会着急了，担心喉部被什么东西阻塞了，但又不总是这样，多发生在宝宝哭闹时，安静之后就不明显了。其实这种情况，一般不需要特殊治疗。这是因为喉部生来软弱，吸气时，喉头的一部分会变形或因狭窄而发出声音。过一段时间，软的部分逐渐变强时，这种声音就会自然消失。

可以给新生儿使用安抚奶嘴吗

安抚奶嘴可以满足宝宝在不吃奶时的吸吮需求，并可以减少婴儿猝死综合征的发生风险。但是，对于出生后1个月以内的新生儿，宝宝正处于学习吃母乳、认识妈妈乳房的阶段，而妈妈的乳房也需要通过宝宝的频繁吸吮来进行充分的刺激，才能产生更多的乳汁，并且此时宝宝还没有建立良好的母乳喂养规律，因而不建议给1个月内的宝宝使用安抚奶嘴。

乳头错觉如何纠正

乳头错觉是由于吮吸奶嘴和吮吸乳头的方式不同造成的。宝宝在吮吸乳头时需要消耗更大的力气才能吃到乳汁，而吸吮奶嘴则比较省力。因此，发生乳头混淆的宝宝大多是由于在哺乳初期经常接触橡胶奶嘴，之后再尝试吸吮乳头时出现了不适应的抵触现象。

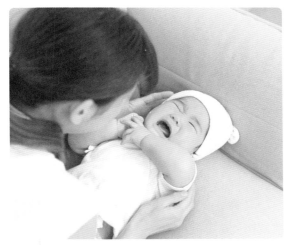

乳头错觉是能纠正的，哺乳时妈妈可以先刺激泌乳反射，大幅降低宝宝吃奶时需要消耗的力气。刺激泌乳反射的方法参见本书"促进泌乳反射视频"。

也可以用乳盾引导法，但要选择与乳头及乳晕贴合紧密的乳盾。在宝宝习惯透过乳盾吮吸妈妈的乳头之后，逐步撤掉乳盾，实现亲喂。

新生儿只吃一侧乳房就够了，对侧乳房的奶怎么办

很多情况下宝宝可能只需要吃一侧乳房的奶就足够了，对侧乳房中的奶可以下一次再喂，不需要挤空或者吸空，任何形式的排空乳房，都会导致乳汁分泌增多。

另外，可以采用单边哺乳的方法来控制乳汁产量：一个哺乳周期只给予一侧乳房哺乳；单边哺乳周期根据妈妈的情况可以逐渐延长（比如2～6小时甚至更长）；让另一侧乳房保持充盈，若妈妈感觉肿胀不适，可以适量挤出些乳汁直到感觉舒服为止，挤出的乳汁正好能缓解乳房的胀满感即可，不要将这侧乳房的乳汁都排空。经过一个哺乳周期后，再换边哺乳。这样的调整经过4～7天，乳汁过多的情况应该会得到改善。

母乳过冲怎么办

乳汁过冲可引起以下情况的发生：

1.面对妈妈大流量的乳汁，宝宝会突然吐出奶头，大口喘气或呛咳，甚至吐奶，有时会咬紧乳头。

2.一部分宝宝可能会出现体重增加不良的情况，这是由于快速吸入过多的前奶而没有得到含有较高热量的后奶导致的。

3.由于过快的大口吞咽，宝宝可能吞入大量气体，从而出现绿色多泡大便、频繁打嗝、腹胀等情况。

母乳过冲的解决方法：

1.改变哺乳姿势。妈妈哺乳时可以将宝宝置于一个相对直立的姿势，也可

以选择向后斜躺或侧躺的姿势,这样可以让宝宝更好地控制流出的乳汁。必要时,妈妈应该允许宝宝中断哺乳。

2.在哺乳前先挤掉一些乳汁,减轻乳房内的压力,降低乳汁流速。

乳腺炎及其常见原因

乳腺炎是乳腺的炎性反应,主要表现为乳房的红、肿、热、痛,局部肿胀,体温升高。

乳腺炎的常见诱因有宝宝含乳姿势不佳、乳头损伤、哺乳间隔过长、乳房过于肿胀、乳导管堵塞、突然停止母乳、文胸过紧、宝宝舌系带过紧导致含

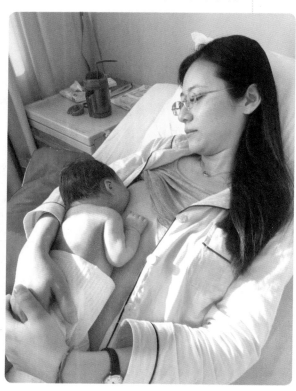

乳不佳等。

如何预防乳腺炎

乳腺炎很常见,却可以预防:

1.避免用固定姿势喂奶,要多更换喂奶姿势以利于乳房各部位的乳汁流出。

2.避免乳头损伤,如有损伤应及时治疗,防止细菌侵入。

3.按需哺乳。对新生儿而言,24小时内通常要喂奶8～12次甚至更多。不要推迟或错过哺乳,如果妈妈乳房太胀,叫醒宝宝给他喂奶;如果宝宝不想吃奶,那么则需要挤出部分乳汁,保持乳房舒适。

4.喂奶时要避免乳房额外承受来自衣物或手指的压力。

5.当宝宝睡觉时,无论白天还是黑夜,妈妈应与宝宝同步休息,妈妈应保证充足的睡眠和足够的休息。

6.保持均衡饮食,避免因食物过于油腻引起乳导管堵塞。

7.预防感染,注意哺乳前洗手。

8.寻求专业帮助来确保宝宝含接姿势正确(参见本书"哺乳姿势视频"),及时发现宝宝口腔的异常,例如舌系带的问题。

乳腺炎如何护理

1.早期治疗有利于快速康复，减少乳房脓肿的危险。

2.继续母乳喂养或挤奶，即使有乳腺炎，但乳汁对宝宝也是安全的。

3.勤喂宝宝，使患侧尽可能排空。

4.喂奶或挤奶前，可以温敷患处，有助于乳汁流出。患侧挤奶时注意保持适度压力，不要用力或压力过大。

5.先喂患侧乳房，此时宝宝的吸吮最有力。疏通患侧时也不要忽视健侧，保持双侧均衡哺乳，以防健侧阻塞。

6.尝试不同的姿势喂奶，以帮助改变阻塞的位置，促进乳汁排出。可将宝宝的下巴对准患处吸吮，这样吸吮力比较大，同时可起到按摩的作用。

7.喂奶或挤奶后，患处冷敷几分钟，以减少不适。可以用冰的生包菜叶或用布包一袋冰冻过的豆子以及专用的冷敷贴。

8.服用止痛药帮助减少疼痛，例如对乙酰氨基酚（Acetaminophen）或布洛芬（Ibuprofen）。哺乳期间服用这些药是安全的。

9.每天摄取足够水分。

10.如果通过以上方法，8~24小时内硬块没有消失，或者母亲发烧38.4℃以上，需要及时就医。如果需要服用抗生素，请按医嘱服药，选用对继续哺乳没有影响的抗生素。

如何选择吸奶器

根据不同的分类方式，吸奶器可以分为很多种。

医院级电动吸奶器

这种吸奶器功率大，效率最高。在新生儿住院或母婴分离的情况下，很多妈妈使用这种吸奶器。有的机构可以租给妈妈们回家使用。

个人双边电动吸奶器

这种吸奶器比医院级别的小巧，效率较高，便于携带，非常适于上班的妈妈们。双边吸奶器比单边吸奶器平均能多产18%的奶量。

单边吸奶器

可以分为手动、使用电池或电动的，

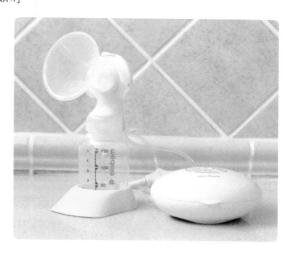

这种吸奶器效率较低，适用于偶尔需要吸奶的妈妈们。

吸奶器的选择取决于妈妈需要吸奶器的原因和使用频率。吸奶器不同于宝宝吃奶，选择适宜的吸奶器及合理使用，可以将乳腺损伤降至最低。

如何使用和清洗吸奶器

每种吸奶器都有自己的使用说明。但对所有吸奶器的通用法则是：

1.每次使用前用肥皂/洗手液洗手，乳房和乳头不需要清洗。

2.确保吸奶器的各个部件和储存容器干净。吸奶器部件、清洗容器、奶瓶刷每天至少要消毒一次，可通过高温蒸煮消毒。对小于3个月、早产或免疫力低下的宝宝尤其重要。

3.确保吸奶器喇叭罩大小合适，乳头应该在喇叭罩中间，不与内壁摩擦为最佳。

4.使用前后用消毒巾擦洗开关、调节器及台面。

5.按吸奶器说明书清洗和组装。

乳汁的储存

1.储存母乳的容器有很多选择，但必须是密封、方便做标记的储奶瓶或储奶袋。

2.新鲜的母乳在室温下存放时间不宜太长，如短时间不喂给宝宝，应建议尽快冷藏或冷冻。

3.混合储存。不建议将新鲜的母乳和冷藏或冰冻的母乳混合，如确实需要，24小时内的母乳可以混合冷藏或冰冻。应注意：温暖的母乳要先放置在冷藏室内冷却30分钟，再倒入已经冷藏或冷冻的母乳中，而且后加进去的母乳量不能超过冷冻母乳的量。

4.用储奶袋存储母乳，在放入冰箱前，应挤出袋内空气，但需留下足够母乳冷冻后膨胀的空间。

5.储存奶在冷冻或冷藏之前，确认是否已经密封，并注明挤奶的日期、时

存储奶的保存条件和允许保存时间

母乳	室温	保鲜室	冷冻室
新鲜母乳，保存在密闭容器中	6~8小时（室温<26℃）	不超过72小时尽量放在冰箱后方温度低的地方	单门冰箱冷冻室（-15℃）2周；双门冰箱独立冷冻室（-18℃）3个月；独立冰柜（-20℃）6~12个月
冷冻后在冰箱解冻，但没有加热的母乳	<4小时	可储存在保鲜室24小时	不能再冷冻
母乳通过温水解冻的	全部喂给新生儿	可储存在保鲜室4小时或下次喂奶前	不能再冷冻
已经解冻并喂给宝宝一部分	宝宝吃后剩余的母乳要丢弃	丢弃	丢弃

间，此后按储存奶上标记
的日期的先后顺序使用。

如何加热储存的母乳

1.冰冻保存的母乳，
使用前宜置于冰箱冷藏室
解冻，在冷藏室不要超过
24小时。冰冻母乳在冷藏
室内存放未超过8小时，
可以再次冰冻。

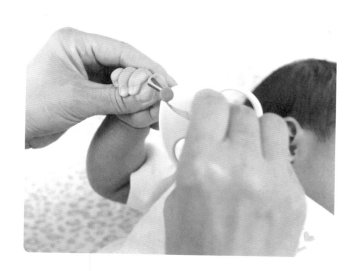

2.冰冻母乳的复温：
放在冷藏室过夜解冻或放在流动的冷水
里，逐渐增加水温，加热母乳，直到母
乳达到合适喂养的温度。

3.冷藏母乳的复温：将储奶袋或储
奶瓶放在温水盆中加热，不要直接加热
母乳。复温后再倒入喂养奶瓶。

4.切记母乳不可以煮沸或微波炉
加热。

5.对早产儿，可在储存母乳倒入喂
养奶瓶时，加入母乳添加剂，混匀溶解
后再喂哺宝宝。

6.母乳不应反复冻融，吃剩的母乳
不能留到下一餐，以免滋生细菌。

怎样为新生儿修剪指甲

1.刚出生不久的宝宝指甲软而薄，
可以使用软砂纸、宝宝专用的指甲刀或
钝鼻的指甲剪为宝宝修剪指甲。

2.宝宝沐浴后是为宝宝修剪指甲的
最佳时机，而当宝宝熟睡时修剪指甲就
更为容易些。

3.出生不久的宝宝，尤其在最初几
周之内，宝宝的指甲长得很快，这时
可以每周为宝宝修剪指甲一次；随着宝
宝月龄的增长，修剪指甲的时间可逐渐
延长。

4.在为宝宝修剪指甲的时候，注
意要尽量将指甲剪得短而光滑，以免宝
宝抓伤自己；但也应注意不要修剪得过
短，以免破坏宝宝的甲床造成感染。相
比之下，脚趾甲柔软而光滑，增长的速
度远比手指甲要慢，同时也不需像手指
甲修剪得一样短，因而一个月或两个月
修剪一次即可。

如果发现宝宝指甲周边的皮肤出现
红肿、化脓等异常现象，一定要带宝宝
到皮肤科就诊，以得到及时的治疗。

宝宝第3周

宝宝需要补充维生素D吗

除维生素D之外，母乳可以为宝宝提供所需的维生素。尽管人类的乳汁能够提供少量维生素D，其数量并不足以防止软骨病。美国儿科学会建议所有喂哺母乳的婴儿从出生几天后就应每天都摄入400单位的口服维生素D滴剂，直至他们开始服用其他维生素强化剂。配方奶中已经添加维生素D，所以宝宝每天喝足量（1000ml）的配方奶并不需要额外补充维生素D，但喝母乳的宝宝需要补充维生素D。维生素D补充并非越多越好，摄入过多易发生维生素D中毒。中国营养学会推荐12月龄内婴儿维生素D的摄入量上限为每天800国际单位（IU／d）。因此，在进行维生素D补充时，一定要把握好补充剂量。无论何种喂养方式，

母乳喂养的、混合喂养的、人工喂养不足1000ml的，每天加400国际单位（IU／d）即可。早产儿或有其他健康问题的婴儿可能需要额外补充维生素。如有特殊情况，请咨询医生。

宝宝需要补充钙剂吗

中国营养学会"中国居民膳食营养素参考摄入量"（2016版）是这样建议的：

0～6个月的婴儿钙的需求量为200mg／天，7～12个月的婴儿钙的需求量为250mg／天。

母乳是婴儿最好的钙营养的来源，母乳中的钙质是最易于宝宝吸收的，所以纯母乳喂养的健康足月宝宝在1岁内都能够从妈妈的母乳中获得充足的钙，而不需要额外补充。配方奶喂养的宝宝，因配方奶内已添加钙，如果宝宝进食的奶量达到600ml或以上，也无须额外补充钙剂。

黄疸还没消退

一般情况下，应在1周或者10天左右消失的黄疸，到半个月时还没有消退，甚至过了3周，仍然还存在时，妈妈和周围的人就要开始担心了。其实，少数母乳喂养的宝宝，黄疸期可能会延长，只要黄疸开

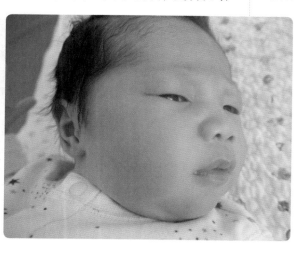

始逐渐出现变淡的倾向，宝宝也能很健康地吃奶，大便没有变白，就可以再等一段时间。

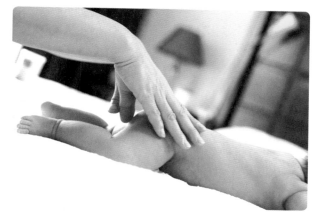

湿疹如何护理

出生后10～15天，很多宝宝脸上会长出小疙瘩，眉毛上会沾有皮屑样的东西，前额的发际上会长出2～3个小粉刺样的东西，或者是脸颊上长出3～4个小红疙瘩，一晒太阳，就急剧增多，很多妈妈非常吃惊。这种脸上的疙瘩，人工喂养时尤其多见。但母乳喂养的宝宝也时有发生，这就是湿疹。

如何预防湿疹发作

1.皮肤保湿：

（1）使用无香精的保湿霜、乳霜或油膏比乳液更容易保湿。

（2）每天从头到脚使用，至少一次，必要时可多次涂抹。

（3）每次沐浴后用浴巾轻轻拍干皮肤，尽量在沐浴后5分钟内使用保湿剂。

2.避免刺激：

（1）穿100%纯棉衣物，使用纯棉床单、毯子。

（2）使用低敏、无刺激的洁肤用品，其pH值更合理，避免使用肥皂。

（3）用30℃～32℃度的温水洗澡，避免因热水引起的皮肤瘙痒、发炎。洗澡时间一般控制在10分钟以内（泡澡的时间不要太久以免皮肤脱水）。每日一次或更少，具体的频次可以根据宝宝对洗澡的喜好程度和洗澡后湿疹的反应来决定。如果宝宝不喜欢洗澡或洗澡后湿疹加重，可以2～3天洗一次。洗澡水里可以加沐浴油。

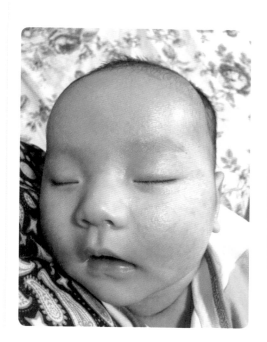

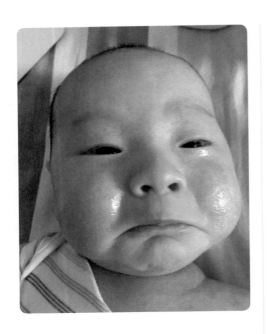

严重程度，选择适当强度的激素治疗。使用激素药膏时，在发红部位涂抹一层药膏，注意不要太薄，否则无法有效治疗湿疹，每天使用1～2次，在湿疹消除时停用，复发时可继续使用。脸部的湿疹，建议使用弱激素药膏。其他药物包括抗组胺药物、中药等。辅助治疗方法包括紫外线照射、中医理疗，均需严格遵医嘱。

当宝宝皮肤出现结痂、起硬皮、颜色发黄，甚至流脓，出现水疱群，这表示湿疹继发了感染，需在医嘱下使用抗生素。当宝宝需要使用激素和抗生素药膏时，避免同时使用，至少间隔半小时。

（4）保持凉爽，避免宝宝过热，避免宝宝穿的衣物过多，根据环境、活动情况适时增减衣物，维持宝宝无出汗的状态。

3.尽量纯母乳喂养，这是降低过敏负荷的最好措施。遵循世界卫生组织建议，6个月后添加辅食，并在1岁内给予过敏性食物，包括花生酱、烹饪的鸡蛋和奶制品以及小麦制品，这有助于预防其他过敏性疾病的发生。

4.避免让宝宝抓挠皮肤，抓挠可让湿疹更严重甚至导致感染。宝宝抓挠时可以尝试吸引宝宝的注意力，并及时给宝宝剪指甲，保持指甲末端平滑。

湿疹发作的护理

当宝宝皮肤发红或瘙痒时，请带宝宝就医治疗。医生会根据宝宝湿疹的

宝宝第4周

进入第4周，妈妈和宝宝间有了良好的互动，已实现按需哺乳，并可同步休息，基本上大部分妈妈能做到母乳供需平衡。

溢奶和吐奶

1.溢奶：指喂奶后随即有1～2口奶水反流入口中从嘴边溢出，有时发生在哺乳后不久或给宝宝变换体位时，如换尿布。一般情况下，不会影响宝宝的生长发

育。随着月龄的增长，溢奶会自然消失。喂完后一定要把宝宝竖起，轻轻拍拍背部让小儿把胃部空气排出。或竖直抱起10～20分钟，再放到床上，头部略抬高及采取平卧位（头部可以侧向一方）。

2.吐奶：是新生儿常见的现象，吐奶不同于溢奶，是由于消化道或其他脏器受到某些异常刺激引起的神经发射性动作。呕吐时多是喷射性地从口中甚至鼻子里涌出。

由于新生儿、小婴儿胃容积小，呈水平，胃的出口紧、入口松；加上大脑皮层控制反射的能力弱，奶水容易反流引起呕吐。

喂养过多、过快，或奶瓶喂养时奶孔过大，使宝宝吸奶过急；或者喂奶后过早翻动宝宝，都容易引起吐奶，只要注意改善喂养和护理方法即可。如，注意在喂奶前给宝宝换尿布，尽量避免在喂完后换；人工喂养的宝宝，奶瓶的奶孔不要太大，奶瓶不要过于竖直，避免奶液流速过快；喂奶前避免和宝宝嬉戏、逗笑。

此外，一些疾病也可以引起吐奶，例如感染性疾病、肠梗阻、食道或胃肠道的先天畸形等。这些疾病引起的吐奶往往比较剧烈和频繁，持续时间较长，可

能会伴随其他症状。照护者需要仔细观察吐奶次数，大小便性状，有无精神不好、发热、腹胀等症状，当吐奶又伴随其他症状时，应及时就医。

怎样做空气浴

时间和方法：一般没有特殊异常的宝宝，出生3周左右，可逐渐接触室外空气。可选择天气好、室外气温在18℃以上、风不大的日子，打开室内窗户，使宝宝接触室外空气5分钟。

目的：锻炼宝宝的皮肤，增强触觉感受；使黏膜健康发育，促进新陈代谢；加强耐寒能力和对疾病的抵抗力。

怎样做日光浴

时间和方法：最好在上午或下午日光照射好的房间打开窗户晒（通过玻

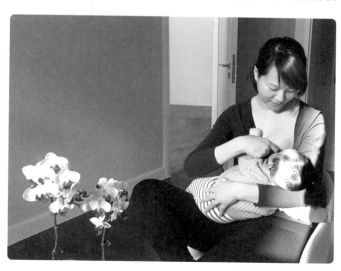

璃的日光浴起不到作用）太阳。开始晒4～5分钟，持续3～5天，以后逐渐增加，最长不要超过30分钟。给宝宝做日光浴时应戴上帽子。

目的：促进宝宝血液循环；强化骨骼和牙齿；增加食欲；促进睡眠；促进黄疸消退；防止贫血；杀灭皮肤上的细菌，增加宝宝皮肤的抵抗力。

宝宝头上的"奶痂"怎么去除

随着日龄增加，宝宝的头皮上可能开始出现"奶痂"，主要分布在囟门附近。因此要注意宝宝的囟门应经常清洗，否则容易引起头皮感染，继而使致病菌穿过囟门进入大脑。囟门的清洗可在洗澡时进行。清洗时可涂一些宝宝专用洗发液，用手指指腹平按在囟门处轻轻揉洗，不能大力按压或强力搔抓，更不能用硬物在囟门处刮划。如果积垢难除，可将蒸熟的麻油或其他精制油涂在囟门上，2～3小时后用无菌棉球顺着头发生长的方向擦掉，并用清水冲净。

新生儿婴儿护理养育指南

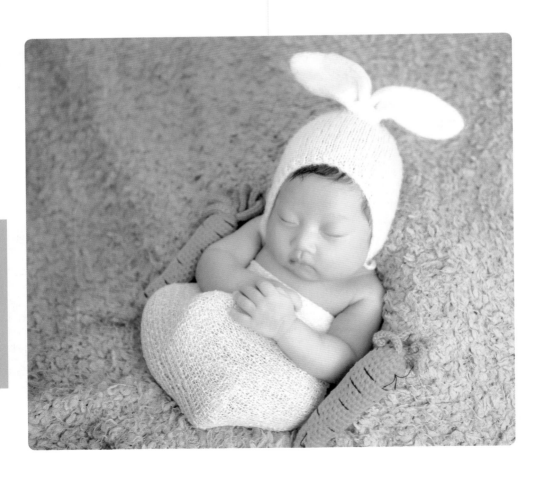

新生儿的疫苗与接种

新生宝宝为什么要进行疫苗接种

众所周知，接种疫苗是预防、控制乃至消灭传染性疾病最为经济、便捷而有效的措施之一。

对于新生宝宝而言，一方面自身的免疫功能发育尚未完善，即便是可从母体带来某些传染性疾病的保护性抗体，也会随着月龄的增长而逐渐递减，一般6～8个月时从母体带来的保护性抗体就消失殆尽了；另一方面因尚无更多的机会接触小量病原微生物，体内也会缺乏相应的保护性抗体，因此宝宝很容易受到各种传染性疾病的侵扰，从而影响宝宝正常的生长发育，甚至威胁宝宝的生命。

所以，宝宝出生后就需到相关医疗机构（如社区服务中心的保健科）按照国家的免疫程序按时接种疫苗。

宝宝一出生为什么需要接种卡介苗

由于母体中抗结核病的特异性抗体无法通过胎盘传递给胎儿，加上宝宝的免疫功能发育未臻完善，抵抗疾病的能力较差，因此新生宝宝容易被结核杆菌所感染，一旦感染上结核菌便容易患较严重的粟粒性肺结核和结核性脑膜炎，且极易留有后遗症。另外，我国又是一个结核病感染机会较多的国家。因此宝宝一出生就应接种预防结核病的卡介苗。

我国的免疫规划程序中规定：新生宝宝出生后24小时内即应进行初次的免疫接种，最迟不应超过3月龄，越早接种越有利于保护宝宝免受结核菌的侵扰。

艾滋病病毒（HIV）阳性母亲所生的新生宝宝可以接种卡介苗吗

艾滋病病毒（HIV）阳性母亲所生宝宝在出生后应先暂缓接种卡介苗，当确认新生宝宝未感染艾滋病（HIV）后再予以补种；当确认新生宝宝感染了艾滋病（HIV），则不应接种卡介苗。

接种卡介苗之后会出现哪些反应，该如何处理

接种卡介苗后一般无全身反应，但局部常常可出现与其他疫苗不一样的反应，多比较轻微。常在接种后2～4周时接种局部出现红肿，并逐渐从中央开始软化，形成白色小脓疱，脓疱破溃后形成结痂，结痂脱落后便留下疤痕（即俗称的卡疤）。此过程属正常反应，并非发生化脓性的感染，一般经历8～12周，不需作任何处理。

但应注意以下几点：

1.保持皮肤尤其是接种局部皮肤的清洁，内衣要经常换洗，以防止局部感染。

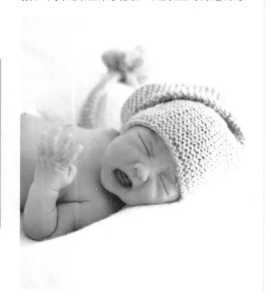

新生儿婴儿护理养育指南

2.脓肿破溃时，不要用手去挤脓；还要避免宝宝用手去抓结痂，应使结痂自行脱落，以免造成局部感染。

3.局部破溃时，不宜使用紫药水涂抹局部，否则容易造成脓液外流不畅而影响结痂的形成。

4.有时在接种部位的同侧还会发生颈部、锁骨上或腋窝下淋巴结的肿大，如果肿大的直径不超过10毫米尚属正常反应，不需特殊处理；如果红肿直径超过10毫米且经处理不见好转，则应及时到所辖区、县的结核病防治所就诊，一定不可擅自处理，以免造成严重后果。

5.如果局部及全身反应剧烈，应速到医疗部门进行就诊，以便得到及时而有效的处理。

首剂乙肝疫苗在接种时间上有具体要求吗

我国是乙型肝炎的高发区，人群中乙肝病毒携带者的发生率为10%以上。感染了乙肝病毒后，有一部分人最终可演变成肝硬化或肝癌，其波及范围之广、危害性之大，已成为全球性的公共卫生问题之一。

当孕妇携带有乙肝病毒时，可约有40%的人通过胎盘将病毒传递给胎儿，使初生宝宝患上乙肝。而为出生宝宝接种乙肝疫苗则是阻断母婴垂直传播最为经济而有效的措施之一。据最新研究证

实：正常孕妇所生的新生宝宝在乙肝疫苗全程免疫后，乙肝病毒感染的概率仅为0.72%。

接种乙肝疫苗是预防乙型肝炎最经济而有效的措施之一，它能刺激机体产生乙肝表面抗体，当机体受到乙肝病毒的侵袭时具有中和乙肝病毒的作用，从而达到阻断母婴垂直传播的目的。目前宝宝使用的是重组酵母的基因疫苗，首剂乙肝疫苗接种的时间要求是在宝宝出生后的24小时内接种，接种剂量为10微克。

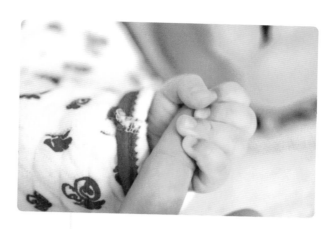

如果宝妈是大三阳，宝宝该如何接种乙肝疫苗

所谓"大三阳"，是指慢性乙型肝炎患者或者乙肝病毒携带者体内乙肝病毒的免疫指标，即乙肝表面抗原（HBsAg）、乙肝e抗原（HBeAg）、乙肝核心抗体（抗HBC）三项阳性，这三项指标阳性往往提示体内病毒复制比较活跃。

如果宝妈是大三阳或乙肝病毒携带者（HBsAg阳性）者，其所生的宝宝可按医嘱在出生后，在不同（肢体）部位同时接种第1剂乙肝疫苗和肌肉注射100国际单位的乙肝免疫球蛋白（HBIG）；满月接种第2剂乙肝疫苗，6月龄接种第

3剂乙肝疫苗。当宝宝完成乙肝疫苗的全程免疫之后，即接种第3剂乙肝疫苗1～2个月后，要进行乙肝五项检测。若发现乙肝表面抗原（HBsAg）阴性、乙肝表面抗体（抗-HBs）＜10mIU／ml，可按照0、1、6月免疫程序再接种3剂乙肝疫苗。

早产宝宝应该怎样接种乙肝疫苗

早产宝宝应在出生后24小时内尽早接种第1剂乙肝疫苗，在其满月后，再按0、1、6月程序接种3剂次乙肝疫苗。

宝宝满月后应该到哪儿接种疫苗

宝宝满月后，可携带宝宝在产院接种卡介苗、乙肝疫苗的证明到居住地附近社区服务中心的保健科联系预防接种的相关事宜：建立预防接种证和接种疫苗的电子档案。预防接种证由家长自己保存，接种疫苗的电子档案则由儿童保

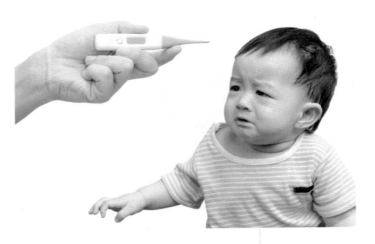

疫苗的名称以及哪种疫苗可预防哪种传染性疾病。

2．一周之内精心呵护宝宝，使宝宝不患有任何疾病或不适，以保证宝宝在健康的状态下按时接种疫苗。

3．疫苗接种的头一天为宝宝洗澡，并为宝宝换上较为容易穿脱的衣物。

4．不为宝宝提供之前未吃过的食物或不曾穿过的新衣服。

健医生建立。电子档案与证上所记录的内容应该是完全一致的，电子档案所记录的内容会传输到指定的免疫规划的信息平台上。同时，社区保健医生会用铅笔在预防接种证上或通过电脑打印出的预约条将下一次疫苗接种的时间提前预约好，以后家长即可按照保健医生预约的时间到预防接种门诊为宝宝进行疫苗接种。

在接种疫苗的过程中，宝宝的父母如有任何疑问可向保健医生咨询。

接种疫苗前宝妈宝爸要做哪些准备工作

为减轻宝宝因接种疫苗所发生的接种反应、避免意外情况的发生，疫苗接种前宝妈宝爸应该做好以下几方面的事情：

1．知道宝宝在相应年龄段应该接种

接种时宝妈宝爸应该注意哪些问题

当宝爸宝妈带宝宝到医院接种疫苗时应：

1．了解并掌握宝宝的身体状况，当保健医生询问宝宝的既往病史时应如实将宝宝的实际情况详尽告知，以免发生意外。

2．认真阅读知情同意书之后，确认无异议时，再在知情同意书上签字。

3．接种时按照医护人员的要求，掌握宝宝接种时正确的抱姿，以便接种顺利进行，这样做还可降低宝宝发生预防接种异常反应的风险。

接种前为什么需要签知情同意书

疫苗知情同意书中涵盖了十分丰富的内容，其包括：本次接种疫苗的名称、所接种疫苗可预防的传染性疾病、如果宝宝被该传染性疾病所感染可能会对宝宝造成的伤害、接种疫苗后可能会出现的预防接种反应以及宝宝的健康状况。

签署疫苗知情同意书的目的在于：

1.保障并尊重宝宝家长的知情权、选择权和决定权；

2.使宝宝的家长多一份责任感，也就是说如果宝宝接种疫苗后出现了问题，宝宝家长也需承担部分责任。

因此，宝爸宝妈们一定要认真阅读疫苗接种的知情同意书，若有疑问需及时咨询儿童保健医生，无异议后再签名字。

接种疫苗后该如何护理宝宝

1.接种疫苗后须在接种地点留观30分钟，如没有任何反应再返家，以免发生异常反应得不到及时处理。

2.接种后24小时之内不宜给宝宝洗澡，尤其是接种局部，以免发生局部感染，或因局部感染而致宝宝出现败血症。

3.保持接种局部皮肤的清洁卫生，勤换、洗内衣（裤）。禁止宝宝用手搔抓接种部位，以免出现局部感染或加重反应。

4.尽可能让宝宝多饮水。

5.让宝宝多休息，不做剧烈活动，尽可能进行一些比较安静的活动，如让宝宝坐着看图画书，给宝宝讲故事，让宝宝玩拼插玩具等。

6.尽可能多地为宝宝提供清淡的饮食，多吃新鲜的水果与蔬菜，少吃或不吃刺激性强的食物，如葱、姜、蒜和辣椒，不为宝宝提供之前未吃过或容易过敏的食物等。

7.若口服的是减毒活疫苗，如二价脊髓灰质炎、轮状病毒等疫苗，至少应在服苗的前后半小时不吃热的东西，如热奶、热水、热食，因为热的饮食会将减毒活疫苗灭活，造成无效接种；也

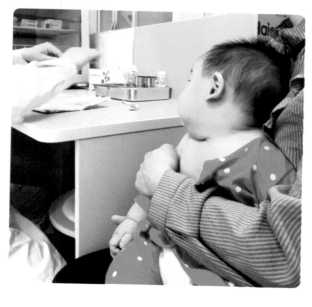

不宜喂母乳，因为母乳中含有大量的抗体，会影响疫苗的接种效果。

8.密切观察宝宝，如出现接种异常反应要及时与保健医生取得联系，以便在保健医生的指导下得到妥善的处理。

发烧是接种疫苗后的正常反应吗？该如何处理

发热尚属疫苗接种后的正常反应，多在疫苗接种后1～2天内出现，持续1～2天可自行消退。宝宝接种疫苗后若出现发烧，需要根据发烧的程度来区别对待。

如果宝宝的体温在38.5℃以下，而且又无其他明显不适，可以不做特殊处理，只要精心呵护宝宝，照顾好宝宝的日常起居，多让宝宝休息、饮水，少做剧烈运动，为宝宝提供清淡饮食，进行物理降温等；或在医生的指导下服用具有退热作用的小中药，体温便可逐渐恢复正常。

如果体温在38.5℃以上，并伴有明显的全身不适，除了上述处理措施以外，还应在医生的指导下使用儿童专用的西药退烧。

通常，预防接种后正常反应的发热持续的时间不会超过48小时，如果发热超过了48小时持续不退，或有逐渐增高的趋势，应考虑是否在此期间偶合了其他感染，需及时带宝宝到医院就诊，以免因此而延误了疾病救治的最佳时机。

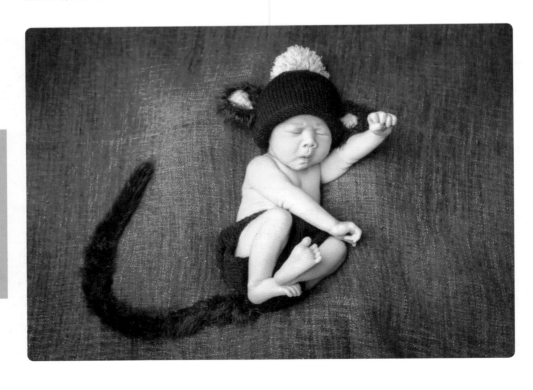

新生儿的成长与发育

新生儿的体格发育指标与评价

新生儿的特点

出生一个月内的宝宝被称为新生儿。新生儿已经具有了生存的必要条件。虽然初生的宝宝还不能独立觅食，不能独立行动，但他们已经具备了某些潜能，足以使他们适应爸爸妈妈为他们提供的生活条件。

首先，新生儿具有较完善的觅食、吸吮、吞咽、眨眼等生存反射，这些反射都具有明显的适应价值，如觅食、吸吮反射可以为宝宝摄入必要的营养物质，吞咽反射能防止宝宝噎着，呼吸反射利于吸入氧气排出二氧化碳，眨眼反射可以保护眼睛等。除了这些生存反射外，还有一些原始反射。原始反射在新生儿期出现，几个月内即消失。原始反射是人类进化残存的遗迹，似乎已经没

有存在的意义。但它们在新生儿身上是否出现，有时可以作为检测神经系统发育是否正常的手段之一。

其次，新生儿的各种感官发展是不平衡的。新生的宝宝嗅觉和味觉都比较发达，他们能根据气味就判断是不是被妈妈抱着。如果妈妈吃了刺激性的食物，宝宝也能够立刻从妈妈的奶水中感觉到这种味道。但是，新生的宝宝并不是所有的感官都这么发达，他们的听觉器官尚未发育完全，而且新生儿是远视眼，由于调节不完善，在视网膜上不能得到清晰的形象，所以视力是差的。因此，这一阶段，应该针对新生儿主要感觉器官给予早期附加刺激和环境变更刺激来促进新生儿发育。比如，妈妈经常面带笑容、充满爱心、用柔和亲切的语气与宝宝说话，给宝宝唱歌，放轻柔优美的音乐，对新生儿来说都是非常好的刺激。也可以在床前悬挂鲜亮色彩的气球给宝宝看，锻炼其视觉功能。

新生儿阶段，是年轻的妈妈和可爱的宝宝都努力学习适应的一个时期，妈妈应该充分利用新生儿阶段的特点，给予宝宝足够的刺激，激发宝宝的潜能。

怎样衡量新生儿的体格发育

通常要设定一些体格发育的指标，通过对指标的测量来判断新生儿的体格发育水平。常用的体格发育指标有体重（g、kg）、身长（cm）、头围（cm）等。

根据世界卫生组织推荐的母乳喂养儿体重、身高评价标准（卧位测量为身长），刚出生的男婴、女婴发育参考值如下。

身长标准

初生儿男婴平均身长为50cm；女婴平均身长为49cm。第1个月的男婴平均身长为55cm；女婴平均身长为54cm。

体重标准

初生儿男婴平均体重为3.3kg；女婴平均体重为3.2kg。第1个月的男婴平均体重为4.5kg；女婴平均体重为4.2kg。

测量体格生长发育指标一般能够有效反映新生儿的体格发育及营养健康状况。所谓参考值，是围绕平均数（中间值）的近似值。在平均数左右2个标准差范围之内都是可允许的。为了便于家长使用，我们将这个范围的平均数加2个标准差的值称为上限，平均数减2个标准差的值称为下限。如果超越了上限或下限的值，需要引起家长的注意，可以到医院儿童保健科进行咨询。

新生女婴、男婴体格发育指标

性别	年龄	项目								
		身长（单位：cm）			体重（单位：kg）			头围（单位：cm）		
		下限值	中间值	上限值	下限值	中间值	上限值	下限值	中间值	上限值
女婴	出生时	46.4	49.7	53.2	2.54	3.21	4.1	31.6	34.0	36.4
	1月	49.8	53.7	57.8	3.33	4.2	5.35	33.8	36.2	38.6
男婴	出生时	46.9	50.4	54	2.58	3.32	4.18	32.1	34.5	36.8
	1月	50.7	54.8	59	3.52	4.51	5.67	34.5	36.9	39.4

注：本数据采用了卫生部妇幼保健与社区卫生司2009年9月发布的《中国7岁以下儿童生长发育参照标准》。为了方便阅读理解，在这里我们将+2SD（2个标准差）设为上限，−2SD设为下限，在上限和下限之间视为一般状态。

新生儿婴儿护理养育指南

怎样对新生儿的体格发育进行评价

对新生儿的身长、体重、头围等项目进行测量，将测量结果填在"体格发育评价记录表"中，并与上表中相应指标数值进行比较，根据比较结果对新生儿体格发育水平给予评价。

体格发育评价记录表

项目	结果	评价
身长（cm）		
体重（kg）		
头围（cm）		

具体评价方法：

1.将测查结果填写在"结果"栏内。

2.结果与中间数值基本相符，在"评价"栏中用"="表示；结果高于中间数值，用"↑"符号表示；结果低于中间数值，用"↓"符号表示。

3.结果低于下限数值，或者高于上限数值，可以找医院儿童保健科进行咨询。

需要说明一点，所有这些关于体格发育指标的数据只是一个参考值，个体之间是存在差异的，不要因为小小的差异而焦虑，更没必要为此往医院奔波。

新生儿的智力发展指标与评价

怎样衡量新生儿的智力发展

新生儿的智力发展也要通过一些指标来衡量，不同年龄阶段智力的结构和内容是不同的。新生儿和婴幼儿时期的"智力"主要通过大运动、精细动作、语言、认知、社会性几个方面表现出来，每一个方面称为一个领域。这些领域的能力反映了神经系统的发育，因此说，新生儿的智力发展实际是神经系统的发育在行为上的表现。

新生儿的智力发展特点

领域 月龄	大运动	精细动作	语言	认知	社会性
新生儿（0～28天）	新生儿最早发展的基本动作是头部的动作。新生儿俯卧时不能抬头/抬15°，竖直抱时头颈部可以短暂挺立。	刚出生的新生儿具有先天的抓握反射，成人将两个食指分别伸到新生儿握着的双手里，新生儿会自动握紧手指。	新生儿出生后的第一声啼哭是最早的发音，也是以后语言的基础。新生儿的哭声可以用来表示身体的状态，并成为其得到注意的手段。	出生几天的新生儿就能注视或跟踪移动的物体或发光点。新生儿也具备了一定的听觉能力，用玩具（如拨浪鼓）在距离新生儿耳边10cm左右处发出声响，新生儿头部有明显的运动反应。	新生儿用不同的哭声来表达不同的生理需求，如饿了、尿了等。这是新生儿社会情绪发展的初始阶段。

不同年龄阶段，在大运动、精细动作、语言、认知、社会性等方面的发展水平不同，因此表现出的行为特点也不同。比如，在大运动方面，刚出生的新生儿，俯卧时抬不起头，到了1个月后期，俯卧时能够抬头15°。再比如，1个月的新生儿能注意人的脸，到了2个月逗他，他会微笑。根据新生儿这些行为特点，我们可以判定新生儿的智力发展水平。

怎样对新生儿的智力发展进行评价

对新生儿智力发展的评价就是通过观察、倾听、记录和比较新生儿的发展状态或某项行为的过程，并以正常的发展水平或模式为标准，来比较观察到的状态或行为，以发现是否正常，抑或有微小的发育偏离。

不同年龄阶段，在大运动、精细动作、语言、认知、社会性等方面的行为表现是不同的，因此，应当在各个领域选择相应的行为项目作为观察的具体内容。在这里，我们对每一项需要观察的内容配备相应的操作方法，请家长按照项目所提示的操作方法实施，便可以获知新生儿在这一项目上的发展状态，并获得评价结果。

新生儿的各项能力，在胎儿期就已经有了不同程度的发展，因此对出生后情况的观察与评估，有利于养育者正确地应对新生儿的发展状态。

评价的具体观察内容和操作方法如下表：

项目	领域	大运动	精细动作	社会性	认知	语言
项目1	观察内容	用脚推家长的手	两手握拳	被抱起时宝宝能安静下来	眼睛随着光的移动而移动	为声音所惊吓
项目1	操作方法	将新生儿仰卧，家长用手顶住新生儿双脚，手上有用脚蹬踏的感觉。	将新生儿仰卧床上，观察新生儿的双手，能握成拳状。	当妈妈抱起宝宝时，宝宝能安静下来。	用手电光束照向墙面或屋顶并引起新生儿注意，新生儿眼睛能跟着光束移动。	偶尔听到大一些的声音，新生儿会吓得抖动身体。
项目2	观察内容	俯卧位时可抬头	伸手放到口里	喜欢洗澡	视线跟至中线	发出声音但不是哭声
项目2	操作方法	将新生儿俯卧在平面上，用摇铃逗引新生儿，他能将头抬起来（2秒），但不一定能持久。	将新生儿仰卧，新生儿将自己的手放到口里吮吸。	给宝宝洗澡，宝宝有愉悦的表现。	将新生儿仰卧，把红绒球举到离新生儿脸15cm～20cm处慢慢地移动，宝宝视线能跟随红绒球移动，达到头部中线。	倾听新生儿喉音，能发出一些声音，但不是哭的声音。

将评价结果记录在如下表中。

记录方法：能够按标准顺利通过，则用"○"表示；未能按标准顺利通过，则用"×"表示；虽然通过但不太顺利，介于上述两种情况之间用"△"表示。将测查结果填写在"智力发展评价记录表"中。

智力发展评价记录表

项目 ＼ 领域	大运动	精细动作	社会性	认知	语言
项目1					
项目2					

对智力发展评价结果的解释

结果可分为三种情况：较好、需要特别关注、一般。具体解释参考如下：

1.较好的发育状态：测评结果中，如果每个领域两项都是"○"，说明宝宝在这个领域处于较好的发育状态；

2.需要特别关注：测评结果中，如果某个领域的项目中，没有"○"，并且其中一项是"×"，您就需要特别关注宝宝在该领域中的发育情况；

3.发育情况一般：介于以上两种情况之间的，说明发育情况一般；

4.若以上五个领域中，有两个或两个以上领域处于需要关注的情况，则建议到医院儿童保健科咨询。

本书的评估内容和方法本着简单易行服务于家长的原则，其结果只能作为参考和问题的早期发现。

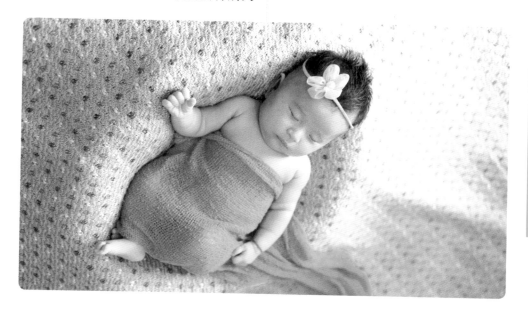

新生儿疾病

新生儿窒息

新生儿窒息是指因为分娩之前、分娩当时或分娩之后的各种不利因素（绝大多数出现在宫缩开始后），使新生儿不能建立正常的呼吸，从而引起缺氧，严重者甚至导致全身多器官功能的损害，是导致新生儿死亡和残疾的主要原因之一。大多数情况胎儿在子宫内就已经处于缺氧的状态（宫内窘迫），如果缺氧严重且发生较早，可能发生胎死宫内。

案例：王女士，29岁，第二次怀孕，刚满37周，一不小心在家中滑倒后出现强烈宫缩，120急救车送到医院时候宫口已经开全，但是胎儿心率每分钟只有不到100次，已经持续3分钟。听到呼叫1分钟后，新生儿科医生到场，再次询问产妇和胎儿情况：孕周37+3周，羊水是血性的，子宫口开全，胎心率90次/分。考虑新生儿出生后可能存在窒息，立即进行抢救。

3分钟后用产钳接生出一男婴，肤色发紫、四肢活动差、呼吸很微弱，考虑为新生儿窒息。

常见病因分析

案例中的产妇怀孕37周不慎滑倒，腹部受到碰撞后导致胎盘早剥（出现了血性羊水），使得胎儿缺氧，所以新生儿分娩后肤色发紫，呼吸微弱，处于窒息状态，经过积极的心肺复苏才抢救过来。

当孕妇具有以下表格中的高危因素时，新生儿可能会发生窒息。

产前和产时的高危因素

产前高危因素	产时高危因素
孕妇患有心、肺、肾、甲状腺或者神经系统疾病	急诊剖宫产
慢性高血压	产钳或胎头吸引助产
妊娠高血压	臀位或其他胎位
妊娠期糖尿病	早产

产前高危因素	产时高危因素
胎儿贫血或同种免疫疾病	急产
胎膜早破	羊膜炎
既往死胎或新生儿死亡史	脐带脱垂
妊娠中、后期出血	巨大儿
孕妇感染	产程停滞
羊水过多或过少	持续胎儿心动过缓
胎儿水肿	子宫强直性收缩
过期妊娠	产前4小时内使用特殊麻醉药
多胎	羊水胎粪污染
胎儿自身疾病例如膈疝、先心病等	胎盘早剥
孕妇用药如镁剂	前置胎盘
孕妇吸毒	
胎儿畸形或异常	
胎动减少	
未进行规律产检	
孕母年龄>35岁或<16岁	

新生儿窒息的表现

1. 呼吸：呼吸微弱、不规则、有暂停现象或者根本没有呼吸。

2. 皮肤：青紫（全身青紫或四肢青紫）或者苍白。

3. 心率：心率正常或减慢（小于每分钟100次甚至没有心跳）。

4. 肌张力：四肢松软，或者四肢可以弯曲但是肢体活动幅度很弱。

5. 对刺激反应：没有反应或者反应微弱（例如弹足底或者摩擦后背）。

家长需要做的护理工作

回家后应该注意以下情况：

1. 注意保暖，但是不能过度，密切观察孩子的肤色、呼吸、吃奶、尿量和精神状态。

2. 合理喂养。无论住院期间孩子是何种喂养方式，回家后都是首选母乳喂养。如果是早产宝宝则可能需要添加母乳强化剂，如何使用强化剂请听取医生的建议。

3. 隔离。在疾病恢复期，孩子的身体免疫防御功能较低，应该注意隔离，避免亲友探望，以免再患上其他疾病。

4. 妈妈饮食。妈妈需要保持合理均衡的营养，饮食种类多样化，选用优质蛋白质，多吃含钙含铁丰富的食物，摄入足够新鲜蔬菜水果。注意烹调方法，多汤水。避免可能过敏的食物。很多妈妈可能合并贫血或者其他疾病，需要在产科医生的指导下积极治疗。

5. 出院时带的药物一定要按需按时服用，按照出院医嘱带孩子定期复诊。

6. 发生过窒息的孩子，需要定期随访，随访内容包括生长发育的监测、神经系统发育的评价、出院时还没有完全恢复的一些指标（例如贫血）、药物的调整等。

新生儿黄疸

新生儿黄疸是指在新生儿时期（出生28天之内）宝宝的皮肤、黏膜及巩膜出现了肉眼可以看出的发黄现象，主要是因为某些原因导致血液中的胆红素（胆红素就是让皮肤发黄的物质）浓度升高的结果。

新生儿黄疸有生理性和病理性之分。生理性黄疸是指单纯因新生儿胆红素的特殊代谢特点造成的暂时性黄疸，孩子的黄疸程度在正常范围之内，生长发育满意，没有其他不舒服的表现。生理性黄疸不需要特殊的医学干预，等待自行消退即可。如果孩子的黄疸情况不符合生理性范围，例如黄疸数值非常高，则需要考虑病理性黄疸。

案例： 宋女士的二胎宝宝出生1天多的时候，脸上和身上的皮肤看起来有点发黄。由于第二胎，已经有了一些经验，宋女士知道宝宝这是在出黄疸呢，自己慢慢就退了，也没有在意，出院时把医生要求3天后回来复查黄疸的话也当

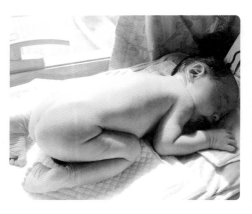

作了耳旁风。等到孩子都15天了，黄疸看上去越来越严重，吃奶也没有什么力气，宋女士才抱着宝宝去医院。结果测量出来的黄疸数值高达23mg/dl，只得紧急住院治疗。

常见病因分析

案例中的宝宝不符合生理性范畴，黄疸指数太高，消退时间太慢，所以属于病理性黄疸，住院后需要给予蓝光照射并积极地寻找原因，后来发现该宝宝喂养不足，生后15天了比出生体重还轻，同时还存在轻微的溶血现象。

新生儿黄疸的表现

1.生理性黄疸

（1）对于刚刚脱离母体的新生儿来说，出生后处于一个不同于任何阶段的特殊时期，这个时期内胆红素代谢有其自身的特点：

①体内产生的胆红素较多；

②由于肝功能尚未发育成熟而导致肝细胞对胆红素的代谢能力不足；

③血液中白蛋白和胆红素相互结合的能力比较差；

④胆红素被排泄出体外的能力不足；

⑤肠肝循环增加（也就是说已经排泄入肠道的一部分胆红素还会被重新运送回血液内）。

以上五个特点导致新生儿会出现短时间内皮肤黏膜黄染的情况。

（2）症状表现：生理性黄疸主要呈现浅黄色，分布范围也较为局限，多见于面颈部或躯干部位，巩膜也可被黄染。从时间角度来说，大多数在出生后2～3天开始出现，4～6天达到高峰（最高的数值足月儿不超过12.9mg/dl，早产儿不超过15mg/dl），7～10天开始消退，出生后2周左右皮肤恢复红润状态，其中早产儿持续时间会稍微长一些，可以延迟至出生后2～4周才消退。孩子除有皮肤黏膜发黄之外，生长发育指标满意，没有其他不舒服的表现。

2.病理性黄疸

（1）某些疾病会导致新生儿体内的胆红素生成过多（例如肺炎）、肝脏胆红素代谢障碍（例如新生儿窒息）或者出现胆汁排泄障碍（例如新生儿肝炎），使得孩子黄疸情况超出生理性黄疸的范畴，就称为病理性黄疸。

（2）症状表现：

①出现时间早，例如出生后24小时之内即出现黄疸。

②黄疸进展快，每日血清胆红素升高超过5mg/dl或每小时超过0.5mg/dl。

③黄疸程度重，任意时间段检测的黄疸数值足月儿大于12.9mg/dl，早产儿大于15mg/dl。除面颈部、躯干外，黄疸还会蔓延到四肢、手心和足心。

④黄疸持续时间长，足月儿大于2周还没有消退，早产儿大于4周仍不消退。

⑤黄疸本来已经消退，但是又再次

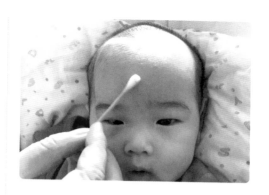

出现皮肤黄染。

（3）伴随表现

病理性黄疸的宝宝往往会伴有其他症状，例如精神状态差、体重下降、贫血、皮肤出血点、水肿、体温升高等。重症黄疸的孩子还可能会出现拒绝吃奶、肌张力低、高声尖叫、呼吸困难甚至惊厥等现象。

什么情况下去医院就诊

凡出现病理性黄疸临床表现①～⑤之中的任何一项，无论是否有伴随症状，都应该带宝宝去医院测量黄疸指数。

家长需要做的护理工作

1.新生儿一定要在出生后1小时之内开始喂养，即使是出院回家后也需要每天观察皮肤、黏膜以及巩膜的黄疸情况，发现黄疸不属于生理性范畴应该尽早去医院寻找原因并开始治疗。

2.注意保护新生儿皮肤，按照医生的指导进行脐带残端的护理工作直至完全愈合，保持臀部清洁，防止破损感染。因为感染会造成黄疸加重。

3.听从医生的意见，回家后要继续随访黄疸指数的变化。因为如果病理性黄疸得不到及时识别和处理则可能产生严重的后果，尤其是胆红素进入大脑后会对神经系统造成伤害，医学上称之为胆红素脑病或者核黄疸。所有新生儿出院前都应该进行黄疸指数的筛查，可以选择采血检测血清中总胆红素数值，也可以进行经皮胆红素测量，有助于评价宝宝患有高胆红素血症的风险。根据出院前黄疸指数、出生胎龄和危险因素来制定随后的干预和随访措施。

新生儿低血糖

新生儿低血糖症是指在新生儿期，测得的血糖低于正常新生儿的最低血糖值。新生儿血糖正常范围为2.2～7.0mmol/l。

低血糖发生的原因有很多，常见的有喂养不足、母亲本身患有严重的感染性疾病、早产儿、低出生体重儿（出生体重不足2500克）、糖尿病母亲的宝宝等。

案例：去年大年夜，高龄的张女士孕35周剖宫产得了一男孩，体重5斤，全家人喜悦之时，却发现宝宝时不时"哼哼"几声，并且额头出现细小的汗珠。医生详细地进行身体检查后，脚后跟采了一滴血检测血糖，发现血糖只有0.9mmol/l，属于比较严重的低血糖症，赶紧转到新生儿病房输液治疗。

常见病因分析

本案例中的新生儿主要是因为早产（胎龄不足37周），身体内的葡萄糖储备不足而出现的低血糖。在子宫内，胎儿会把足够的糖储备在自己的肝脏内以供出生后使用，但是这个储备阶段主要发生在

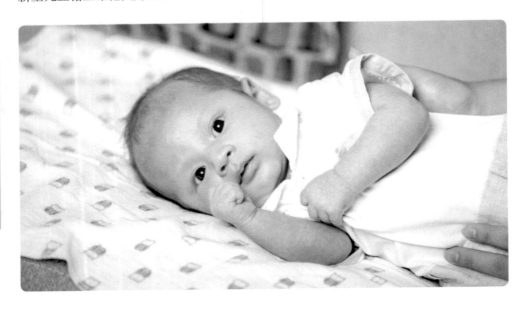

怀孕期间的最后1~2个月，因此早产宝宝体内的糖储备就非常少，不能满足出生后身体对糖的需求。

持续并且严重的低血糖可能会对大脑的神经元细胞造成不可逆转的损害，所以需要积极治疗。新生儿低血糖可以是一种独立的疾病，也可能同时合并有其他疾病，例如严重的肺炎。

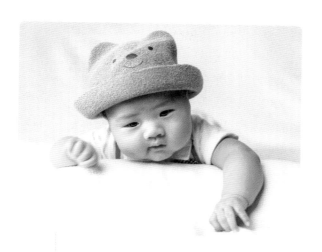

新生儿低血糖的表现

每个低血糖的宝宝临床表现几乎都不一样，常见表现有以下几点：

1. 精神反应不好、嗜睡、不易被唤醒。

2. 额头或者全身出汗。

3. 脸色苍白或发紫。

4. 吃奶时吸吮无力或者不愿吃奶。

5. 呼吸暂停、哭声微弱或尖叫。

6. 发生惊厥。

什么情况下去医院就诊

为了防止脑损伤，低血糖的宝宝都应该及时治疗。如果新生儿出现上述症状的任何一项，都应该立即去医院就诊。

家长需要做的护理工作

1. 如果妈妈在怀孕之前或者怀孕过程中的任何时间段内发现血糖高，请到产科及时就诊。

2. 对可能发生低血糖的高风险宝宝应该在出生后1小时之内开始母乳喂养，必要时听从医生的意见添加配方奶粉，24小时内母乳喂养建议达到10~12次。

3. 注意保暖，寒冷有可能加重低血糖。

4. 有高危因素的宝宝和因为低血糖症住院治疗过的宝宝，出院时家长应该向医护人员详细了解宝宝的喂养情况和体重增长趋势，并且学会如何照护宝宝和如何观察低血糖的症状。

5. 因为新生儿低血糖表现不典型，所以任何可疑的情况都可以进行血糖检测。家里如果配备了血糖仪，可以在家里先给宝宝测量血糖。

新生儿肺炎

新生儿肺炎是指发生于新生儿期的肺部感染性疾病，属于常见病和多发病，有很多种病原微生物（例如细菌、病毒和支原体等）都会引起肺炎，对于新生儿来说细菌感染较为多见。新生儿肺炎从时间上来讲可以分为出生后3天之内发病的早发型肺炎和出生后3天之后发病的晚发型肺炎，根据感染途径不同，表现出来的症状也不尽相同。

案例：小丽最近生了个儿子，每天都有亲朋好友来探望，可是十几天的时候，小丽发现宝宝突然变得很爱睡觉，总是睡不醒的样子，吃奶时间短了并且感觉吸奶没有力气，有时还呛奶，但宝宝既不咳嗽也不发烧。起初家人并没有太在意，直至有一天发现宝宝喘气很粗、脸色发白、口唇看起来还有点儿发青，才赶紧带孩子到医院。医生查体、验血和拍片子之后说是"新生儿肺炎"。一家人难以相信：宝宝既不发烧也不咳嗽怎么会得了肺炎呢？

常见病因分析

本案例中的宝宝属于晚发型肺炎，发病时间在出生后十几天，根据宝宝的病史判断，病因主要考虑由于频繁地接触可能带菌的成人所致。宝宝的异常表现主要有：呼吸急促，面色发白，口唇发青，食欲差不想吃奶和精神萎靡，尽管没有发烧，但是医生听诊宝宝的肺部声音粗，可以听到湿啰音，化验血显示白细胞和C反应蛋白明显升高，胸部X线也能看到片状阴影，所以支持新生儿肺炎的诊断。

新生儿肺炎大多需要住院治疗，采用综合治疗方案：首先需要使用抗生素积极控制感染，同时检测宝宝是否有皮肤感染、低血糖、发热、缺氧及其他异常情况并进行对症处理，防治并发症。正确

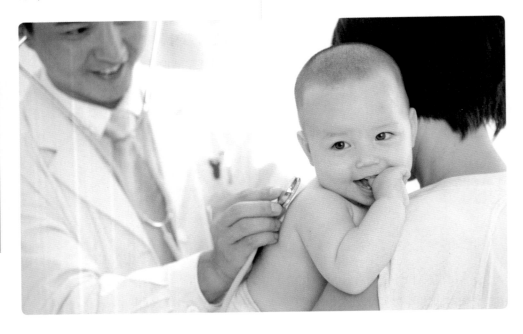

的护理对宝宝恢复健康有积极作用。

新生儿肺炎的表现

1.症状不典型：

（1）很少出现咳嗽症状或者根本没有咳嗽。

（2）体温也可能没有变化。

（3）可以仅仅表现为呼吸暂停、呼吸不规则或呼吸急促。

（4）缺氧严重时出现皮肤青紫。

2.一般特点：

肺炎发病之前可能会有上呼吸道感染（即感冒）的症状，之后表现为呼吸浅促、点头呼吸、鼻翼翕动、面色发绀、口吐白沫、食欲差、较之前加重的呛奶和吐奶，精神萎靡或烦躁不安、反应不好，体温可能会出现异常。还有部分宝宝会表现为频繁地口吐泡沫。如果是乳汁吸入性肺炎，大多表现为喂奶时呛咳明显，频繁发生乳汁从口、鼻流出的情况，伴有呼吸急促、面色发绀等，严重的宝宝会发生窒息。

3.重症特点：

重度肺炎的孩子可以出现点头呼吸、呼吸暂停，吸气的时候看到宝宝的锁骨上窝、胸骨处和肋骨下缘出现凹陷，宝宝出现不吃、不哭、不动以及体温低等症状。

什么情况下去医院就诊

宝宝出现下面任何一类症状，都需要紧急去医院明确原因，医生除了问病史和进行详细的体格检查之外，通常还需要一些辅助检查才能确诊。

体温：出现体温升高（腋下体温高于37.5℃）或者体温不升（腋下体温持续低于36℃）。

呼吸：正常新生儿呼吸频率每分钟不超过60次，如果发现宝宝在安静睡眠中呼吸次数持续超过每分钟60次，也就是呼吸急促需要怀疑肺炎，呼吸急促也是新生儿肺炎最常见的临床表现，还有的肺炎宝宝可能会出现吃奶时频繁的呛咳。

皮肤颜色：肺炎患儿可以出现口周青紫，重症患儿口唇、指（趾）甲床、头面部甚至全身都可以出现青紫，青紫是缺氧的表现。

口吐白沫：口吐白沫是新生儿肺炎的特征之一，大多同时伴有呼吸急促，拒绝吃奶。

其他症状：不爱吃奶，精神反应弱，嗜睡不易唤醒等。

家长需要做的护理工作

新生儿肺炎一旦确诊，需要住院治疗。病愈出院回家后，家长需要：

1.合理喂养：首选母乳喂养，因为母乳中含有多种免疫保护因子，可以增强孩子机体的免疫防御功能，并且能够调理因为使用抗生素之后紊乱的肠道菌群，对新生儿疾病恢复大有帮助。

2.严密观察孩子的精神、吃奶状态

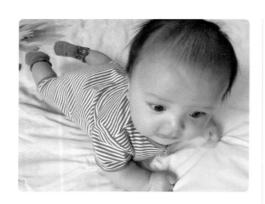

和呼吸情况，每天测量孩子的体温，一旦出现体温升高和不升，需要及时复诊。

3.隔离：提供良好的生活环境，如干净柔软的衣被。在疾病恢复期间，孩子的身体免疫防御功能较低，应该注意隔离，尽可能减少亲友的探望，以免再患上其他疾病。如果家中有其他孩子，也要注意少接触疾病恢复期的新生儿。看护人应该勤洗手。家中其他成员有感冒症状时，应该戴口罩并且积极治疗。

4.妈妈饮食：因为对于新生儿来说，母乳是最佳的食品，为了提高母乳的质量，妈妈需要保持合理均衡的营养，饮食种类多样，优质蛋白质充足，多吃含钙和铁丰富的食物，摄入足够的新鲜蔬菜水果。注意烹调方法，多汤水。避免可能过敏的食物。

5.出院带药一定要按照医嘱执行，并根据医嘱定期带宝宝复诊。

新生儿产时锁骨骨折

锁骨骨折是产伤性骨折中最常见的一种，它的发生与分娩方式、母亲肥胖、产程进展和出生体重大小有关。巨大儿、肩难产、用产钳帮助分娩或者分娩过程中胎头下降过快等都可能导致宝宝锁骨骨折。

案例：二孩政策开放后，42岁的林女士又怀孕了，孕吐非常严重还患有糖尿病，从怀孕开始就一直在家中休养，体重足足涨了15公斤，怀到39周的时候宫缩发动，不到2小时就自然分娩了一个男孩，足有8斤半。可是孩子出生第二天的时候，儿科医师查房后却告知孩子有可能存在左侧锁骨骨折，拍了个X光片当时就确诊了。林女士非常不理解，骨折是怎么发生的啊？

常见病因分析

本案例中的宝宝体重8斤半，为巨大儿，双肩横径比较宽，产程进展又太迅速了，导致了锁骨骨折。

大多数的锁骨骨折会在出生第2～3天被儿科医生发现。新生儿锁骨骨折既可以是较为严重的横断性骨折；也可以是很轻微的青枝骨折（就像植物的青嫩枝条，常常会见到折而不断的情况），发生这种情况的时候妈妈不用担心，骨折不会影响宝宝的发育或引起后遗症等。

新生儿产时锁骨骨折的表现

大部分患儿没有明显的异常症状，小部分新生儿表现为患侧上臂活动减少或进行被动活动时因为疼痛而出现明显的哭闹。

大约需要几天的时间，患侧锁骨区的软组织肿胀增厚会逐渐消退，之后锁骨骨折处就会摸到一个硬硬的包块。

什么情况下去医院就诊

如果发现有以下情况一定要去医院就诊：

1. 宝宝总是表现为一侧上臂活动减少或进行被动活动时（例如穿上衣的时候）总是哭闹。

2. 宝宝的一只胳膊总是抬不高或者显得没有力气。

3. 一侧锁骨区或者肩部有明确的触痛，例如在给宝宝换衣服或洗澡时，每次触摸到肩部，宝宝都会异常哭闹。

4. 细心的妈妈可能会发现宝宝有一侧锁骨区比较肿胀或者摸到了包块。

家长需要做的护理工作

家长及其他看护人应该注意以下几点：

1. 尽量减少骨折那一侧肢体的移动。

2. 避免患侧上肢的过度外展、前屈、后伸及上举等各种动作，帮助宝宝脱衣服时要先脱健侧肢体，再脱骨折的那一侧；穿衣服时则相反，先穿骨折的那侧再穿未发生骨折的那一侧，动作一定要轻柔。

3. 可以进行日常的洗澡和抚触（避开患侧锁骨区），不要刻意牵拉患侧胳膊。

单纯锁骨骨折预后，不需要特殊治疗，不会留下任何功能障碍等后遗症。但是合并臂丛神经损伤的时候可能需要相应的康复治疗。

新生儿坏死性小肠结肠炎

新生儿坏死性小肠结肠炎是新生儿消化系统极为严重的感染性疾病，病因比较复杂，病原体多种多样。这种急性坏死性肠道疾病的主要表现是腹胀、呕吐及便血。特别严重的患儿会发生休克和多系统器官功能衰竭，病死率高达50%。

案例：一个刚出生10天的早产宝宝，胎龄33周，出生体重2100克，在医院住了5天暖箱，每顿刚刚能吃10ml奶的时候出院了。宝宝刚回家时一顿就能吃30ml奶，家里人还挺高兴，但是从生后第8天开始宝宝突然不爱吃奶了，吐奶也比之前增多，肚子越来越胀并且发硬。家里老人认为孩子吃完奶肚子就是鼓鼓囊囊的，后发现大便中带血才到医院就诊，住院以后拍了X光片显示已经快肠穿孔了！这到底是怎么回事啊？

常见病因分析

宝宝是早产儿，身体的各个器官发育稚嫩，功能也不完善，各项指标还没有完全正常，回家后一下子就把每顿的吃奶量从10ml增加到30ml了，速度太快。更重要的是，在宝宝刚出现食欲差、呕吐增多和肚子胀的时候没有及时去医院就诊，等到出现血便，精神不好的时候才去医院就诊，考虑为新生儿坏死性小肠结肠炎，入院后经X线明确诊断，需要紧急进行手术治疗。

新生儿坏死性小肠结肠炎的表现

典型的症状为腹胀、呕吐、腹泻或便血三联征。

1.腹胀和肠鸣音减弱。在新生儿坏死性小肠结肠炎的病程中，腹胀一般最早开始出现并且一直持续存在，刚开始可能仅仅是胃潴留（也就是胃中的奶液不消化），慢慢会发展为腹胀如鼓，肠鸣音减弱甚至消失，所以对有高危因素（例如早产宝宝）的患儿要密切观察腹胀和肠鸣音次数的变化。

2.呕吐。在腹胀之后患儿很快就会出现较为严重的呕吐，常常表现为喷射性呕吐而不是常见的新生儿溢奶，呕吐物刚开始时是母乳或者奶粉，疾病后期

呕吐物中可能出现血性液体（咖啡色）或带胆汁的液体（绿色）。有些吃奶量还比较少的患儿虽然只有腹胀而不会出现呕吐，但通过胃管可以从胃内抽出夹杂着咖啡色或胆汁样液体的奶。

3.腹泻和血便。跟腹胀和呕吐相比，腹泻和便血出现得相对较晚，大多数患儿刚开始时表现为大便变稀甚至大便像水一样，同时大便次数增多，1～2天后出现大便带血，有的直接就是鲜血，还有的是果酱样或黑色柏油样的大便，也有小部分患儿在疾病早期就出现了血便。还有一些患儿不会出现腹泻和肉眼血便，仅仅大便化验为潜血阳性但是肉眼看不出来。

4.全身症状。新生儿坏死性小肠结肠炎发生时，患儿的体温可能升高，但是也可能是正常体温或体温不升（体温持续低于36℃）。在疾病的后期患儿常常出现精神反应变差、嗜睡不易唤醒、吃奶吸吮无力甚至拒绝吃奶，病情严重的孩子还会出现休克症状，如面色苍白或青灰、四肢冰冷、血压降低、反复呼吸暂停、心率减慢等。以上症状在早产儿中更容易发生。

什么情况下去医院就诊

宝宝出现上述1～4中的任何一类症状，都需要紧急去医院就诊。

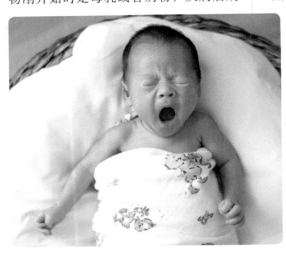

家长需要做的护理工作

由于新生儿坏死性小肠结肠炎是一种非常严重的感染性疾病，一旦怀疑或者确诊，必须住院治疗。治疗方案以禁食1星期以上、使用抗生素、输营养液为主。如果病情严重，例如已经发生了肠穿孔、腹膜炎症状体征明显，腹壁明显红肿或经内科治疗无效者，需要进行手术治疗，目的是切除坏死的肠管。

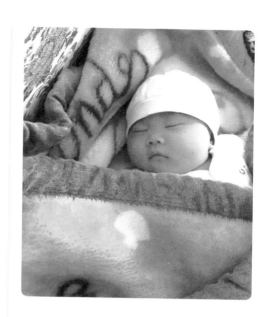

病愈出院回家后，需要注意以下几点：

1.合理喂养：无论是否早产儿都是首选母乳喂养，因为母乳中含有多种免疫保护因子，蛋白质是优质的乳清蛋白，分子量小容易消化，对新生儿发育还不成熟的胃肠道尤其是疾病恢复期，能够增加身体的免疫防御功能，并且可以减轻胃肠道的负担。

2.严密观察孩子的精神、吃奶状态和腹部情况，每天检查有没有腹胀现象，尤其是吃奶之前是否存在腹胀，还需要观察孩子大便的次数、性质和颜色。一旦出现异常，需要及时复诊。

3.隔离。在疾病恢复期间，孩子的身体免疫防御功能较低，应该注意隔离，避免亲友探望，以免再患上其他疾病。如果家中有其他孩子，也要注意少接触疾病恢复期的新生儿。

4.妈妈饮食。因为要求尽量继续母乳喂养，为了提高母乳的质量，妈妈需要保持合理均衡的营养，饮食种类多样，优质蛋白质充足，多吃含钙和铁丰富的食物，摄入足够新鲜蔬菜水果。注意烹调方法，多汤水。避免可能过敏的食物。

5.对于手术后有肠造瘘的患儿，出院时家长一定要向医护人员学会对于造瘘口的护理，注意预防感染。给宝宝穿上宽松、柔软、舒适的棉质内衣裤，避免衣裤过紧导致压迫和摩擦造瘘口，衣裤被尿湿或者被漏液污染一定要及时更换。避免用力触摸腹部，不要让患儿俯卧，防止碰压腹部伤口，宝宝睡觉和喂奶的时候可以采取侧卧位或半卧位。建议使用纸尿裤而不是布尿布。

6.出院带药一定要按照医嘱给宝宝服用，并根据医嘱定期带宝宝复诊。

新生宝宝哺乳与排泄参考表

宝宝月龄	第一周							第二周	第三周	第四周
	1天	2天	3天	4天	5天	6天	7天			
平均每天喂养次数	至少一天8次，每1~3小时一次，宝宝吮吸有力									
宝宝胃的大小	5ml~7ml	10ml~13ml	22ml~27ml	36ml~46ml	43ml~57ml					
	弹珠大小	龙眼大小		荔枝大小		乒乓球大小		鸡蛋大小		桃子大小
平均每天排尿次数	至少1次	至少2次	至少3次	至少4次				至少6次，而且尿液呈清或呈淡黄色		
平均每天排便次数	至少1次，墨绿色胎便	至少1~2次，墨绿色胎便	逐渐过渡为黄色母乳便					黄色软便，每次量多时每天3~4次，每次量少时每天可达10余次		
黄疸	开始出现黄疸（较轻/中/较重）			日渐进入黄疸高峰（较轻/中/较重）				逐渐消退（较轻/中/较重）		
脐部护理	每天2次，如有苹湿补消毒一次							大部分宝宝开始脱落	脐带脱落后，护理到脐窝没有分泌物为止	基本完全褪去

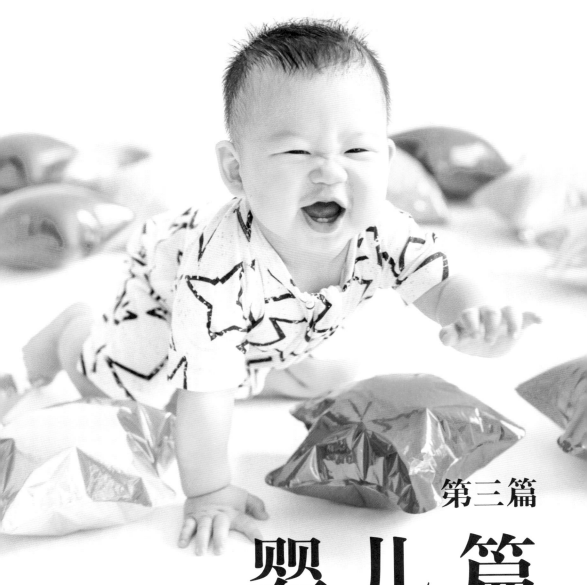

第三篇

婴儿篇
（2~12个月）

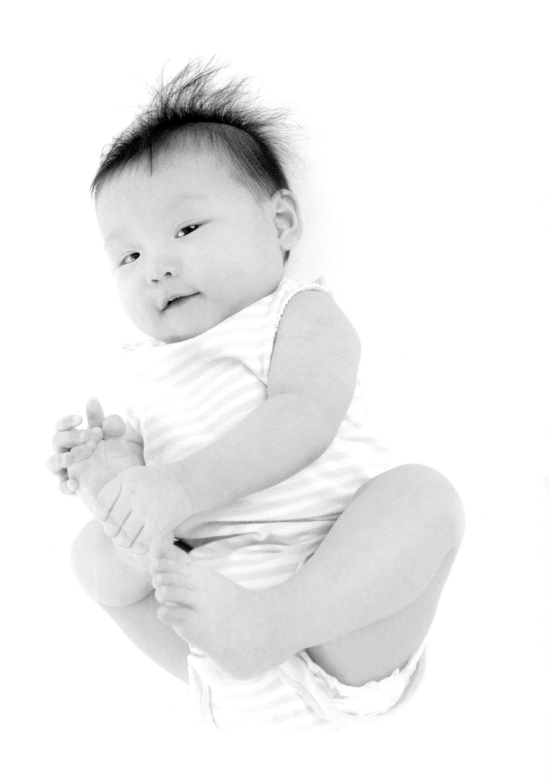

第2个月

第2个月婴儿的喂养与护理

第2个月宝宝体重多少

宝宝的体重增加是衡量奶量喂养是否充足的一个标准。在头几周，如果喂养合适，宝宝的体重平均每周都要增加115g～200g，但近几年的城市调查显示，正常足月婴儿出生后第1个月体重增加可达1kg～1.7kg，也可参考这个计算公式：1～6个月时体重（kg）=出生体重（或3kg）+月龄×0.7（kg）。以上给出的数值仅供参考，具体增长情况还要根据宝宝的出生体重等情况综合评估，但如果宝宝体重增长不理想，应该找找原因，是喂养不当、奶量不足，还是宝宝生病了等。

什么是第二次快速生长期

生长加速期通常发生在出生后2～3周、6周以及3个月时，宝宝会表现得"总要吃奶"。这是因为生长加速对母乳的需求增大，吃奶会更频繁。6周左右宝宝很可能要经历第二次快速生长期。在此期间，妈妈应减少对其他事情的投入，频繁地喂奶，连着一两天，身体会制造更多乳汁，而宝宝吃奶次数也会相应减少。这段时间妈妈很容易疲惫，所以家务活儿应暂时搁下。宝宝频繁吃奶，使得妈妈体内泌乳素分泌增多，而泌乳素除了可以增加乳汁分泌，还能让妈妈充分放松。

第2个月母乳喂养注意点

在这段时间，不要轻易动摇母乳喂养的信心，母乳是越吃越多的，坚持让宝宝吸吮乳房，乳头受到的刺激越多，越能刺激更多的乳汁分泌。宝宝的吸吮力越来越强了，母乳喂养逐渐趋于规律。喂养间隔的时间会逐渐拉长，24小时内至

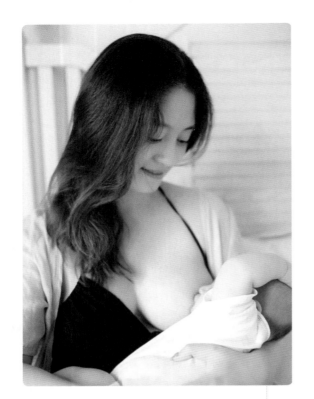

哺乳的前提，以下几种情况一般来讲都表示宝宝饿了：老咂巴嘴唇、流口水或做吸吮的动作；吃被子或者吃手；家长用手指轻轻碰宝宝嘴角，宝宝马上向手指方向扭头并且张嘴……当宝宝出现这些表现时可进行喂奶。一般不要依据时间决定是否喂奶，但也应注意最好在宝宝啼哭之前开始哺乳，因为啼哭是饥饿的最后表现。

如何人工喂养

存在母乳不足或母乳喂养禁忌的情况下，需要给宝宝添加婴儿配方奶粉。婴儿配方奶模仿母乳中所含营养成分，是以牛奶或羊奶为原料进行加工的。建议不要频繁更换品牌，因为婴儿的肠胃并没有发育完善，频繁更换奶粉需要宝宝的消化系统不断适应，会增加肠胃负担。

1.出生4个月内的小婴儿24小时内进食量的简单计算方法：摄入的配方奶粉量（ml）=[婴儿体重（kg）×100]×（1.5～1.8）。每个宝宝都有个体差异，家长应通过观察判断适合自家宝宝的喝奶量、喂奶间隔时间和规律，但是每日总奶量要控制在900ml内。

2.冲泡奶粉的方法：

（1）冲泡奶粉前，应当洗净并擦干双手，取用消过毒的奶瓶和奶嘴。

少应有5～6次哺乳。随着宝宝吸吮力的增加，每次哺乳的时间也会有所缩短。

这个月龄的宝宝开始对外界的各种事物感兴趣了，为了避免受到打扰、宝宝拽伤乳头，哺乳时需选择安静、不易被打扰的地方。

如何按需母乳喂养

不良的喂养方式会损害宝宝的健康，按需哺乳是最适合宝宝的，能同时满足宝宝和妈妈双方的需求。随着胃容量的增大，有些宝宝两次喂奶的间隔会明显加长。

学会识别宝宝是否饥饿是进行按需

新生儿婴儿护理养育指南

（2）注意奶粉冲泡的浓度。按奶粉说明书配制，不能随意增减水量。配制的奶液浓度过高，会增加宝宝消化系统和泌尿系统的负担；而冲调过稀则会导致营养不足，影响宝宝的生长发育。

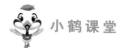小鹤课堂

取奶粉要用每个品牌奶粉专配的小勺；先测量水量，再把奶粉加入水中。

（3）注意冲泡奶粉的水温，建议水温不低于70℃沸腾过的水（根据世界卫生组织发布的《安全制备、贮存和操作婴儿配方奶粉指导原则》）。婴儿配方奶粉不是无菌的，有一种阪崎肠杆菌会导致严重疾病，对于早产儿、低出生体重儿（出生时低于2.5千克）和免疫力低下的新生儿，建议家长优先考虑阪崎肠杆菌感染的风险。婴儿奶粉不能用沸水冲泡，更无须在火上加热至沸腾，过高的温度会使奶粉中的营养成分被破坏。目前很多奶粉添加了益生菌，易被高温破坏，所以家长要参考奶粉说明上标示的水温。

3.奶液的存放。随用随配。室温下较长时间放置容易滋生细菌，配制好的奶液应快速降温至37℃左右后喂给宝宝（通常的做法是将奶液滴在手臂内侧感觉是温热的，而不是烫的）。给奶液降温的方法有：

方法1：配制好的奶液放在奶瓶中，用流动的冷水冲瓶身，注意保护奶嘴部分，避免冷水进入奶瓶。

方法2：配制好的奶液放在奶瓶中，用冷水浸泡奶瓶，注意冷却用的水不要流入奶瓶（或奶杯）中。

特殊情况下，需要保存时，必须使用密封的容器，建议如下：

（1）用70℃以上的水配制的奶液，快速冷却后放入5℃以下的冰箱中保存，最长能保存24小时；室温下最长保存2小时。

（2）经过冷藏的奶液，一旦加热，最长可保存2小时。

（3）冰箱中的奶液需转运时，转运时间小于30分钟途中无须冷藏，之后尽快放入另一个冰箱内；时间大于30分钟时，需要准备冰块和冰包进行转运。

（4）一些特殊的奶粉或特殊情况下没有70℃以上的温水时，配制后的奶液应立即哺喂，未用完的2小时后应倒掉，不能进行保存。

4.奶具的选择。应根据宝宝的食量选择容量大小适合的奶具，准备2～3个，以备清洗、消毒时交替使用。这个时期的宝宝选择耐刷洗、耐高温的玻璃奶瓶比较合适，奶嘴的孔径大小以倒置奶瓶，奶液能一滴一滴滴下为宜。

婴儿的混合喂养

混合喂养是纯母乳喂养不足时的一

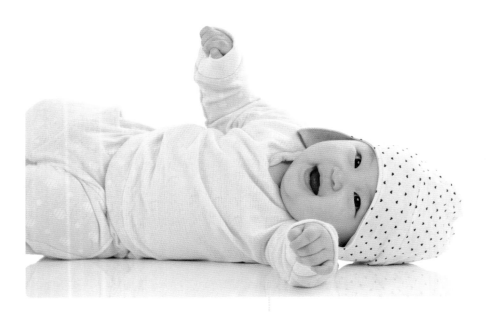

种补充手段。混合喂养一般来讲有两种方法：补喂、代喂。

补喂就是每次给宝宝喂奶的时候先选择给宝宝进行母乳喂养，当宝宝将母乳吃完后，如果没有吃饱，仍有想要吃奶的欲望，那么妈妈就可以用配方奶给宝宝进行补充。

代喂法是其中一天内一次或几次的喂养直接用配方奶来代替母乳喂养宝宝，其他时间选择母乳喂养。

具体选择何种混合喂养方式，建议妈妈根据宝宝的作息时间、母乳量、妈妈的时间选择适宜的喂养方式。补喂法对刺激母乳分泌效果更好，但妈妈很难估计每次给宝宝补喂的奶量，很难确定适宜的喂养量，需要妈妈仔细观察。代喂法对于需要外出工作的妈妈可能更适宜。

注意喂养过量

奶瓶喂养的宝宝吸吮时更容易吃到奶，但不容易控制流速和吞咽，当宝宝口欲获得满足时，其实已经处于过量喂养的状态。宝宝进食量过多，除了会造成肥胖等后遗症，最直接的不良后果就是消化不良，主要表现为体重下降或增长缓慢，呕吐，排便带泡沫、呈绿色或水样，甚至腹痛、腹胀。

如何选择奶嘴

购买奶嘴时，注意选用正规生产厂家生产的奶嘴。目前市面上的奶嘴材质有硅胶、橡胶两种。硅胶更耐热、耐煮，无色无味，但老化后会变硬或碎裂。橡胶奶嘴韧性好，抗拉，但有味道，不耐高温，老化后会变黏。奶嘴孔型的种类也有很多，有圆孔、十字孔、一字孔等。不同孔形的奶嘴，作用也不同，所以为了宝宝的健康，建议根据宝宝月龄来进行选购。

不同孔形与奶汁流量有关。

圆孔奶嘴（小圆孔是慢流量的，中圆孔是中流量的，大圆孔是大流量的）应用最广。根据奶嘴圆孔的尺寸大小，可分为小号（0M+）、中号（3M+）和大号（6M+）。

0M+：适合于尚不能控制奶量的新生儿用。

3M+：适合于3个月及3~6个月宝宝使用。用此奶嘴吸奶与吸妈妈乳房所吸出的奶量及所做的吸吮运动的次数非常接近。

6M+：适合于6个月及以上的宝宝。另外，如果以上两个阶段的宝宝用相应的奶嘴喂奶时间太长，且奶量不足、体重轻的宝宝，也应换用这种孔形的奶嘴。

十字形孔奶嘴（流量是最大的）适合3个月以上的宝宝使用，主要用于配方奶等粗颗粒饮品。

一字形孔奶嘴适合6个月及以上的宝宝使用，主要用于配方奶之外的其他粗颗粒饮品，如果汁、米糊、麦片等。

奶嘴最好选择那种形状近似母亲乳头的，中间弧度与乳房相似，构造、质感与妈妈乳房相似，从而避免乳头错觉，减少对母乳喂养的干扰。

关于安抚奶嘴

宝宝2个月左右的时候，开始喜欢吃手了，频繁地吃手会造成牙龈和手指变形，而吸安抚奶嘴比频繁吃手对宝宝的不良影响要小很多。偶尔吃手的宝宝不需要使用安抚奶嘴。有的宝宝只是在睡前喜欢吃手，可以使用安抚奶嘴替代。睡眠时正确使用安抚奶嘴可帮助宝宝睡眠。但安抚奶嘴是满足宝宝不吃奶时的需求，并不能代替吃奶或将吃奶延后。此外睡觉前给婴儿一个安抚奶嘴，有调查说可以降低婴儿猝死发生的风险，但奶嘴一定要认真挑选，确保在质地、大小等方面是安全的并适合婴儿的。但也

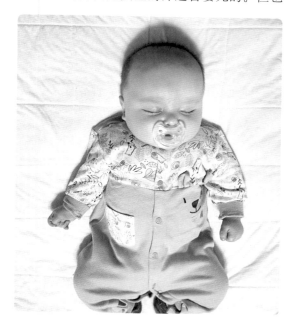

103

第三篇　婴儿篇

有研究表明，安抚奶嘴长期使用对牙齿和面型不利。此外，婴儿出生头六周内长期使用安抚奶嘴有可能导致妈妈提前断奶，对母乳喂养造成干扰。

具体是否选用安抚奶嘴，妈妈可根据宝宝的情况，权衡利弊再做选择。千万不要通过绳子将安抚奶嘴系在宝宝脖子上的办法解决奶嘴丢失的问题，这样很可能会勒到宝宝，造成窒息的危险。

如何预防婴儿猝死综合征

婴儿猝死综合征是指一岁以下婴儿突然死亡，且经过完整病理解剖、回顾死亡过程并检视临床病史等详细调查后却找不到死因。发病率在0.06‰～3‰。美国每年约有1800名婴儿死于SIDS（婴儿猝死综合征）。几乎所有猝死发生在婴儿睡眠中，但在一个月以下新生儿中并不常见，其发生率在2～3个月大时达到高峰。婴儿猝死综合征可能与俯卧睡眠、被动吸烟、空气污染、孕期不当用药、各种感染等因素密切相关。

婴儿猝死综合征的预防：

1.尽量让婴儿仰卧睡眠。平时可以在大人监护下，在宝宝清醒时每日让宝宝练习俯卧抬头，时间以宝宝能耐受为宜，一般每次不超过30分钟。

2.选用硬质婴儿床垫，褥子不要过厚过软（以不超过2cm为宜），婴儿床不可存放任何松软物件（如枕头、玩具等）。

3.建议宝宝与父母同室睡眠，不建议宝宝与父母分房睡。一般建议有条件的家庭可以准备一个宝宝专用的小床，放在父母床旁。

选择同宝宝睡一张床的情况下：
（1）强烈不建议宝宝和大人睡同一个被子。（2）婴儿不可睡在父母中间。（3）婴儿不可以与很劳累的成人同床。（4）婴儿不可以与正在使用某些药物（例如某些抗忧郁药、止痛药等）或有药瘾、酒瘾之成人同床。（5）婴儿不能与其他儿童或婴儿同床。（6）不要在抱着婴儿的情况下坐在沙发或躺椅上，因为照护者如果打盹，宝宝会有危险。

4.婴儿不应佩戴任何饰品，婴儿床上也不应悬挂任何玩具、奶嘴、装饰等。

5.避免成人抱婴儿时睡着。产后母婴初期皮肤接触，应有清醒的成人在场陪伴；母亲亲喂母乳或成人抱小孩时，应尽量保持清醒，而且最好有其他意识清醒的成人在场，尤其在产后初期母亲容易疲累时；成人若自觉疲累，尽量避免独自抱小孩。

6.避免环境过热，包括穿着太多衣物与过度包裹婴儿。无空调设备时，宜注意通风。

几天不解大便，怎么办

这个月份的母乳喂养的宝宝，个别可能会出现1周才大便一次的情况，这是由于母乳在消化系统里留下的残渣很少，所以排便次数少并不一定代表便秘，只要大便是软的，体重平稳增长，就没问题，家长不必过分担心。

吃配方奶的宝宝，每天应该至少排便1次，如果达不到每天1次，且排出的大便坚硬，或者排便时很费力，就有可能发生了便秘，应及时就诊。

妈妈也需要注意宝宝的水分补充；也可在宝宝清醒期间、两次奶间，轻轻以脐为中心顺时针方向按摩宝宝腹部，但注意要有一点儿力度，每天2次，每次15～20分钟，对缓解宝宝便秘会有些作用。

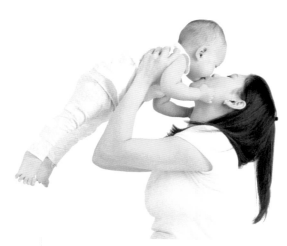

腹泻的护理

腹泻的警示信号是排便次数突然增加，有时甚至呈稀水样便。腹泻对宝宝最大的威胁是脱水，如果宝宝尿量明显减少或4～6小时内没有尿量，或腹泻伴随发烧等情况，都应立即就医。

对于腹泻的宝宝，不要轻易给宝宝断食。如果一直是母乳喂养，可以继续喂母乳，因为母乳能提高宝宝的免疫力，帮助宝宝早日恢复。母乳喂养的婴儿腹泻可能与妈妈食谱改变有关，母乳喂养的妈妈需要关注自己的饮食，如忌凉、辛辣刺激等食物。

频繁腹泻容易使宝宝出现"红屁股"，每次大便以后要用温水洗净臀部，并涂上护臀霜或氧化锌。尿布要及时更换，避免沾有大小便的尿布摩擦皮肤，出现皮肤问题。

避免过度摇晃和上抛宝宝

有的家长为哄宝宝入睡，将宝宝仰卧在双腿上颠颤，或者放在摇篮里用力地摇晃，久而久之宝宝会形成依赖，喜欢让家长摇晃自己，从而形成不好的习惯。

此外，上抛宝宝容易发生意外，比如宝宝落下来的时候一旦接不住，再比如上抛的时候一旦碰到高处较坚硬的物品，甚至会让宝宝撞到天花板。

这些做法都是非常不提倡的，因为宝宝的头部较重，颈部肌肉柔弱，抛、摇的震动对宝宝的身体和智力发育都不利，甚至可能会导致宝宝发生摇晃综合征，引起宝宝脑出血，导致脑瘫等。

所以，家长们一定要克制自己的行

为，避免抛、摇宝宝，当宝宝不适应时要积极用其他的方法和他玩儿，比如说话、玩游戏、讲故事等。

喂奶时穿什么衣服

哺乳时为确保宝宝正确含接乳头，妈妈和宝宝都不应穿得过厚，在室温22℃~24℃时，妈妈穿一件哺乳衣即可。宝宝衣服与妈妈相当即可，即使在冬季，也不要让宝宝穿着棉衣进行哺乳。哺乳衣以面料柔软、亲肤、舒适、吸汗、方便且不易暴露为宜。哺乳衣的开口以充分暴露乳晕为宜，便于宝宝含接。

哺乳期妈妈常见问题

乳汁分泌供大于求

乳汁太多时，避免频繁排空乳房，如感觉胀痛，可挤出少许乳汁，缓解

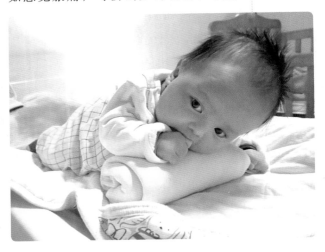

奶胀，感觉不胀痛即可，因为胀满的乳房会保护性地分泌泌乳反馈抑制物（FIL），这是一种乳汁抑制因子，可以减少乳汁的产量。

乳汁分泌不足

不设限哺乳，勤吸吮，保证正确的哺乳姿势和宝宝含接方式。哺乳频率也很重要，每天8~12次，坚持夜间哺乳，两次喂奶之间可以用吸奶器追奶，不要轻易使用配方奶或安抚奶嘴。还可以增加对乳头的刺激，如哺乳后吸乳或两次哺乳间吸乳一次，双边吸乳效果更好。在哺乳后或哺乳后1小时，两侧各10~15分钟，每天2~3次，刺激喷乳反射。

哺乳期妈妈的营养

哺乳期妈妈既要哺乳宝宝，保持足够的乳汁分泌，还要逐步代偿妊娠和分娩时的营养素消耗并促进各器官、系统功能的恢复，因此哺乳期妈妈需要更多的营养。《中国居民膳食指南》中推荐哺乳期女性主要的进食原则：饮食多样化但不过量，重视整个哺乳期营养；增加富含优质蛋白质及维生素A的动物性食物和海产品，选用碘盐；坚持哺乳，适度运动，逐步恢复适宜体重；忌烟

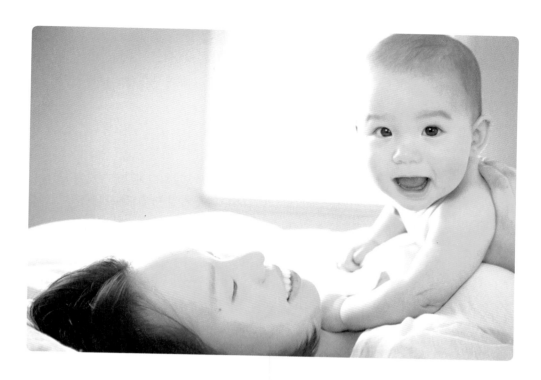

酒，避免浓茶和咖啡。

饮食多样化但不过量，重视整个哺乳期营养

我们每日吃的食物可以分成6大类：谷薯类（也就是大家通常所说的主食类）、鱼肉蛋类、乳类、水果类、蔬菜类和油脂类。所谓的营养均衡和饮食多样化，是指不能偏食，每类食物每天都要吃到，同种食物间可以多样化替换，如面食和米饭可以替换食用，鱼和肉可以替换食用。具体用量如下：

主食类。每日250g～300g，薯类75g左右，全谷物和杂豆类不少于1/3。全谷物是指未经精细化加工或虽经碾磨、粉碎、压片等加工处理后仍保留了完整谷粒所具备的谷皮、糊粉层、胚乳、谷胚及天然营养成分的谷物。通常食用的全谷物有小米、燕麦片、玉米等。杂豆类指除去大豆以外的其他豆类，包括红豆、绿豆、豌豆、蚕豆等。

鱼肉蛋类。乳母应该每天比孕前增加80g～100g的鱼、禽、蛋或瘦肉，条件限制可用大豆及其制品代替。

乳类。哺乳妈妈每日牛奶量应比孕前增加200ml，至每日400ml～500ml新鲜牛奶。

蔬菜类。每日蔬菜量达1斤以上，其中绿色及红黄色有色蔬菜2/3以上。

水果类。每日水果200g～400g两，水果含糖过多，不建议哺乳妈妈吃过多水果。

油脂类。每日食用油25ml左右，可以适当吃坚果，但量不宜过多。

增加富含优质蛋白质及维生素A的动物性食物和海产品，选用碘盐

乳母的维生素A推荐量比一般成年女性增加，而动物内脏富含维生素A，建议乳母每天一个蛋黄；每周可以吃1～2次动物肝脏，总量达每周猪肝85g左右或者鸡肝40g左右；并适当增加海带、紫菜、鱼、贝类等富含碘或DHA的海产品。

如何选择下奶食物

民间传统的下奶食物，如鲫鱼汤、大豆炖猪脚、醪糟蛋花汤、小米粥等可能对泌乳有效。但是喝汤的同时要吃肉，而且不宜喝多油的浓汤。过多的浓汤一方面有增加乳腺管堵塞的风险，同时也有可能导致母乳中的油脂增加，从而导致宝宝吸收困难，增加腹泻的风险；另一方面容易导致乳母体重增长过快。也可以根据传统习惯，煲汤时适当增加红枣、猪肝等补血的材料，但不宜过多。

忌烟酒，避免浓茶和咖啡

乳母吸烟和饮酒会影响乳汁分泌，且烟中的尼古丁和酒精也可通过乳汁进入宝宝体内，影响宝宝睡眠及精神运动发育。此外，茶和咖啡因可能造成宝宝过度兴奋。所以，乳母应忌烟酒，避免浓茶和咖啡。

哺乳期妈妈是否需要补钙

乳母膳食钙摄入量比一般女性每天要增加200mg，总量达到每日1000mg。食物中牛奶是最好的钙的来源。乳母每日应该增加牛奶至400ml～500ml。若每天饮奶量达到500ml，则可获得约540mg钙，加上深绿色蔬菜、豆制品、虾、鱼等含钙丰富的食物，摄入1000mg钙并不困难。为了提高钙的吸收，乳母还应该增加室外活动或者补充维生素D。但对于部分产前不爱喝奶或者素食者，可在专业人员指导下适当补钙。

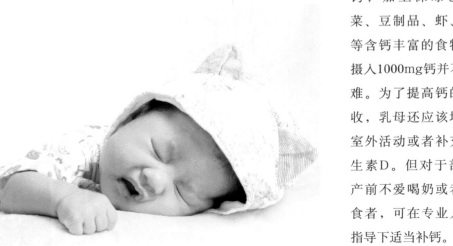

1000mg钙的食物组合举例

组合一		组合二	
食物及数量	钙含量(mg)	食物及数量	钙含量(mg)
牛奶500ml	540	牛奶300ml	324
豆腐100g	127	豆腐干60g	185
虾皮 5g	50	芝麻酱10g	117
蛋类50g	30	蛋类50g	30
绿叶菜 200g	180	绿叶菜 300g	270
鱼类 100g	79	鱼类 100g	79
合计	1005	合计	1005

什么是乳头白点？如何处理

什么是乳头白点

乳头白点又称为乳头水疱，由于浓稠的母乳致乳头开口阻塞以致乳汁不能流出导致。一般只有针尖大小，或者稍微大一点点。乳头白点不一定是白色的，也有些偏粉色或淡黄色。白点旁边的皮肤有可能会发红或者发炎。乳头白点可能会引起乳头疼痛，尤其是哺乳时。

引起乳头白点的常见原因有乳汁过多、乳房某处压力过大、各种乳腺管阻塞、乳头真菌感染、乳头损伤、不正确的衔乳姿势等。

如何解决乳头白点

当宝宝吸吮有乳头白点的一侧乳房，这层白膜会破裂或者会有黏稠的母乳移动，从而被堵住的乳汁会被释放出来，白点的问题就随之解决。

当宝宝吸吮还不能解决问题时，妈妈可以选择以下方法，然后立即亲喂让宝宝帮助吸通：

1. 哺乳前将患侧乳头浸在温水里浸一会儿，或温水浴，或温湿敷，之后按摩乳头、乳晕部分帮助松动阻塞的部位，然后用湿的小毛巾轻擦乳头。

2. 哺乳前用橄榄油或食用醋轻轻按摩乳头。

3. 也有建议将浸满橄榄油的棉球放在文胸里帮助软化乳头皮肤，哺乳前再移开棉球，让宝宝吸乳。有泌乳反射时，用手指或手掌以妈妈自己能承受的力度把硬块部分向乳头方向轻轻推揉，将表皮已软化的白点吸破移除。

如果以上方法全部无效，需要尽早就医，可能需要用无菌针将白点刺破挑开。

乳头白点反复出现怎么办

1. 调整饮食，减少饱和脂肪的摄入，如动物脂肪。

2. 每天服用3～4次1200mg的卵磷脂胶囊，有助于分解脂肪颗粒，防止聚集成团，服用几周。消失后，可能需要继续服用，以防止复发。

3. 每天洗澡时用小毛巾轻擦乳头。

4. 照顾好自己，保证足够的休息。

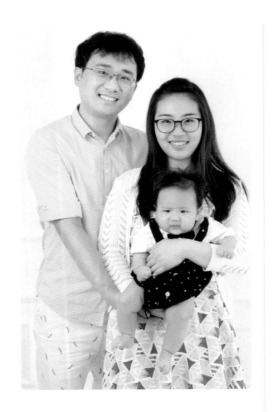

这个时期妈妈应注意避孕问题

世界卫生组织建议，为了减少母体、围产期胎儿和新生儿的不良结局，应至少在产后2年以后再次妊娠。所以，在产后2年之内应采取有效避孕措施。

哺乳期怀孕属高危妊娠。一般来讲，哺乳期怀孕主要原因有两个：不避孕和不会避孕。产后不避孕的危害很多，最严重的是可能导致子宫破裂，其风险大大高于正常孕妇。

母乳喂养确实是一种很有效的天然避孕措施，但是必须同时具备三大条件：1.产后半年之内（剖宫产和顺产一样）；2.接近完全的母乳喂养；3.完全闭经（也就是一点儿月经都不来）。完全具备以上条件时，能使哺乳期怀孕的概率降到2%以下。

以下为各种避孕方式的优劣对比：

如何预防乳头白点

预防乳头白点的有效办法是找出所有潜在原因，对症下药，如检查宝宝衔乳姿势是否正确；采取多样化的喂奶姿势，确保乳房引流通畅；排除引起乳头损伤的原因；喂奶后清洁乳头，移除乳头上的残留母乳，避免阻塞乳腺管开口；不要忽视母乳过多；处理乳头真菌感染的问题；遵医嘱使用抗真菌药物，母婴同时治疗。

避孕方法	优点	缺点	特殊要求
工具	推荐		学会正确使用
复方口服避孕药	代谢快、短效、规律月经、治疗痛经，让卵巢得到休息。	影响乳汁质量；早期使用，会增加血栓概率。	产后6个月内不建议使用；即使不哺乳，产后21天内不建议使用。
宫内节育器	长效、高效、可逆、不影响哺乳。	放置早期可能有少量出血，需定期复查，检查有无脱落、下移等。	产后3个月以上使用，剖宫产6个月后使用。
皮下埋植（孕激素缓慢释放）	长效、高效（99.9%）、可逆。单孕激素少量进入乳汁，不会影响哺乳。	门诊手术	产后6周可以放置，植入24小时后起效。

第2个月婴儿的疫苗与接种

脊灰疫苗可预防何种疾病

脊髓灰质炎俗称小儿麻痹症。它是由脊髓灰质炎病毒感染后引起的一种急性肠道传染病。一旦宝宝患有此病，会出现发热、头痛、肌肉疼痛，有的还会出现不对称的四肢肌肉瘫痪，常以单侧肢体或双侧下肢瘫痪为多见，严重者可留下终身残疾。脊髓灰质炎病毒最易侵袭1岁以下的宝宝，且感染后易留有后遗症。

脊髓灰质炎疫苗可以有效地预防脊髓灰质炎的发生，使宝宝免受脊灰病毒的侵袭。通常宝宝满两个月时即应开始接种首剂脊髓灰质炎疫苗，首剂脊灰疫苗应使用肌注的灭活脊灰疫苗。

目前在我国可预防脊灰的疫苗有几种类型

目前在我国可预防脊髓灰质炎的疫苗有三种：

1. 口服的二价脊髓灰质炎疫苗（简称BOPV），该疫苗属于减毒活疫苗，可预防由Ⅰ或Ⅲ型脊灰病毒感染后所引起的脊髓灰质炎；

2. 肌注的脊髓灰质炎疫苗（简称IPV），该疫苗属于灭活的脊灰疫苗，可预防由Ⅰ、Ⅱ或Ⅲ型脊灰病毒感染后所引起的脊髓灰质炎；

3. 含有IPV的五联疫苗，该疫苗属于灭活疫苗，除了可以预防由Ⅰ、Ⅱ或Ⅲ型脊灰病毒所感染的脊髓灰质炎以外，还可以同时预防百日咳、白喉、破伤风以及由B型流感嗜血杆菌引起的一系列呼吸道感染性疾病。

HIB疫苗可预防哪一种疾病

HIB是B型流感嗜血杆菌疫苗的简称。它是用于预防由B型流感嗜血杆菌感染后引起的一系列疾病，如咽炎、会厌炎、喉炎、气管炎、支气管炎、肺炎、脑膜炎、蜂窝组织炎和败血症等。感染B型流感嗜血杆菌的严重性在于其脑膜炎的发生率可占2/3，其中有3%～5%的死亡率，而且有15%～35%的病例会留有不

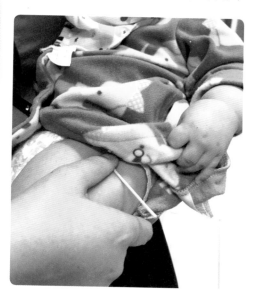

同程度神经系统的后遗症，即使是抗生素的治疗也很难避免后遗症的发生，因而如果家庭经济状况允许，为宝宝接种B型流感嗜血杆菌疫苗还是十分必要的。

由于B型流感嗜血杆菌主要侵袭5岁以下的宝宝，所以B型流感嗜血杆菌疫苗适宜的接种年龄为5岁以下儿童。2月龄可以开始接种。

宝宝需要接种肺炎疫苗吗

肺炎是宝宝最易患的疾病之一。引起肺炎的病原体有很多种，如细菌、病毒、支原体、衣原体以及霉菌等。其中仅以肺炎球菌为例，已知球菌的种类就有84种，其中真正对人类具有严重危害性的有23种。目前，肺炎疫苗有两种类型：13价肺炎疫苗和23价肺炎疫苗，13价、23价肺炎疫苗分别选择了13种、23种球菌制成疫苗。由于2岁以下的宝宝对23价肺炎疫苗产生的免疫应答反应并不十分理想，因此如果想为宝宝接种肺炎疫苗，原则上2岁以下的宝宝需选择13价肺炎疫苗接种，接种的起始月龄为2月龄；而2岁以上的宝宝才可选择23价的肺炎疫苗进行接种。

由于肺炎球菌引起的肺炎一年四季均可发病，冬季最多，所以任何季节均可接种，但以秋季接种为最佳。如果宝宝的机体抵抗力低下，家庭又具备一定的经济实力，就可以选择肺炎疫苗的接种。

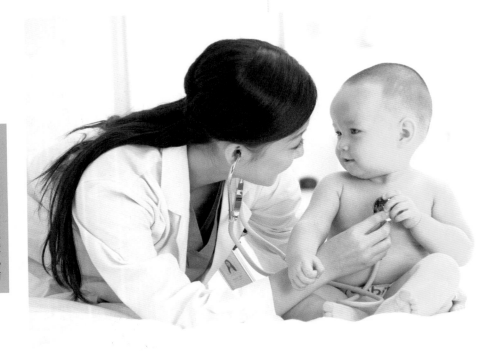

第2个月婴儿的成长与发育

第2个月宝宝的特点

出生2个月的宝宝和新生儿时期相比，对外界的适应能力要强得多。

这一阶段的宝宝开始适应昼夜作息规律，晚上睡眠一觉可延长到4~5小时，白天觉醒时间渐渐地开始有规律。这一阶段是让宝宝养成白天觉醒、夜里睡眠的好时机。可以在白天多带宝宝外出活动，晒晒太阳，夜里则为他创造一个良好的睡眠环境，促进宝宝养成好习惯。

哺乳的规律性也逐渐建立，宝宝与妈妈的关系也开始越来越默契。妈妈可尽量给予宝宝生理上的舒适感和心理上的安全感，经常定时为宝宝唱歌，可以唱一些既简单又好听，宝宝将来很容易学会的歌，可以一边唱一边按节拍轻轻地摇晃。妈妈还可以经常和宝宝逗乐，做鬼脸给宝宝看，让他发出"哈哈"的大笑声。大人自己经常笑出声音，宝宝就会模仿着放声大笑。这些行为会促进宝宝社会情绪的发展。家庭所带给他的自在与信任感，能让他今后的人格得以健康发展。

2个月的宝宝，头部可逐渐抬起，家长可用一些带响的或色彩鲜艳的玩具在前逗引，让他练习自己抬头。抬头动作从抬起45°到90°，逐渐稳定。2个月的宝宝一般能抬到45°，个别宝宝可达90°。2个月时宝宝能看清眼前15cm~30cm内的物体，能注视物体了，视觉集中的现象就越来越明显，喜欢看活动的物体和熟悉的大人的脸。哭泣时如果周围发出响声或抚慰后，宝宝就会停止哭泣。

第2个月宝宝体格发育的指标

第2个月女婴、男婴体格发育指标

性别	年龄	项目								
		身长（单位：cm）			体重（单位：kg）			头围（单位：cm）		
		下限值	中间值	上限值	下限值	中间值	上限值	下限值	中间值	上限值
女婴	2月	53.2	57.4	61.8	4.15	5.21	6.6	35.6	38.0	40.5
男婴	2月	54.3	58.7	63.3	4.47	5.68	7.14	36.4	38.9	41.5

注：本数据采用了卫生部妇幼保健与社区卫生司2009年9月发布的《中国7岁以下儿童生长发育参照标准》。为了方便阅读理解，在这里我们将+2SD（2个标准差）设为上限，−2SD设为下限，在上限和下限之间视为一般状态。

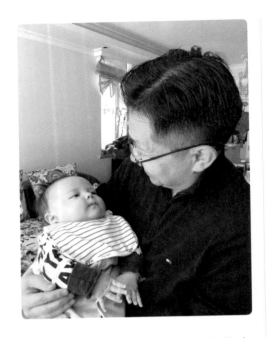

体格发育评价记录表

项 目	结果	评价
身长（cm）		
体重（kg）		
头围（cm）		

具体评价方法：

1.将测查结果填写在"结果"栏内。

2.结果与中间数值基本相符，在"评价"栏中用"＝"表示；结果高于中间数值，用"↑"符号表示；结果低于中间数值，用"↓"符号表示。

3.结果低于下限数值，或者高于上限数值，可以到医院儿童保健科进行咨询。

怎样对第2个月宝宝的体格发育进行评价

对2个月宝宝的身长、体重、头围等项目进行测量，将测量结果填在"体格发育评价记录表"中，并与上表中相应指标数值进行比较，根据比较结果对宝宝体格发育水平给予评价。

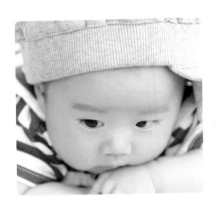

第2个月宝宝的智力发展特点

领域 月龄	大运动	精细动作	语言	认知	社会性
第2个月	2个月的宝宝仰卧位时头可以自由转动，俯卧时抬头可达到45°左右。竖直抱时，头部可以挺立几秒钟甚至1分钟。	2个月的宝宝，手经常握拳，有时张开，这是以后抓握物体的基础。此时宝宝的两手偶尔能握在一起。	2个月的宝宝听到声音时，能转头寻找声源。这时期大人要经常与宝宝说话，宝宝会有表情反应。	2个月的宝宝能够注视红球，并随着红球的移动转移视线。宝宝可以缓慢注视手中的物品，并跟随物品上下移动视线。	此时期是宝宝养成良好的生活规律的初始阶段，大人要用心关注宝宝的睡眠、饮食、大小便习惯。

怎样对第2个月宝宝的智力发展进行评价

评价的具体观察内容和操作方法如下表：

项目 \ 领域		大运动	精细动作	社会性	认知	语言
项目1	观察内容	头竖直几秒钟	留握拨浪鼓手柄	认母亲	视线跟随红绒球左右移动	用哭表达需要
项目1	操作方法	将宝宝扶坐或竖抱时，宝宝头部能自己竖直几秒。	将拨浪鼓柄塞在宝宝手中，宝宝可以留握拨浪鼓手柄。	宝宝看到妈妈时有明确反应。	宝宝仰卧，红绒球离宝宝脸15cm～20cm中间处，然后慢慢左右移动，宝宝双眼跟着绒球抵达中心。	当宝宝哭泣时，妈妈应及时观察宝宝需求，问题得到解决，即停止哭泣。
项目2	观察内容	双脚有活力	用眼睛找声源	笑	视线跟随红绒球上下移动	表情
项目2	操作方法	扶宝宝站立（桌子或床），宝宝双脚有蹬踏力。	宝宝仰卧，在头部30cm处捏响玩具，观察宝宝是否会用眼睛寻找声源。	当看到妈妈或熟悉的亲人时会有笑意。	宝宝仰卧，红绒球离宝宝脸15cm～20cm，从宝宝头上部到胸上部慢慢移动，宝宝双眼能跟随绒球上下移动。	能注视，但不持久。将宝宝放成仰卧位置，成人面对宝宝的脸，相距30cm，能明确注视。

将评价结果记录在下面的评价记录表中。

记录方法：

能够按标准顺利通过，则用"○"表示；未能按标准顺利通过，则用"×"表示；虽然通过但不太顺利，介于上述两种情况之间用"△"表示。将测查结果填写在"智力发展评价记录表"中。

智力发展评价记录表

项目 \ 领域	大运动	精细动作	社会性	认知	语言
项目1					
项目2					

对智力发展评价结果的解释

结果可分为三种情况：较好、需要特别关注、一般。具体解释参考如下：

1.较好的发育状态：测评结果中，如果每个领域两项都是"○"，说明宝宝在这个领域处于较好的发育状态；

2.需要特别关注：测评结果中，如果单个领域的项目中，没有"○"，并且其中一项是"×"，您就需要特别关注宝宝在该领域的发育情况；

3.发育情况一般：介于以上两种情况之间的，说明发育情况一般；

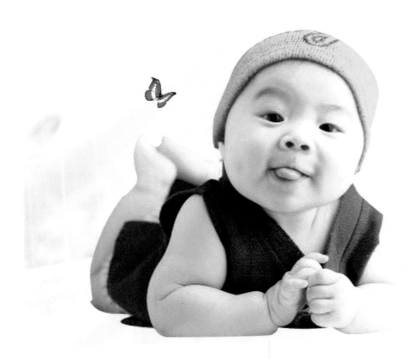

4.若以上五个领域中，有两个或两个以上领域处于需要关注的情况，则最好到医院儿童保健科进行咨询。

本书的评估内容和方法本着简单易行服务于家长的原则，其结果只能作为参考，以便问题的早期发现。

第3个月

第3个月婴儿的喂养与护理

第3个月继续母乳喂养

纯母乳喂养能满足婴儿6月龄内所需要的全部液体、能量和营养素，应坚持纯母乳喂养至少6个月，如有母乳喂养问题应积极寻求专业人员的帮助。

生理性厌奶

无论母乳喂养还是配方奶喂养，这个月的宝宝都有可能会出现厌奶的情况。

厌奶的原因有很多，主要是由于宝宝情绪或身体上的问题造成的，受外界环境的刺激较大，吃奶容易分心。

最早一次厌奶的出现，会在3个月左右。3个月以前的宝宝的主要任务是健康地活下来，所以吃奶非常重要，吃和睡占据了宝宝绝大多数的时间。3月龄左右

的宝宝生活丰富起来，各方面感官逐渐发育成熟，运动能力也越来越强，对大千世界非常感兴趣，想去感受、触摸、挑战周身的事物，从而转移了宝宝吃奶的注意力，出现了厌奶的情况。其后不同时段厌奶的出现，可能和环境的改变、家庭情况的变化等有一定关系。

不管是何种原因的厌奶，处理的方式都是放松心态，耐心等候。当宝宝表现出厌奶时，建议按需哺喂，选择安静、无人打扰的熟悉环境，拉上窗帘，只有宝宝和妈妈（照护者）两个人，最大限度地减少对宝宝吃奶的干扰。妈妈可以通过语言、抚摸等适度安抚宝宝，让宝宝感受到妈妈对宝宝思维的理解，或许有一定的帮助。

家长大可放心，健康的宝宝是知道饥渴的，如果宝宝由于"厌奶"出现了脱水甚至影响生长发育，则要警惕宝宝有无疾病问题，要紧急就医。

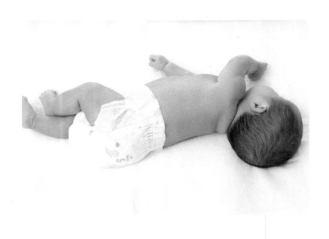

成母乳喂养了。

成功喂养、快速下奶往往是没有捷径的，只有用对方法，再加以"坚持"和"支持"，遇到困难及时向专业人士求助。

第三次生长加速期如何喂养

纯母乳喂养的宝宝在3个月左右还会经历一次飞速生长期，表现为宝宝不断地想吃奶，经常每小时就需要喂一次奶，这是一种正常现象，是宝宝生长发育的需要。妈妈不必过度担心，只需根据宝宝的哺乳需求进行哺乳即可。乳房会在这样频繁的刺激下，产生更多的乳汁，不要添加任何其他液体，包括水和配方奶，这样频繁的哺乳模式是暂时的，通常在4～5天后这种情况将得到改善。

第3个月宝宝的人工喂养

宝宝在这个时期，进入食欲旺盛期，需加以节制，避免因饮奶过量导致的肥胖和厌奶。每天奶量控制在900ml以下。这个月的宝宝还不要急于添加淀粉类食物，因为宝宝还不具备消化淀粉的能力，这时期除了母乳和配方奶喂养以外，不要添加任何食品和饮料。

预防乳汁不足的方法

宝宝频繁有效的吸吮是增加奶量的最关键方法。

很多时候所谓的"母乳不足"是宝宝不能有效地把乳汁从乳房吸出，吃不到足够的母乳，从而出现饥饿、哭闹、体重不增长的情况。

母婴双方舒适的姿势能促进母乳喂养的成功。很多妈妈产后并不是没有奶，没奶的表象往往是由于宝宝衔乳姿势不对或无效吸吮造成的。这个时候家人要给妈妈信心，如果自己的家人都不支持，产妇也会逐渐丧失信心。母乳的分泌靠的就是多吸吮、勤吸吮，尽早开奶，按需哺乳。这一切都是需要一些时间的。在这段时间，家人的支持真的很重要，动不动就"打击"新妈妈，说她没奶，"还不如直接给宝宝吃奶粉"，或是看宝宝吮吸几口没吸到奶就不让吸了，直接给宝宝喂奶粉……这些行为真的会导致妈妈没有奶，这样就更难以达

新生儿婴儿护理养育指南

第3个月宝宝的混合喂养

这个时期，宝宝生长发育迅速，进食需求量增加，妈妈通过放松心情、勤哺乳、吸奶器追奶等方法促进乳汁分泌，仍然不能满足宝宝需要时，可适当添加配方奶粉，建议采取补喂法。补喂就是每次给宝宝喂奶的时候先给宝宝进行母乳喂养，当宝宝将母乳吃完后，如果没有吃饱，仍有想要吃奶的欲望，那么妈妈就可以用配方奶粉进行补充。

宝宝补水可能伴随的危险

正常情况下6个月以内的宝宝不建议额外补水，补水可伴随以下危险，如胆红素水平增加（黄疸）；过多的水分可能会导致严重的水中毒；补水使宝宝胃部充盈，却没有增加热量，所以可能会导致体重增长不理想；妨碍喂奶，宝宝没有得到本身需要的频繁喂奶，会延迟妈妈的下奶时间，阻碍建立良好的母乳供给。

关注宝宝口腔

婴幼儿期是人生的起始阶段，此时口腔最大的变化是从无牙到乳牙萌出。口腔、颌面的正常生长发育和牙齿萌出以及维持其正常功能，对婴幼儿一生的口腔健康和全身健康至关重要。

母乳是婴幼儿最好的天然食品，同样对婴幼儿口腔健康也有促进作用。相对于人工喂养，母乳喂养乳牙患龋病的危险性低。母乳喂养的婴幼儿颌面部的生长发育更健康。人工喂养时，宝宝吸吮动作少，咀嚼肌得不到应有的锻炼，不利于口颌的生长发育。

另外，喂养宝宝时不要把奶嘴或勺子放在自己的口腔中试温度，否则会把喂养者口腔中的致病菌传给宝宝，致龋细菌越早传给宝宝，宝宝越容易患龋病。

使用婴儿车的安全要点

不当使用婴儿车可能给宝宝带来危险，如宝宝被婴儿车部件缠住造成窒息、宝宝摔落等。一般来讲，使用婴儿车需要关注以下安全要点：

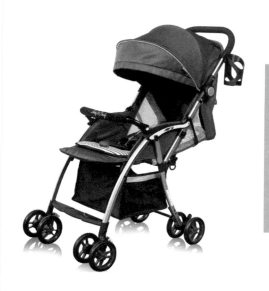

1. 务必阅读并严格执行使用说明。

2. 务必将推车或伞车与危险事物平行停放，如在水边、在地铁站台或火车站台，这样它就不会直接滑进去。

3. 密切关注推车或伞车里的宝宝，不要把宝宝单独留在推车、伞车上，当宝宝在推车或伞车里的时候，陪伴在他们旁边。

4. 当推车或伞车停下不走时务必停稳。

5. 使用前检查锁扣和安全带安全扣，要正确使用安全绳和安全带。

6. 严禁使用推车或伞车代替婴儿床，如果宝宝睡在推车或伞车里，可能会被部件缠住导致缢毙或窒息。

7. 严禁使用枕头、坐垫或靠垫。

8. 在做出任何调整前将宝宝移出车外。

9. 禁止宝宝在推车或伞车上站立或探身车外。

10. 严禁把购物袋挂在车把上，这可能会造成推车或伞车倾覆。

11. 不要让其他宝宝攀爬或单独推推车或伞车，更不要让他们触碰推车或伞车的折叠开关。

如何选用背巾和背带

婴儿背带和背巾，是自古以来的育儿神器，但背带和背巾各有利弊。

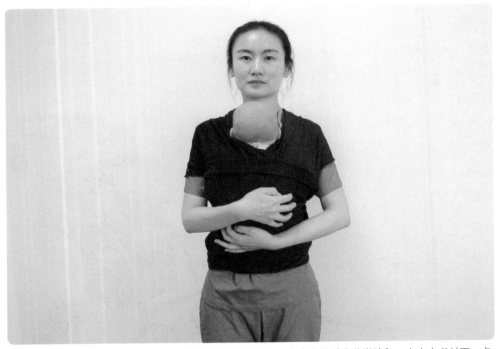

视频14：婴儿背巾的使用方法（进入微信公众号＂童芽＂→点击底部＂童芽学院＂→点击本书封面→点击＂视频＂→观看相关视频。）

背巾是很多亲密育儿专家以及骨科医生所极力推荐的。背巾可以让宝宝依偎在照护者的怀里，增加宝宝的安全感。宝宝是以坐姿坐在背巾里面，如此可以促进宝宝髋关节的发育，并且大多数情况下不管是有环背巾还是无环背巾，长背巾还是短背巾，照护者一个人基本上就可以搞定。虽然有这么多优点，但是如果是在炎热的夏天使用背巾就有些不方便了。而婴儿背带恰巧解决了在炎热的夏天不方便使用婴儿背巾的难点，但婴儿背带同样有很多缺陷。使用婴儿背带的时候，宝宝的双下肢是耷拉的，对宝宝髋关节的发育就不如背巾更有优势了。夏天的时候，很多妈妈也喜欢用腰凳，相对来讲比较方便，也没有那么热。但有人认为使用腰凳时双下肢是耷拉的，也不利于小宝宝的髋关节发育。婴儿背巾和背带的具体使用方法请参考视频16。

 小鹤课堂

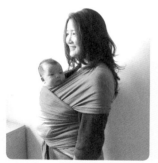

①使用背巾要足够贴紧：保持母婴舒服地贴紧，由于背巾有足够的弹性，不会担心宝宝被勒住。

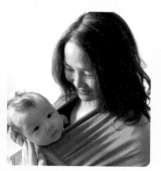

②方便随时照看：宝宝在妈妈视线始终可及范围。

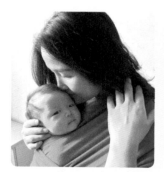

③保持可以随时亲吻宝宝额头的距离。

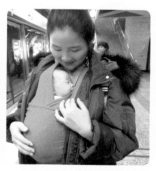

④保持宝宝头部竖直，下巴离开胸部，可呈略仰的状态。

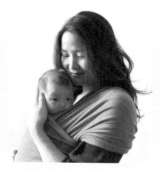

⑤保持背巾有良好的背部支撑：宝宝足够贴紧，即使用手在背后推也不能使宝宝更贴近。

母乳喂养妈妈回归职场前的准备

在这个月，准备返回职场的妈妈要开始计划上班后如何进行母乳喂养。

1.在返回职场前一段时间可以先少量储存一些乳汁，以应对重返职场初期的不适从而可能导致的乳汁减少。

2.提前准备合适的冰包和储奶器具。玻璃瓶、聚丙烯材质的容器、储奶袋都可以用来储存乳汁，但需注意不要用含双酚A材料的容器。

3.在返回职场前一周就要开始调整作息时间，并规划挤奶时间。

如何背奶

上班的妈妈早上上班前亲喂一次；上午挤奶一次；中午亲喂一次；上午挤的奶宝宝下午吃；下午挤奶一次，下班回来喂给宝宝；夜间亲喂，如果宝宝不吃夜奶，也可以挤出来，留着第二天上午吃。背奶所需物品：冰包、储奶袋或储奶瓶、冰袋。为避免浪费，乳汁用60ml～120ml的小袋分装。每3个小时左右挤奶一次，能有效避免奶胀而且能保证泌乳量。

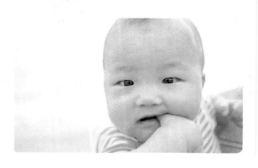

新生儿婴儿护理养育指南

第3个月婴儿的疫苗与接种

百白破三联混合疫苗可预防哪几种疾病

三联疫苗是百白破混合制剂的简称，可用于预防百日咳、白喉和破伤风三种疾病。脱离母体后的宝宝虽可从母体带来百日咳的抗体，但其含量甚微，不足以对宝宝起到保护作用。因考虑到百日咳对宝宝的危害大，加上出生后3个月宝宝对百白破混合制剂已能够产生理想的免疫应答反应，所以现行的国家免疫程序规定：出生后满3个月的宝宝即应开始接种百白破混合制剂。

宝宝出生时未能及时接种卡介苗怎么办

如果宝宝出生时因各种特殊原因未能及时接种上卡介苗，需根据宝宝的年龄分别采取不同的解决方案：

1.对于小于3月龄宝宝可直接到社区服务中心的儿童保健科进行补种；

2.对于处在3月龄至3岁的儿童，则应到结核病防治所先做结核菌素纯蛋白衍生物（TB-PPD）或卡介菌蛋白衍生物（BCG-PPD）的试验，试验阴性者应立即予以补种；

3.对于大于或等于4岁未曾接种过卡

介苗的儿童则无须予以补种。

对于已完成卡介苗接种的儿童，即使未形成卡疤也不必再予以补种。

可以预防百日咳、白喉以及破伤风的疫苗有几种类型

目前在我国可预防百日咳、白喉以及破伤风的疫苗有两种类型：

1. 百白破三联混合制剂。该疫苗属于灭活疫苗，可同时预防百日咳、白喉、破伤风三种疾病。

2. 含有百白破的五联疫苗。该疫苗也属于灭活疫苗，除了可以预防百日咳、白喉、破伤风以外，同时还可预防脊髓灰质炎以及由B型流感嗜血杆菌引起的一系列呼吸道感染性疾病。

接种百白破疫苗后为什么常常会摸到接种局部有硬块

百白破三联混合制剂接种于臀部或上臂。有相当一部分宝宝在接种后局部会出现硬结。为什么接种百白破混合制剂局部会出现硬结呢？因为，目前所使用的百白破混合制剂含有一定量的吸附制剂，这些吸附制剂的种类主要包括硫酸钾铝、磷酸铝或氢氧化铝等，其中氢氧化铝最为常用。在免疫学上将这些吸附制剂称为佐剂，在免疫制剂中添加一定量吸附制剂的目的是增强疫苗本身的免疫

原性，使人体接种疫苗后能产生更理想的免疫应答反应。然而任何东西都具有双重效应，吸附剂随疫苗进入人体后所带来的负效应就是不易被机体吸收，尽管医护人员为此在接种方式上已经采取了一些相应的措施，如深部肌肉注射、每次接种在两侧交替进行，但仍会有相当一部分宝宝接种后出现局部硬结的现象，一般硬结需要1～2个月才能被吸收。

为避免或减少接种局部硬结的发生，医护人员一般会按以下操作规程进行接种：接种前将疫苗充分摇匀后再抽到注射器内；百白破混合制剂的安瓿打开后如超过1小时无人使用时就立即废弃；接种的部位应准确无误，进针角度应为90°；由于三联疫苗的基础免疫需连续进行三次，每次接种的部位应分别在左臀、右臀或上臂两侧交替进行；接种后应分别在现场留观30分钟，以观察宝宝有无接种反应的发生；接种后会嘱咐父母让宝宝注意休息，适当减少活动量，并注意比平时多饮一些水；接种后的24小时内不洗澡，尤其是接种局部不可沾水，以避免造成局部感染。

如果接种后局部出现了硬结该怎么办

只要硬结局部没有红、肿、热、痛等异常现象出现就不必过于担心，可以每天坚持给宝宝做干热敷。

干热敷的具体方法：将一块清洁的

干毛巾垫在硬结局部，然后把灌有热水的热水袋置于干毛巾上进行热敷。每天可进行2～3次，每次10～15分钟。如果干热敷的效果欠佳，通过理疗的方式也可促进硬结的吸收。

第3个月婴儿的成长与发育

第3个月宝宝的特点

3个月的宝宝最显著的变化就是能够俯卧抬头。这一时期，妈妈要多让宝宝练习，让宝宝俯卧抬头时用双肘撑起上半身。可以把新奇的玩具或可移动的镜子摆在宝宝头前，宝宝想去抓玩具或看镜子中的自己时，就会努力撑起身体。这样慢慢练习，会让宝宝的颈部、上肢

和胸部肌肉力量逐渐增强。早日学会俯卧抬头，用双肘撑起身体时，宝宝的视野会扩大，看到和以前不一样的事物。3个月时，宝宝的听力有了明显发展，在听到悦耳的声音以后，能将头转向声源，这个反应可以用来检查宝宝听觉的能力。这一阶段，宝宝能够辨别母亲的声音，对母亲的声音最敏感，妈妈要经常轻柔地充满爱心地和宝宝说话。

这一时期的宝宝能发出一些简单的元音。研究表明，这阶段世界上任何母语的宝宝发的元音都差不多。只是由于不停地受母语的刺激和强化，最后宝宝就说母语了。

有些宝宝可能已经会侧卧了，在出生3个月前后，宝宝能自己做90°的翻身或者由仰卧翻到侧卧。妈妈可以用玩具或声音逗引，让宝宝有兴趣练习。宝宝如果学会了翻身，将为进一步扩大活动范围打好基础。

第3个月宝宝体格发育的指标

第3个月女婴、男婴体格发育指标

性别	年龄	项目								
		身长（单位：cm）			体重（单位：kg）			头围（单位：cm）		
		下限值	中间值	上限值	下限值	中间值	上限值	下限值	中间值	上限值
女婴	3月	56.3	60.6	65.1	4.9	6.13	7.73	37.1	39.5	42.1
男婴	3月	57.5	62	66.6	5.29	6.7	8.4	37.9	40.5	43.2

注：本数据采用了卫生部妇幼保健与社区卫生司2009年9月发布的《中国7岁以下儿童生长发育参照标准》。为了方便阅读理解，在这里我们将+2SD（2个标准差）设为上限，−2SD设为下限，在上限和下限之间视为一般状态。

怎样对第3个月宝宝的体格发育进行评价

对3个月宝宝的身长、体重、头围等项目进行测量，将测量结果填在"体格发育评价记录表"中，并与上表中相应指标数值进行比较，根据比较结果对宝宝体格发育水平给予评价。

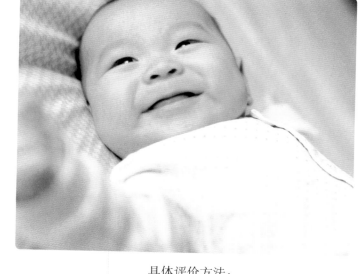

体格发育评价记录表

项目	结果	评价
身长（cm）		
体重（kg）		
头围（cm）		

具体评价方法：

1. 将测量结果填写在"结果"栏内。

2. 结果与中间数值基本相符，在"评价"栏中用"＝"表示；结果高于中间数值，用"↑"符号表示；结果低于中间数值，用"↓"符号表示。

3. 结果低于下限数值或者高于上限数值，可以到医院儿童保健部门进行咨询。

第3个月宝宝的智力发展特点

领域 月龄	大运动	精细动作	语言	认知	社会性
第3个月	宝宝俯卧位时，可以抬头90°。这时的宝宝还可以从仰卧位到侧卧位翻身。大人扶住宝宝双腋下竖直放在床上或地上，能感觉宝宝的腿部可以支撑一点儿重量。	3个月的宝宝两手能够接触在一起，看到物体会舞动双手，手中抓握物体后，经常送入口中。	这时的宝宝很容易被逗笑，而且能发出笑声。3个月的宝宝发音也会增多，能清晰地发出一些元音。	3个月的宝宝可以立刻注意到面前的玩具，并且可以灵敏地追随，眼睛可以跟随红球移动180°。	宝宝3个月的时候开始形成比较规律的生活习惯，每天睡眠、饮食、大小便等都有一定的规律。

怎样对第3个月宝宝的智力发展进行评价

评价的具体观察内容和操作方法如下表：

项目 \ 领域		大运动	精细动作	社会性	认知	语言
项目1	观察内容	仰卧时拉腕可抬头	有主动抓握的动作	玩手，手指相碰	握在手中看一眼	咯咯笑声
	操作方法	宝宝仰卧拉双腕时，头部能主动抬起。	把拨浪鼓放在宝宝手上，如果宝宝将拨浪鼓举起，说明有主动抓握。	宝宝在玩手时，双手手指能相互碰到。	将拨浪鼓柄放在宝宝手中，观察宝宝眼睛。	听到过宝宝咯咯的笑声。
项目2	观察内容	扶坐时背部稳定	手指抓衣服等	用目光期待喂奶	持久的注意，双臂活动	听音乐
	操作方法	宝宝扶坐时，背部基本稳定，不摇晃。	宝宝仰卧时，有用手抓扯衣服的动作。	妈妈准备给宝宝喂奶时，宝宝用目光看着妈妈。	宝宝坐在妈妈腿上，拿出几块方木和几个杯子，放在宝宝够得到的地方，观察宝宝的动作。	播放音乐时宝宝能倾听。

将评价结果记录在如下表中。

记录方法：

能够按标准顺利通过，则用"○"表示；未能按标准顺利通过，则用"×"表示；虽然通过但不太顺利，介于上述两种情况之间用"△"表示。将测查结果填写在"智力发展评价记录表"中。

智力发展评价记录表

项目 \ 领域	大运动	精细动作	社会性	认知	语言
项目1					
项目2					

对智力发展评价结果的解释

结果可分为三种情况：较好、需要特别关注、一般。具体解释参考如下：

1.较好的发育状态：测评结果中，如果每个领域两项都是"○"，说明宝宝在这个领域处于较好的发育状态；

2.需要特别关注：测评结果中，如果单个领域的项目中，没有"○"，并且其中一项是"×"，您就需要特别关注宝宝在该领域中的发育情况；

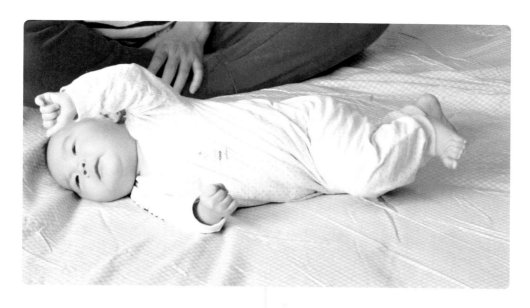

3.发育情况一般：介于以上两种情况之间的，说明发育情况一般；

4.若以上五个领域中，有两个或两个以上领域处于需要关注的情况，则最好到医院儿童保健科咨询。

本书的评估内容和方法本着简单易行服务于家长的原则，其结果只能作为参考和问题的早期发现。

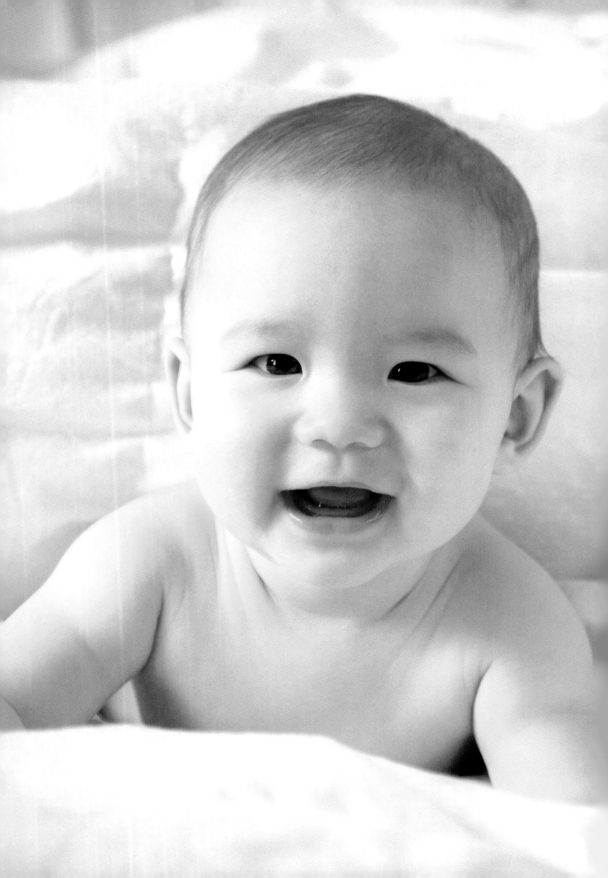

第4个月

第4个月婴儿的喂养与护理

第4个月宝宝体重多少

宝宝1岁之内是出生后体重增长最快的时期，系第一个生长高峰，尤其前3个月是快速生长的高峰期，一般情况下4～6个月时每周增长150g～180g。满三个月的宝宝，大概是刚出生时体重的2倍，1岁内宝宝前3个月体重增加值约等于后9个月内体重的增加值，如果宝宝体重增长不理想，应该找找原因，如是否喂养不当、奶量不足，还是宝宝生病了。

1岁内宝宝需要测躺位身长，满3个月的宝宝大约增长11cm～13cm。因家长们很难掌握准确的测量方法，不建议以此评估宝宝的生长情况。

第4个月不要添加辅食

给宝宝添加辅食不可操之过急，有些妈妈会在宝宝快4个月的时候就添加辅食，例如婴幼儿营养米粉等。但妈妈需要知道，宝宝体内能够消化淀粉的淀粉酶要到4～6个月时才能逐渐分泌，过早添加不仅起不到补充营养的作用，可能会增加宝宝肠道的负担。

根据中国营养学会颁布的《7～24个月婴儿喂养指南》，添加辅食时间应为出生后满6个月，不建议过早给宝宝添加辅食。

宝宝添加辅食的信号

其实，当宝宝准备好接受辅食的时候，聪明的小家伙会给妈妈发出一些信号。如果你发现宝宝有了下面这些表现，就表明单纯的乳类食物已经不能满足宝宝生长发育的需求了，此时开始添加正好。

1. 母乳喂养的宝宝每天喂8~12次，或配方奶粉喂养的宝宝每天总奶量达900ml的情况下，宝宝看上去仍显饥饿。

2. 足月儿体重达到出生时的2倍以上（或大约6.8kg），低出生体重儿体重达到6kg时，给予足够乳量后体重增加仍然缓慢。

3. 宝宝头部已经有一定的控制能力，在外力的帮助下可以靠坐。

4. 开始对成人的食物感兴趣，例如每看到家人吃东西就有尝试的欲望，并喜欢将物品放到嘴里，并出现咀嚼动作。

5. 用勺喂食物的时候，会主动张嘴，能用舌头将泥糊状食物往嘴巴后面送，并咽下去，不会被呛到。

除了观察宝宝是否可以开始接受辅食的信号外，妈妈也要对宝宝的身体状况进行评估，包括宝宝的胃肠和肾脏对母乳或配方奶粉消化吸收的情况；宝宝是否有便秘或腹泻；是否有过敏反应；吞咽能力是否健全以及排尿是否正常等。

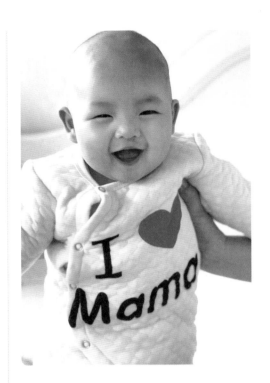

宝体内能够消化淀粉的淀粉酶要到4~6个月时才可成熟，过早添加不仅起不到补充营养的作用，可能会增加宝宝肠道的负担。

不要添加果汁、菜水

果汁、菜水也属于辅食，根据中国营养学会颁布的《7~24个月婴儿喂养指南》，添加辅食时间应为出生后满6个月，不建议过早给宝宝添加辅食。而且添加辅食也有技巧，先从稀滑的宝宝营养米粉开始。米粉属于淀粉类食物，宝

如何给宝宝合理补充铁剂

铁参与血红蛋白的合成，如果宝宝长期缺铁，会造成贫血，还会影响宝宝的免疫力和骨骼的发育。

人乳中铁的吸收率是牛乳的5倍，因为母乳中的高乳糖和维生素C能帮助铁的吸收。

母乳中的铁能够满足6个月内宝宝生长发育的需求，所以6个月内的宝宝不需要额外补充铁剂。

宝宝6个月开始添加辅食，建议从高铁米粉开始添加，另外逐渐添加含铁比较丰富的食物，比如肝泥、红肉、蛋黄等。

多到户外活动

春季：在天气好的时候，家长可以每天带宝宝出去两次，每次活动1小时左右，选择在上午9～10点和下午4～5点最为适宜。春季气候变化复杂，应注意温度变化，随时增减衣物，尽量避免不良气候因素，以免宝宝受寒生病。

夏季：注意选择合适的外出时间，夏天应该尽量避免上午10点至下午4点之间让宝宝外出活动。此时的紫外线最为强烈，宝宝的皮肤尚未发育完全，非常薄，耐受能力差，且宝宝皮肤黑色素生成较少，色素层较薄，容易被紫外线灼伤，需特别注意皮肤防晒。宝宝的眼睛更容易受到紫外线的侵害，除避免宝宝直视太阳外，出门时还可以选择给宝宝戴宽边遮阳帽、撑遮阳伞进行防晒并保护眼睛。此外，外出去活动爱出汗，所以适合选择棉或纱布等质地的服装，这些材质吸汗、透气性好，而且轻薄舒适便于宝宝活动。

秋季：秋季天气变凉，户外活动能锻炼宝宝的耐寒能力，每天应让宝宝进行2小时左右的户外活动；室内勤通风，室内外温差不要过大；不要过早地给宝

宝穿上防寒服，以给宝宝一些接触寒冷的机会。

冬季：气候寒冷，选择气温最高、阳光最暖的时候出门；注意给宝宝穿上合适的保暖衣物；同时关注呼吸道的保护，出门前，抱宝宝在打开的窗口处，感受下户外寒冷的温度，让宝宝的呼吸道有个适应的过程，避免感冒。

宝宝该出牙啦

宝宝出牙的顺序和时间有一定的规律，一般左右同名牙对称萌出，同一位置的下牙萌出会早于上牙。宝宝的第一颗牙一般会在出生后4～10个月长出来，但是具体时间也因人而异，最早的可能在3个月时长出，也有些宝宝出牙较晚，但一般认为1岁以内长出第一颗牙齿都属于正常。但如果您的宝宝1岁以后还没有长牙，就需要找专业医生检查了。

宝宝出牙的表现有哪些

宝宝出牙时会有不同的表现，如食欲不振，口水增多，吃手，咬东西，咬乳头或奶嘴，轻微发烧，大小便增多，总拉扯出牙一侧的耳朵等。对于以上的轻度反应，父母们不必担心，但是如果这些反应持续很久或者加重，或者出现其他令人担心的情况时，就要去找医生检查。

如何缓解宝宝的"出牙痛"

1. 先洗净双手，用手指按摩宝宝的牙龈。

2. 使用磨牙棒、咬胶玩具等辅助工具。

3. 给6个月以上或已添加辅食的宝宝吃磨牙饼干或无糖面包干。

4. 制作容易咀嚼的半流食。

如果这些方法都无效，请咨询专业医护人员。

怎样为宝宝做口腔清洁

宝宝出牙前，可以用干净纱布蘸温水清洁并按摩宝宝牙龈，以此来保持宝宝口腔清洁并缓解出牙痛。第一颗牙齿萌出后，父母就可以给宝宝"刷牙"了。一开始，可以继续使用纱布、棉球等擦拭牙面。随着宝宝月龄的增长，尤其是口腔后部的乳磨牙萌出后就可以使用小牙刷了，

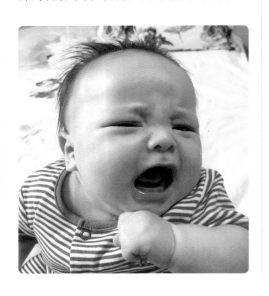

因为这些牙齿的咬合面凹凸不平，纱布将很难清洁干净这些部位。给宝宝刷牙是一件长期且艰巨的事情，从出生到宝宝6岁，都要有家长帮助或监督刷牙。

如何应对夜啼的宝宝

宝宝哭闹的原因有很多种，饿了、拉了、尿了等都会哭闹，妈妈在护理宝宝的过程中会逐渐熟悉并掌握不同情况下哭闹的特点。但是，有一种哭闹，会让爸爸妈妈非常焦躁，这种哭闹的特点是"发生在夜间某一固定的时间段的持续性哭闹，持续时间长，且难以安抚"。很多宝宝到了每天某个时候就变得非常烦躁，大哭，尤其在晚上6点至午夜之间；一般在6周左右达到高峰，有的宝宝每天甚至可以达到3小时，到3~4个月时逐渐减少。宝宝可以在几小时内安静下来，其余时间都相对平静。这种哭闹很多时候并没有明显的原因，而且并不影响宝宝的发育，但是由于持续时间很长，而且无论妈妈做什么，似乎都很难安抚宝宝的哭闹。处理这种哭闹的时候，妈妈可以尝试以下几种方法，看看是否能够产生作用：

1. 有一些观点认为，夜啼的宝宝可能和肠痉挛有关系，但是这种观点并不肯定。母乳喂养的妈妈可以试着停止进食奶产品、含有咖啡因的食物、洋葱、卷心菜以及其他刺激性食物。如果宝宝确实

因为对某种食物敏感，调整乳母的食物后，几天内肠痉挛症状会减轻。配方奶喂养的宝宝可以尝试更换部分水解或者水解蛋白的奶粉，看看是否能够缓解宝宝的哭闹。

2. 不要喂得过饱，过量喂养可以引起宝宝的身体不适。

3. 抱着宝宝四处走走，并轻轻地晃动他，尽管不能完全缓解哭闹，但可以让他感觉好一些。

4. 妈妈稳定有节奏地唱歌或者哼曲子，也可以帮助宝宝入睡。

5. 尝试让宝宝趴在妈妈的膝盖上，或者爸爸的手臂上，轻轻地像摇摇篮一样悠一悠宝宝，来自腹部的压力会让他舒服一些。

6. 用薄的毯子或被子将宝宝包裹紧一些，可以给宝宝安全感。

7. 当妈妈感到非常无助时，请家人暂时照顾宝宝，妈妈可以选择出去短时间放松一下，等自己心情好些再面对哭闹的宝宝。任何时候都不要用力摇晃宝宝，以免引起"摇晃综合征"。

如果宝宝同时出现了生长发育问题或其他征象，妈妈需要带宝宝及时就医。如果宝宝只是在夜间某个时间哭闹，其他时间都很平静，发育也正常，妈妈最需要做的是用积极的心态面对这一过程，因为它其实并不影响宝宝的发育，而且随着宝宝逐渐长大会自然缓解。

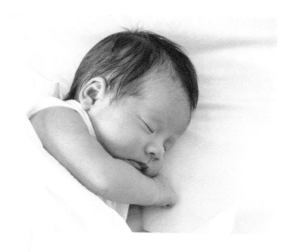

如何为宝宝选用枕头

小儿睡眠专家建议1岁以下的宝宝其实不需要枕头。当宝宝有3个月大的时候，脊柱开始发育，这个时期可以给宝宝准备很薄的枕头，但不要强迫他使用。高度有1cm就足够了，两层叠好的毛巾或者洗净的荞麦皮、晾晒过的茶叶等制作的枕芯都很合适。不要选择丝绵等软质枕芯，这类枕芯对颈椎支撑不够。枕套建议选用纯棉布材质，透气又吸水。

如何预防坠床

坠床很危险，预防是关键。当家长需要暂时离开时，不要将已经会翻身的宝宝单独放在床边，最好将宝宝放在竖起围栏的婴儿床中；若将宝宝放在大床上，要用枕头或叠起来的小被子围住宝宝；也可以直接将宝宝放在宽敞的地垫上。3～4个月的宝宝要是放在大床上，千万注意最好不要用大人盖的大被子盖在他周围，宝宝很容易蒙住头而发生意外。妈妈躺着给宝宝喂奶时，也要注意床边设置围挡，或者把宝宝放在靠墙的一侧，避免妈妈一时疏忽，导致宝宝跌落。

坠床后的处理

一旦坠床的意外发生，不要立即抱起宝宝，观察宝宝是否有出血或肢体不能活动，确认不存在上述情况时，再慢慢将宝宝抱起并进行安抚。宝宝坠床后如果没有明显异常，则不用送医，可在家中观察。对于摔伤的部位，24小时内可采用冷敷，之后可以改为热敷。若宝宝出现肢体运动障碍或神志异常、流血不止等情况需要立即送医，妈妈要注意送医路上不要让宝宝乱动，以免加重伤情。

如何预防意外伤

这个月宝宝对颜色的辨识能力接近成人，对鲜艳的颜色感兴趣，小手能拿更多东西了，对自己感兴趣的东西会主动抓握；上肢力量可以撑起头部和上身，有的宝宝开始尝试自己翻身。

基于以上特点，小宝宝的玩具选择要注意是否适合该年龄阶段，方便小手抓握但又不会被宝宝吞下，千万别把尖利和细小的物品放在小宝宝的附近。

睡觉时，被子盖到胸口即可，避免宝宝小手挥动时用被子蒙住头部从而发生危险。

由于宝宝活动能力增加，不再像新生儿期那样容易控制，特别要注意避免磕碰伤，尤其是洗澡时。

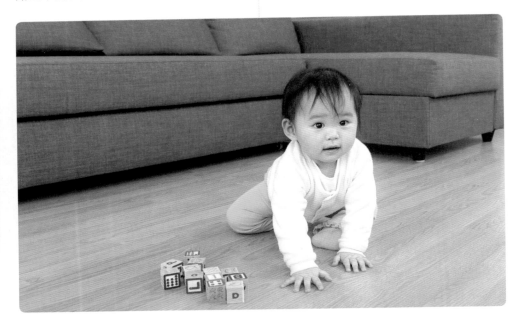

新生儿婴儿护理养育指南

出现哪些情况需要就医

宝宝对传染性疾病普遍易感，这个月的宝宝随着外出与外界接触增多，以及来自妈妈母体的免疫物质逐渐减少等原因，为保证宝宝的健康成长，需切实完成计划免疫程序的基础免疫，预防急性传染病，并定期为宝宝做体格检查，进行生长发育监测，以便及早发现问题。当宝宝出现以下疾病，表现不正常时，如发热、咳嗽、拒食、哭闹不止、大便次数减少、皮肤出疹等异常情况时，需要及时就医。

第4个月婴儿的疫苗与接种

口服脊髓灰质炎疫苗需要注意哪些问题

宝宝3月龄、4月龄应口服二价的脊髓灰质炎疫苗，随之基础免疫就结束了；4岁时还需再服一次二价的口服脊髓灰质炎疫苗，即进行脊髓灰质炎疫苗的加强免疫。

口服的脊髓灰质炎疫苗属于减毒活疫苗，为保证疫苗的接种效果，口服疫苗的前后半小时不宜喝热奶及热饮，不能吃热的东西，否则会将疫苗灭活，从而失去接种疫苗的实际意义；也不宜哺喂母乳，以避免母乳中的抗体对疫苗接种起到干扰作用。

什么是一类、二类疫苗

一类疫苗指的是政府免费向公民提供，公民应当依照政府规定受种的疫苗。包括：

1. 国家免疫规划确定的疫苗。

2. 省级人民政府在执行国家免疫规划时增加的疫苗。

3. 县级以上人民政府或者其卫生行政部门组织的应急接种或者群体性预防接种所使用的疫苗。

目前接种的疫苗当中如卡介苗、乙肝疫苗、脊髓灰质炎疫苗、百白破混合制剂、麻风疫苗、麻腮风疫苗、流脑A疫苗、流脑A+C疫苗、乙脑疫苗以及甲肝疫苗等均属于一类疫苗。

二类疫苗则指的是由公民自费并且自愿受种的其他疫苗，如水痘疫苗、肺炎疫苗、HIB疫苗、口服轮状病毒疫苗以及流感疫苗等均属于二类疫苗。

其实一、二类疫苗的划分与所预防疾病的严重程度并无直接的关联性，实际上只是一个行政上的划分，而非医学上的划分。随着我国经济实力的不断增强，相信在不久的将来，一、二类疫苗这一词在我们国家也将不复存在。

如何选择二类疫苗

接种疫苗已成为当今预防、控制乃至消灭传染病最为有效、经济而便捷的措施之一。根据传染病疫情监测和人群免疫状况的分析，按照科学的免疫程序有计划地利用疫苗进行预防接种，以提高个体或人群的免疫水平，达到预防、控制以至最终消灭相应传染病的目的，我们将此称为计划免疫。目前在我国已被纳入计划免疫程序之列的疫苗，包括卡介苗、脊髓灰质炎疫苗、百白破混合制剂、麻风疫苗、乙肝疫苗、流行性乙型脑炎和流行性脑脊髓膜炎疫苗等。这些疫苗是国家要求儿童监护人必须为其接种的疫苗，疫苗本身是免费的，如家长拒绝为儿童接种，一旦出现疫情，家长需承担法律责任。

然而，随着生物技术的发展，扩大免疫规划的实施，近年来越来越多的新疫苗不断问世，如肺炎疫苗、HIB疫苗、口服轮状病毒疫苗、水痘疫苗、流感疫苗等。这些疫苗被称为自费疫苗，是非国家要求必须接种的疫苗，由于其尚未纳入国家的免疫规划程序，这部分疫苗即被称为计划外疫苗。因此，应采取自愿自费的原则选择性地进行接种。

那么，作为监护人又应如何为宝宝选择计划外疫苗呢？

在此，我们为家长提供一些建设性的建议，供参考：

1.考虑到宝宝具体生活环境的需要，如宝宝将于近期入园，可提前一个月接种水痘疫苗。因为水痘病毒较易在群居的环境中迅速传播。

2.考虑家庭实际的经济状况。如果家庭经济状况不佳，但宝宝又需要接种时，当同一种疫苗既有国产又有进口疫苗时可选择国产疫苗，因为国产疫苗相对进口疫苗要便宜些，这样既节约了家庭的经济支出，又达到了预防疾病的目的。

3.掌握各种疫苗的特性、适应证及禁忌证等，以正确为自己的宝宝选择疫苗。

4.考虑宝宝的身体素质，如宝宝的机体抵抗力较低，平时极易患病，可在适宜的年龄段为宝宝选种流感疫苗和肺炎疫苗等。

第4个月婴儿的成长与发育

第4个月宝宝的特点

第4个月时宝宝注意力更加集中，能注意一些小东西了，更加偏好复杂的和有意义的形象。这时，妈妈可以为宝宝提供一些比新生儿时期复杂些的玩具或图片，宝宝会对这样的玩具和图片更感兴趣。

这时的宝宝听觉能力几乎和成人一样，能分辨父母及熟悉人的声音，能听出音乐节拍；能发出一些单音节，会用声音表示满意或不满意。爸爸妈妈要常和宝宝说话，常给宝宝讲故事，并对宝宝的发音做出回应。

第4个月的宝宝在高兴时，能大声地尖叫表示自己的兴奋，喜欢同大人玩毛巾蒙脸、抓开藏猫猫的游戏。

宝宝到了4个月，运动能力有了进一步的发展。这时，妈妈把小的、易握的玩具放到宝宝手里，宝宝能够暂时地握住小玩具，并保持一段时间，但时间不是太长。这一时期的宝宝，不仅能够抓住静止的物体，还偶尔可以抓住运动的

物体。这些都表明宝宝的手眼协调能力进一步增强了。

这时的宝宝已经能够翻身，妈妈要特别注意日常生活中的安全事项，以防宝宝摔伤。

宝宝的触觉进一步发展。这时可以让宝宝多摸一些不同质地的物品。比如，木头玩具、布料、毛绒玩具、塑料小车、橡皮玩具、刷子等。宝宝去摸不同质地的东西时，会得到不同的触觉刺激。多刺激宝宝的手指尖，宝宝就会更加聪明可爱。

第4个月宝宝体格发育指标

第4个月女婴、男婴体格发育指标

性别	年龄	项目								
		身长（单位：cm）			体重（单位：kg）			头围（单位：cm）		
		下限值	中间值	上限值	下限值	中间值	上限值	下限值	中间值	上限值
女婴	4月	58.8	63.1	67.7	5.48	6.83	8.59	38.3	40.7	43.3
男婴	4月	60.1	64.6	69.3	5.91	7.45	9.32	39.2	41.7	44.5

注：本数据采用了卫生部妇幼保健与社区卫生司2009年9月发布的《中国7岁以下儿童生长发育参照标准》。为了方便阅读理解，在这里我们将+2SD（2个标准差）设为上限，−2SD设为下限，在上限和下限之间视为一般状态。

怎样对第4个月宝宝的体格发育进行评价

对第4个月宝宝的身长、体重、头围等项目进行测量，将测量结果填在"体格发育评价记录表"中，并与上表中相应指标数值进行比较，根据比较结果对宝宝体格发育水平给予评价。

体格发育评价记录表

项目	结果	评价
身长（cm）		
体重（kg）		
头围（cm）		

具体评价方法：

1.将测查结果填写在"结果"栏内。

2.结果与中间数值基本相符，在"评价"栏中用"="表示；结果高于中间数值，用"↑"符号表示；结果低于中间数值，用"↓"符号表示。

3.结果低于下限数值，或者高于上限数值，可以到医院儿童保健科进行咨询。

第4个月宝宝的智力发展特点

领域 月龄	大运动	精细动作	语言	认知	社会性
第4个月	俯卧时能用前臂支撑抬头挺胸，竖直抱时头能保持平衡；逐渐能从仰卧位翻身到侧卧位或俯卧位。	看见物体会有意识伸手接近物体，能准确抓握物体，够取悬吊的玩具；已经能用手摇花铃棒。	4个月是宝宝咿呀学语的开始阶段，在发元音的基础上可以发b、p、d、n、g和k等辅音，还能够发出da-da、ba-ba、na-na、ma-ma等重复音节，偶然出现的"ma-ma"好像是在叫妈妈。	已经可以调节视焦距，能看远或近的物体；听觉也更加灵敏，能够自如地转头寻找声源。	生活更加规律，睡眠常在夜间进行，白天清醒时间延长。此年龄段的宝宝可以舔食勺中的食物。

怎样对第4个月宝宝的智力发展进行评价

评价的具体观察内容和操作方法如下表：

项目	领域	大运动	精细动作	社会性	认知	语言
项目1	观察内容	俯卧时可抬头挺胸	看用绳牵着的物品	双手轻拍奶瓶	握在手中注视	转头找声源
项目1	操作方法	宝宝俯卧在平面上，可以自己抬头挺胸	宝宝坐姿，用绳拴住玩具，在宝宝面前拖动，观察宝宝是否有注视。	喂奶时宝宝双手能轻轻拍奶瓶。	将拨浪鼓柄放在宝宝手中，宝宝能注视手中的拨浪鼓。	在宝宝背后晃动带响声的玩具，宝宝知道转头找。
项目2	观察内容	可持续竖直头部	以手指摸、抓桌面	对着镜子微笑和发音	握在手中注视，放到嘴里	听到声音能回应
项目2	操作方法	围坐或靠坐时头部能持续竖直一段时间。	给宝宝一块积木或小玩具，宝宝能握住。	抱宝宝照镜子，让宝宝注意镜中影像。	给宝宝一块积木，宝宝能握住，能送到嘴边。	听到别人的声音，宝宝有回应，并会发出声音。

将评价结果记录在如下表中。

记录方法：

能够按标准顺利通过，则用"○"表示；未能按标准顺利通过，则用"×"

表示；虽然通过但不太顺利，介于上述两种情况之间用"△"表示。将测查结果填写在"智力发展评价记录表"中。

智力发展评价记录表

项目 \ 领域	大运动	精细动作	社会性	认知	语言
项目1					
项目2					

对智力发展评价结果的解释

结果可分为三种情况：较好、需要特别关注、一般。具体解释参考如下：

1.较好的发育状态：测评结果中，如果每个领域两项都是"○"，说明宝宝在这个领域处于较好的发育状态；

2.需要特别关注：测评结果中，如果单个领域的项目中，没有"○"，并且其中一项是"×"，您就需要特别关

注宝宝在该领域中的发育情况；

3.发育情况一般：介于以上两种情况之间的，说明发育情况一般；

4.若以上五个领域中，有两个或两个以上领域处于需要关注的情况，则希望到医院儿童保健科咨询。

本书的评估内容和方法本着简单易行服务于家长的原则，其结果只能作为参考以便问题的早期发现。

第5个月

第5个月婴儿的喂养与护理

继续坚持母乳喂养

5个月的宝宝，应该继续坚持母乳喂养。世界卫生组织建议，6个月以内的宝宝唯一的食物应该是母乳或者配方奶。无论采用何种喂养方式，宝宝每天仍需补充400IU（国际单位，10ug）维生素D，无须补充钙剂。

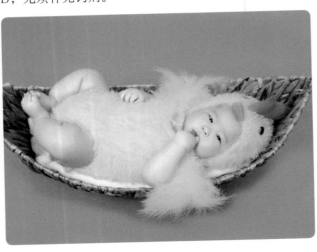

是否该尝试添加辅食了

这个月龄是母乳分泌最旺盛的时期，纯母乳喂养或合理的配方奶喂养完全能满足这个月龄宝宝的营养需要。所以，进入5月龄，母乳或配方奶仍是宝宝唯一的食物，宝宝仍不需要添加辅食，包括水亦不需要添加。

宝宝不肯用奶瓶怎么办

母乳亲喂的宝宝，对奶瓶可能比较抗拒，因为瓶嘴无论感觉还是吸吮，都与妈妈的乳房截然不同。当妈妈计划回归职场或者有事外出，需要暂时离开宝宝，下列方法可以帮助宝宝接受奶瓶：

1.建议返回职场前2周左右开始使用奶瓶。如果妈妈希望再早点儿也是可以的，但需要避免出生4周内使用，过早使用奶瓶可能引起乳头混淆、母乳减少等问题。可不必每天使用奶瓶，一周2～3次就可以帮助宝宝掌握使用奶瓶的技巧。

2.如果宝宝拒绝妈妈给予奶瓶喂养，可让其他照顾者来尝试。这名照顾者最好是妈妈不在时的主要照护者。必要时可以尝试妈妈离开，其他人披上带有妈妈味道的衣服进行奶瓶喂养。宝宝适应后，由主要照护者来瓶喂。

3.选择合适的喂养时间，比如当宝宝比较平静、不是很累或很饿的时候尝试奶瓶喂养。

4.选择合适的奶具，避免使用窄口的奶嘴，建议使用宽口径母乳仿生奶嘴。如果宝宝拒绝了某种奶嘴，可尝试其他品牌的奶嘴，也可以使用其他喂养方法，如使用小杯子、勺、注射器或喂养器等喂养。

5.使用一些小的喂养技巧。如喂养前，在温水中加热奶嘴；如果宝宝出牙，可考虑把奶嘴放在冰箱中冷藏后使用；试着抱着宝宝边走动，边瓶喂。如果有必要，可使用宝宝背巾；如果可行的话，让宝宝自己抱着奶瓶。

6.保持耐心。尝试奶瓶的过程是照顾者和宝宝共同提高技巧的过程，耐心找到宝宝的喜好：适宜的奶嘴，合适的流速，舒适的姿势等。

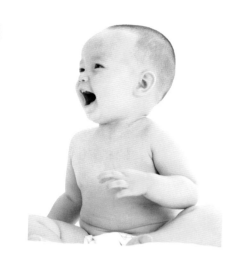

如何勺喂

对于拒绝使用奶瓶的宝宝，在妈妈上班初期或者妈妈临时不在家，可以尝试勺喂或杯喂。杯喂特别容易浪费乳汁，可以尝试勺喂。

具体操作方法如下：将挤出的奶水放在暖奶器当中，调到比较合适的温度，37℃左右；照护者抱好宝宝，和喂奶瓶的体位一样；宝宝坐在照护者的怀里，上身基本上处于一个直立的状态；照护者用勺子从暖奶器中将奶水舀出来，一勺一勺喂给宝宝。这是一个非常辛苦的过程，所以需要和照护者之间进行协商和培训。

职场妈妈如何做到工作喂奶两不误

这个月份的宝妈多数需要回到职场工作，能否继续喂奶，会不会因上班导致奶量不够等问题，是即将回到职场的妈妈非常关心的问题。首先要相信自己，只要条件允许，工作和喂奶可以两不误。只要妈妈每天能够回家亲喂，宝宝吃到的奶水总量就不会明显下降。有很多妈妈白天上班，由于工作压力等客观因素，上班的时候乳量有所减少，可能无法挤出宝宝需要的奶量，不过，回到家中，亲喂时宝宝的刺激会让乳房自行调节到妈妈在家时候的乳量，足够宝宝食用。因为宝宝是妈妈乳量最好的调节器。

也许有的妈妈担心一边喂奶一边工作会有诸多不便，如喂奶时间很难调节等，以下建议可能有一些帮助：

1.认真考虑如何应对各种问题，再做出是选择母乳喂养还是选择配方奶粉的决定。假如不能确定是否可以坚持母乳喂养，至少尝试一个月。这样就有机会解决一些问题，适应新的生活方式，使母婴双方都获益。

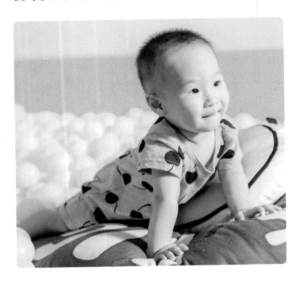

2.哺乳期喂奶虽然是一个重要的权利，但需要平衡工作和喂奶、挤奶的关系，所以需要协调好挤奶时间和工作时间，如何巧妙地节省时间，并取得工作单位同事的支持。

工作时如何顺利挤奶

刚刚回归职场的时候，妈妈头一次挤出的奶水量可能会很少，但不要泄气。工作时挤奶，其实是个简单的过程，妈妈无须过度担心挤奶过程中的一些问题。但挤奶过程还是参考以下建议：

1.地点：如果单位有专门的挤奶室或者是哺乳间最佳，如条件有限，只要是相对舒适的、隐蔽的空间即可。

2.为顺利挤奶，需要妈妈协调挤奶和工作的关系，增加工作效率，减少其他不必要消耗时间的事情，留出更多的时间安心、放松挤奶。4~5个月的宝宝，挤奶的频率同喂养需求，3~4个小时一次，每次如果是双侧同时挤奶，15~20分钟就可以了；如果选择挤完一侧，再挤另一侧，时间会长一些，需要30~40分钟。多加练习，大多数妈妈都可以在10~15分钟内挤出每次哺喂宝宝的量，每次挤出的奶水量也不尽相同，时多时少是非常常见的。

3.挤奶前，可以尝试喝一杯

温水，放松心情。在挤奶过程中，放松心态，看看宝宝的照片、视频，想想宝宝可爱的样子，可以刺激催产素、泌乳素的顺利分泌，促进乳汁的移出。

第5个月婴儿的疫苗与接种

百白破疫苗共需要接种几次

百白破疫苗共需接种四剂。其中基础免疫需进行3次，即3个月、4个月、5个月分别接种一剂，每剂为0.5ml，每剂之间的间隔最少不能短于28天，最长不应超过60天，如果间隔时间过短会影响疫苗本身的免疫应答反应，特别是这种含有吸附制剂的三联疫苗；如果间隔太长了则会推迟产生保护性抗体的时间，使宝宝增加暴露感染的机会，所以在为宝宝接种疫苗时既要保证接种的次数，又要保证间隔的时间是合理、适宜的。加强免疫则需在宝宝1岁半时进行。满6岁时还需再接种一剂百白破疫苗。

宝宝接种疫苗后有哪些正常反应

疫苗接种的正常反应是指医护人员实施规范操作为宝宝接种了合格疫苗之后，所出现的预防接种反应。疫苗接种的正常反应多为一过性，呈可逆性，对机体的器官组织不会造成永久性的损伤，且不会留有后遗症。

正常反应主要包括全身反应和局部反应。

1. 全身反应主要表现为发热、食欲不振、烦躁不安、睡眠不实等；除发热需要处理以外，其他症状不需进行特殊处理，只需做好家庭护理观察即可。

2. 局部反应可以是红肿或硬结。局部红肿可进行局部皮肤的干冷敷，局部硬结则需要进行干热敷；每天敷2～3次，每次10～15分钟。对于硬结吸收不理想的宝宝，还可以通过理疗的方式促进硬结的吸收。

宝宝接种疫苗后有哪些异常反应

宝宝接种的疫苗是合格的，在实施规范接种过程中或实施规范接种后而造成宝宝机体组织器官、功能的损害，在相关各方均无过错的情况下所出现的疫苗接种反应被称为异常反应。

异常反应对宝宝所造成机体组织、器官的损伤可能是永久性的、不可逆的。常见的异常反应包括晕厥、血管性水肿、过敏性皮疹、过敏性紫癜，甚至是过敏性休克等。宝宝在接种过程中一旦出现异常反应，需立即到医院进行及时处理，否则有可能会威胁到宝宝的生命。

第5个月婴儿的成长与发育

第5个月宝宝的特点

5个月的宝宝能在沙发上或小椅子上靠坐着玩，只要宝宝背部有一点支撑即可独坐片刻。

宝宝的自理能力进一步增强，学会了用两只手扶住奶瓶，自己将奶嘴送入口中；会拿着饼干放入嘴中吃。面对宝宝叫他的名字时，他会对你笑，还会发出"哦"的声音回应。如果宝宝俯卧在床上用手撑起上身时，在他的背后叫他的名字，宝宝会回头找人。在宝宝看不见的地方喊宝宝的名字，宝宝虽然看不见，但知道大人就在不远处。大人的声音对于宝宝来说就是安全的信号，宝宝会耐心地等着大人来。

5个月的宝宝眼睛会随着活动玩具移动，当玩具不小心掉到地上时，宝宝会用眼睛去寻找玩具；听觉更加灵敏，会循声寻找玩具。当玩具发出声响时，宝宝的眼睛会追随发声玩具。这时的宝宝能发出比以前更为复杂的声音，如愉快时发出"咕噜咕噜"的声音，不高兴时会大声喊叫；有的宝宝还学会了咳嗽声音，可以发出一些由辅音和元音拼在一起的声音。

宝宝还能根据自己的需要产生各种情绪，喜、怒、哀、乐皆形于色。

第5个月宝宝体格发育的指标

第5个月女婴、男婴体格发育指标

性别	年龄	项目								
		身长（单位：cm）			体重（单位：kg）			头围（单位：cm）		
		下限值	中间值	上限值	下限值	中间值	上限值	下限值	中间值	上限值
女婴	5月	60.8	65.2	69.8	5.92	7.36	9.23	39.2	41.6	44.3
男婴	5月	62.1	66.7	71.5	6.36	8	9.99	40.2	42.7	45.5

注：本数据采用了卫生部妇幼保健与社区卫生司2009年9月发布的《中国7岁以下儿童生长发育参照标准》。为了方便阅读理解，在这里我们将+2SD（2个标准差）设为上限，−2SD设为下限，在上限和下限之间视为一般状态。

怎样对第5个月宝宝的体格发育进行评价

对第5个月宝宝的身长、体重、头围等项目进行测量，将测量结果填在"体格发育评价记录表"中，并与上表中相应指标数值进行比较，根据比较结果对宝宝体格发育水平给予评价。

体格发育评价记录表

项目	结果	评价
身长（cm）		
体重（kg）		
头围（cm）		

具体评价方法：

1.将测查结果填写在"结果"栏内。

2.结果与中间数值基本相符，在"评价"栏中用"＝"表示；结果高于中间数值，用"↑"符号表示；结果低于中间数值，用"↓"符号表示。

3.结果低于下限数值，或者高于上限数值，可以到医院儿童保健科进行咨询。

第5个月宝宝的智力发展特点

月龄 \ 领域	大运动	精细动作	语言	认知	社会性
第5个月	5个月的宝宝可以比较熟练地从仰卧位翻到侧卧位，再翻到俯卧位。拉坐竖直身，可以靠着大人或物体独坐片刻。	5个月的宝宝手部动作逐渐增加，探索意识增强，可以准确伸手抓握物体，摇晃、敲击、摸索的动作较多。	5个月的宝宝能够模仿大人发音，有时也会自发地发出一些不清晰的音节。此年龄段的宝宝对自己的名字已有反应，有人叫其名字时能回头。	当玩具掉到地上，或滚落到某个角落时，宝宝可以用目光跟随寻找失落的玩具。	5个月的宝宝消化功能增强了，手也能握住东西，可以自己将饼干喂到嘴里。

怎样对第5个月宝宝的智力发展进行评价

评价的具体观察内容和操作方法如下表：

项目 \ 领域		大运动	精细动作	社会性	认知	语言
项目1	观察内容	仰卧位拉腕时可抬起头肩部位	抓住悬挂的玩具	将玩具放在嘴里	皮球掉下后两眼追找	主动和人或玩具说话
	操作方法	宝宝仰卧位，拉腕时头和肩部能跟随一起抬起。	能抓住悬挂在空中的玩具。	宝宝见到玩具会拿到嘴里啃。	当宝宝注视着皮球时，让皮球落下滚动，宝宝能两眼追着皮球找。	给宝宝一个玩具，宝宝对着玩具时能主动发音。
项目2	观察内容	可从一侧向另一侧翻身	伸向玩具并可抓住	注意说话和唱歌的人	抓住附近的拨浪鼓	听到音乐时能发出声音
	操作方法	宝宝仰卧或俯卧时，可以自己从一侧向另一侧翻身。	用玩具逗引宝宝，宝宝手能伸向玩具并能抓住玩具。	当他人交谈或唱歌时，宝宝会注意听。	把拨浪鼓放在离宝宝手不远处，宝宝能主动伸手抓住。	宝宝听到熟悉的音乐时，会发出声音。

将评价结果记录在如下表中。

记录方法：

能够按标准顺利通过，则用"○"表示；未能按标准顺利通过，则用"×"表示；虽然通过但不太顺利，介于上述两种情况之间用"△"表示。将测查结果填写在"智力发展评价记录表"中。

智力发展评价记录表

项目＼领域	大运动	精细动作	社会性	认知	语言
项目1					
项目2					

对智力发展评价结果的解释

结果可分为三种情况：较好、需要特别关注、一般。具体解释参考如下：

1.较好的发育状态：测评结果中，如果每个领域两项都是"○"，说明宝宝在这个领域处于较好的发育状态；

2.需要特别关注：测评结果中，如果单个领域的项目中，没有"○"，并且其中一项是"×"，您就需要特别关注宝宝在该领域中的发育情况；

3.发育情况一般：介于以上两种情况之间的，说明发育情况一般；

4.若以上五个领域中，有两个或两个以上领域处于需要关注的情况，则希望到医院儿童保健科咨询。

本书的评估内容和方法本着简单易行服务于家长的原则，其结果只能作为参考和问题的早期发现。

第6个月

第6个月婴儿的喂养与护理

是否该添加辅食了

根据世界卫生组织、《中国婴幼儿喂养指南》（2016版）、美国儿科学会的建议，6个月内的宝宝暂时不需要添加辅食，无论是纯母乳喂养或者配方奶喂养还是混合喂养的宝宝，都建议母乳或者配方奶为唯一食物，6个月以后具备发育的条件，再添加含铁丰富的辅食，并添加维生素D，无须补钙。

是否需要为宝宝准备一些磨牙食品

该月龄的宝宝不需要添加辅食，所以磨牙的食品暂时是不需要的，但是为缓解宝宝的出牙不适或心理需求，可以准备一些磨牙棒，如食用级别的橡胶棒。

人工喂养的宝宝以配方奶为主

人工喂养的宝宝还是应以配方奶为唯一食物，并添加维生素D，无须补钙。

宝宝只吃一侧奶怎么办

如果宝宝只吃一侧奶，会引起很多妈妈的焦虑。一般来讲，妈妈焦虑的原因主要有两方面，一方面担心宝宝吃不饱；另一方面担心宝宝只吃一侧奶，时间久了双侧乳房大小不一。出现这样的表现肯定是有原因的，所以需要先去找原因。

到5、6个月只吃一侧奶，这样的问题应该不是从5、6个月才开始出现，应该是从宝宝很小的时候就已经出现了这样的情况。常见原因有：妈妈的双侧乳头大小不一或者有一侧凹陷，导致宝宝含乳感觉有差别；双侧乳房奶阵快慢不一致；以及妈妈抱宝宝的习惯不一致等。

这个问题到5~6个月大的时候再进行纠正，相对来讲比较困难一些，因为五六个月大的宝宝，对外界的认知越来越强烈，所以很多时候自己的个性也越来越凸显出来。难以纠正，并不是不能纠正，我们可以尝试一些方法。

1.可以在宝宝不饿的时候让他尝试在他不喜欢吃乳的那一侧"玩耍"，让宝宝和乳房多做一些亲密的接触。

2.也可以在宝宝困倦时想吃奶的时候给宝宝吃平时不想吃的那一侧。

3.尝试以相同的体位来喂宝宝两侧乳房。这句话怎么理解呢？比如说妈妈抱着宝宝喂奶的时候，以"摇篮抱"抱着宝宝吃他喜欢吃的一侧乳房，吃完喜欢的那一侧乳房以后，平移到另外一侧就是"橄榄球抱"。如果妈妈是躺喂，宝宝吃完喜欢的一侧以后，宝宝和妈妈的体位都不改变，将宝宝的身体垫高，让宝宝能够接触到他不喜欢的一侧乳房就可以了。如果宝宝接受度不高，可以选择在宝宝困倦时进行。

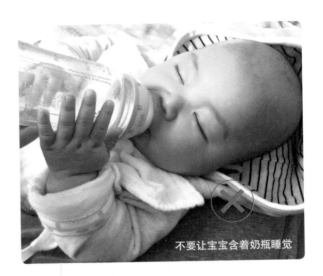
不要让宝宝含着奶瓶睡觉

为什么不要让宝宝含着奶瓶睡觉

含着奶瓶睡觉，奶液会在口腔有残留，从而会增加龋齿发生风险；奶瓶喂养本身就可以导致牙齿咬合出现问题；也会引起其他问题，比如中耳炎。所以，任何时刻都不建议宝宝含着奶瓶睡觉。

母乳喂养的宝宝奶睡不会增加龋齿风险

母乳亲喂的宝宝经常吃着奶就睡着了，家长也因此担心会出现类似奶瓶所致龋齿的问题。其实，母乳亲喂不会。

首先，有充分的研究显示母乳喂养有预防龋齿的作用。母乳当中的乳糖是乙型乳糖，有抑菌作用，而牛奶含有的是甲型乳糖，会促进细菌滋生。母乳中还含有大量其他的免疫物质，能起到抑制细菌生长的作用。

其次，亲喂的含乳方式与奶瓶不同。母亲乳头位于宝宝的软硬腭交界处，乳汁被吸吮出来之后直接进入消化道，不会过多在口腔残留，所以不会导致龋齿。

但是很多母乳喂养的宝宝确实存在

龋齿等口腔问题，原因并不是母乳亲喂导致的，而是由于在添加辅食后，没有进行合理的口腔清洁和护理。添加辅食之后，口腔的清洁和保养十分重要。

添加辅食的时机

宝宝满6月龄时是添加辅食的最佳时机。宝宝满6月龄后，纯母乳喂养已无法再提供足够的能量，以及铁、锌、维生素A等关键营养素，因而必须在继续母乳喂养的基础上引入不同口味、不同质地的食物。

过早添加辅食，容易因宝宝消化系统不成熟而引发胃肠不适，进而导致喂养困难或增加感染、过敏风险。过早添加辅食也是母乳喂养提前终止的重要原因，并且是儿童和成人期肥胖的重要风险因素。过早添加辅食还可能因进食时的不愉快经历，影响婴幼儿期的进食行为。

过晚添加辅食，则会增加婴幼儿

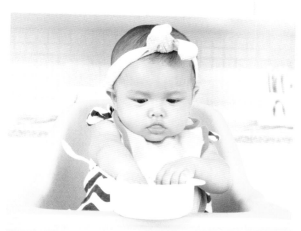

蛋白质、铁、锌、碘、维生素A等缺乏的风险，进而导致营养不良以及缺铁性贫血等各种营养缺乏性疾病，并造成长期不可逆的不良影响。过晚添加辅食也可能造成喂养困难，增加食物过敏风险等。少数宝宝可能由于疾病等各种特殊情况而需要提前或推迟添加辅食。这些宝宝必须在医师的指导下选择辅食添加时间，但一定不能早于满4月龄前，并在满6月龄后尽快添加。

添加辅食的原则

首先，为了保证能量及蛋白质、钙等重要营养素的供给，7～9月龄宝宝每天的母乳量应不低于600ml，每天应保证母乳喂养不少于4次；10～12月龄宝宝每天母乳量约600ml，每天应母乳喂养4次；而13～24月龄幼儿每天母乳量约500ml，每天母乳喂养不超过4次。对于母乳不足或不能母乳喂养的婴幼儿，满6月龄后需要继续以配方奶作为母乳的补充。

其次，注意辅食添加的原则，每次只添加一种新食物，由少到多、由稀到稠、由细到粗，循序渐进。从一种富铁泥糊状食物开始，如强化铁的宝宝米粉、肉泥等，逐渐增加食物种类，逐渐过渡到半固体或固体食物，如烂面、肉末、碎菜、水果粒等。每引入一种新的食物应适应2~3天，密切观察是否出现呕吐、腹泻、皮疹等不良反应，适应一种食物后再添加其他新的食物。

再次，添加辅食需要注意宝宝的人身安全，有条件的家庭建议给宝宝准备安全系数高的餐桌椅，或者给宝宝准备低矮的餐桌椅，保证宝宝不会因坠落而发生意外。

最后，添加辅食后，几天不解大便，有可能再次成为继"攒肚子"之后的重点问题。很多宝宝在添加辅食后会出现大便性状的变化，一些宝宝会出现腹泻，但是大多数宝宝会出现真正的便秘。出现便秘，不要着急，可以考虑给宝宝调整辅食，添加一些根茎类食物，比如红薯、山药、土豆等，或纤维素多的食物，比如青菜叶、木耳等。

第6个月婴儿的疫苗与接种

乙肝疫苗共需接种几次

乙肝疫苗共需接种4剂次，其中基础免疫3剂次，即第1剂在新生儿出生后24小时内接种，第2剂在1月龄时接种，第3剂在6月龄时接种；加强免疫1剂次，12岁时接种。

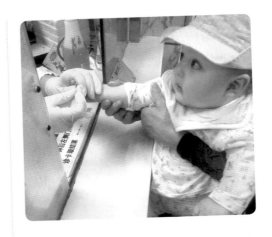

6月龄宝宝开始接种的流脑A群疫苗可预防哪种脑炎

流脑A群疫苗的全称叫作流行性脑脊髓膜炎多糖疫苗，用于预防脑膜炎双球菌引起的急性呼吸道传染病。

流脑多发于冬春季，一般2~4月为流行的高峰期，由于我国地域辽阔，南北温差较大，所以该病流行的时间略有所不同。目前流脑A群疫苗为全年均可接种，疫苗接种后的7~10天时人体内血清中即可产生杀菌抗体和血凝抗体，2~4周时抗体水平即可达高峰，当宝宝体内已具有足够的保护性抗体时，就不怕感染上流脑了。当宝宝满6个月时就可以开始接种流脑A群疫苗了。

宝宝需要口服轮状病毒疫苗吗

据统计全球每年大约有90万名婴幼儿死于轮状病毒感染性腹泻，我国每年大约有1000万名婴幼儿感染轮状病毒。

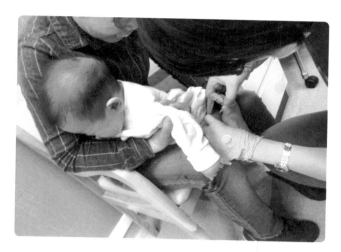

由于轮状病毒所感染的腹泻多发于秋季，故称为秋季腹泻，其最易侵犯的是6个月至3岁的宝宝。

近年来为有效地预防由轮状病毒感染所引起的腹泻，国产的轮状病毒减毒活疫苗已问世，并已应用于临床。该疫苗可对四种类型的轮状病毒感染后的宝宝起到交叉保护作用，接种后可产生足够的抗体水平，保护期可达一年半。

该疫苗为口服的液体制剂。服用前后的注意事项及要求基本与口服的脊髓灰质炎疫苗相同。6个月为该疫苗接种的起始月龄，6个月～3岁的宝宝需每年服一次，而3～5岁的宝宝只需服一次即可。

如果宝宝特别容易出现腹泻的问题，推荐口服轮状病毒疫苗。

手足口病疫苗有必要接种吗

手足口病是由肠道病毒引起的一种

传染性疾病，环境中有20多种肠道病毒都可引发手足口病，其中以柯萨奇病毒A16型（CoxA16）和肠道病毒71型（EV71）最为常见，多发生于5岁以下儿童。每年的5～8月份是手足口病的高发期。

部分患儿仅表现为皮疹或疱疹性咽峡炎，而且绝大部分患儿预后良好，多数1周左右痊愈，属于轻型的手足口病。轻型的手足口病多由柯萨奇病毒感染所致。仅少数3岁以下的婴幼儿会出现重症手足口病，如脑膜炎、脑干脑炎、脑脊髓炎、肺水肿以及循环障碍等，极少数病例可因病情危重而致死亡，或即便存活也会留有后遗症。重症的手足口病则是由肠道病毒71型（EV71）感染所致。

手足口病疫苗主要是预防由EV71型病毒引起的重症手足口病。该疫苗适合于6月龄～3岁的宝宝。每次使用的剂量为0.5ml，于上臂三角肌肌内注射，基础免疫程序为两剂，两剂之间间隔1个月。

鉴于重症手足口病给宝宝所带来的危害严重，建议具备条件的家庭选择接种手足口病疫苗。

流感疫苗怎么接种

流感是由流感病毒感染引起的一

种急性、发热性的呼吸道传染病，流感病毒感染后常出现多种并发症，肺炎是最常见的并发症之一，因此接种流感疫苗可减少或避免流行性感冒对宝宝生命所造成的威胁。但由于流感病毒的变异性大，接种一剂流感疫苗其保护性抗体只能维持1年之久。

流感疫苗分为儿童剂型与成人剂型。儿童剂型适合于6月龄～3岁的婴幼儿，首次接种需要接种两剂，每剂为0.25ml，两剂之间间隔1个月；之后如果每年连续接种，之后每年只接种一剂0.25ml即可。成人剂型适合于3岁以上的儿童和成年人，每年只需接种一剂，每剂0.5ml。对蛋白过敏者不宜接种流感疫苗。

B型流感嗜血杆菌疫苗和流感疫苗的区别

项目	B型流感嗜血杆菌疫苗	流感疫苗
病原名称	B型流感嗜血杆菌	流感病毒
病原类型	细菌	病毒
季节	一年四季均可，春秋高发	冬春季高发
可预防的疾病	咽炎、会厌炎、喉炎、气管炎、支气管炎、肺炎、脑膜炎、蜂窝组织炎、败血症等	流行性感冒
接种对象	2个月～5岁儿童	6个月以上婴幼儿、60岁以上老年人、体弱多病者、慢性疾病患者等
免疫程序	小于6个月，1次；6～12个月，2次；1～5岁，1次；与最后一次基础免疫间隔12个月进行一次加强免疫	6个月～3岁婴幼儿需接种2次，每次之间间隔1个月；3岁以上人群每年1次
接种剂量	每次0.5ml	6个月～3岁婴幼儿，每次0.25ml；3岁以上人群，每次0.5ml
抗体保护年限	4年左右	1年

HIB与流感疫苗有何不同

由于"B型流感嗜血杆菌疫苗（HIB）"和"流感疫苗"的名称中都含有"流感"二字，往往会造成人们对其产生误解，有不少人把"B型流感嗜血杆菌疫苗"和"流感疫苗"两者混为一谈。实际上它们是两种截然不同的疫苗，以下列表进行比较：

第6个月婴儿的成长与发育

第6个月宝宝的特点

6个月的宝宝一般能够学坐或支撑坐了，视野也比原来开阔了许多。这时，妈妈把宝宝扶着站在腿上，宝宝会欢快地蹦蹦跳跳，腿上的力气也比以前大得多。

宝宝的行动更加自如，妈妈用玩具吸引宝宝的注意力，宝宝可以自如地从仰卧变成侧卧、俯卧，再从俯卧转成仰卧。这时如果想拿走宝宝手里的玩具，宝宝会紧紧抓住不放。宝宝仰卧时，如果把毛巾放在他脸上，宝宝会用手扯开。宝宝到了6个月，还有了一样新的本领，就是可将玩具从一只手移到另一只手。

6个月宝宝的视敏度已经接近成年人水平，6个月大的宝宝眼睛已有成年人的2/3大，看物体已是双眼同时看，从而获得正常的"两眼视觉"，而距离及深度的判断力也在继续发展。这时他们的视力已经不像新生儿时那样是模糊的了，世界在他们眼中已经清晰多了。他们也能注视周围更多的人和物体，还可以注视细小的物品，能分辨声音的来源与方向。

6个月的宝宝对人的反应有了选择，对母亲和他所熟悉的人及陌生人的反应是不同的，对妈妈更为偏爱。这时的宝宝在母亲面前表现出更多的微笑、咿呀学语、依偎、接近；而在其他熟悉的人，比如家里其他成员面前这些反应则要相对少一些；对陌生人这些反应就更少了。有的宝宝表现出对生人惧怕、紧张、恐惧甚至哭泣、大喊大叫，开始认生。

第6个月宝宝体格发育的指标

第6个月女婴、男婴体格发育指标

性别	年龄	项目								
		身长（单位：cm）			体重（单位：kg）			头围（单位：cm）		
		下限值	中间值	上限值	下限值	中间值	上限值	下限值	中间值	上限值
女婴	6月	62.3	66.8	71.5	6.26	7.77	9.73	40.0	42.4	45.1
男婴	6月	63.7	68.4	73.3	6.7	8.41	10.5	41.0	43.6	46.3

注：本数据采用了卫生部妇幼保健与社区卫生司2009年9月发布的《中国7岁以下儿童生长发育参照标准》。为了方便阅读理解，在这里我们将+2SD（2个标准差）设为上限，-2SD设为下限，在上限和下限之间视为一般状态。

怎样对第6个月宝宝的体格发育进行评价

对第6个月宝宝的身长、体重、头围等项目进行测量，将测量结果填在"体格发育评价记录表"中，并与上表中相应指标数值进行比较，根据比较结果对宝宝体格发育水平给予评价。

体格发育评价记录表

项目	结果	评价
身长（cm）		
体重（kg）		
头围（cm）		

具体评价方法：

1.将测查结果填写在"结果"栏内。

2.结果与中间数值基本相符，在"评价"栏中用"＝"表示；结果高于中间数值，用"↑"符号表示；结果低于中间数值，用"↓"符号表示。

3.结果低于下限数值，或者高于上限数值，可以到医院儿童保健科进行咨询。

第6个月宝宝的智力发展特点

领域 月龄	大运动	精细动作	语言	认知	社会性
第6个月	6个月的宝宝可以独坐一会儿。大人扶着他站立时，会有蹦跳的动作感觉。这时的宝宝能够趴着往前蹭，这是爬行的基础。	6个月的宝宝能够抓取小物体。这时的宝宝还会扔掉东西，再捡起，反复操作。玩积木等玩具时可以倒手。	6个月的宝宝能听懂一些语气，可以听声音辨别熟悉的人物。可以发出"da-da、ma-ma"等音。	6个月的宝宝已经有一定的记忆能力，能够区别熟悉的人和陌生的人。	此年龄段的宝宝对大小便的指令有声音反应。许多固体的食品也都可以自己喂食到嘴里。

怎样对第6个月宝宝的智力发展进行评价

评价的具体观察内容和操作方法如下表：

项目	领域	大运动	精细动作	社会性	认知	语言
项目1	观察内容	示意可爬	手探索桌面	伸臂求抱	一只手握一块方木	对人发出咿呀学语声
	操作方法	用玩具逗引宝宝，宝宝会有向前爬的意愿，能趴着往前蹭。	抱坐在桌前，宝宝会用手在桌面上触碰。	看到妈妈或来人时，能主动伸出手臂让别人抱。	两只手能同时握住两个玩具。	对着周围的人发出咿呀学语，好像在说话。
项目2	观察内容	在轻微的支持下可坐	可玩摇铃	从杯子里喝水（成人拿着）	从桌子上抓起方木	能发出4种不同的声音
	操作方法	宝宝倚靠一点儿支持就能坐住。	给宝宝摇铃，宝宝知道玩耍。	妈妈拿水杯给宝宝喝水，宝宝能从杯中喝到水。	抱坐在桌前，将方木放在宝宝面前，宝宝能拾起方木。	这时的宝宝能发出4种以上的声音。

将评价结果记录在如下表中。

记录方法：

能够按标准顺利通过，则用"○"表示；未能按标准顺利通过，则用"×"表示；虽然通过但不太顺利，介于上述两种情况之间用"△"表示。将测查结果填写在"智力发展评价记录表"中。

智力发展评价记录表

领域 项目	大运动	精细动作	社会性	认知	语言
项目1					
项目2					

对智力发展评价结果的解释

结果可分为三种情况：较好、需要特别关注、一般。具体解释参考如下：

1.较好的发育状态：测评结果中，如果每个领域两项都是"○"，说明宝宝在这个领域处于较好的发育状态；

2.需要特别关注：测评结果中，如果单个领域的项目中，没有"○"，并且其中一项是"×"，您就需要特别关注宝宝在该领域中的发育情况；

3.发育情况一般：介于以上两种情况之间的，说明发育情况一般；

4.若以上五个领域中，有两个或两个以上领域处于需要关注的情况，则希望到医院儿童保健科咨询。

本书的评估内容和方法本着简单易行服务于家长的原则，其结果只能作为参考和问题的早期发现。

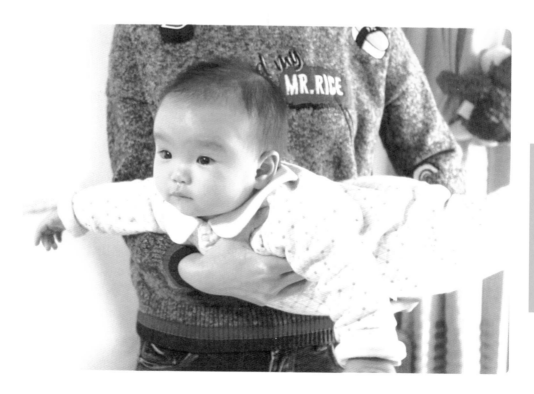

第7个月

第7个月婴儿的喂养与护理

第7个月宝宝体重多少

宝宝最近几个月体重增长相对前3个月增长放缓，但是仍在第一个生长高峰期，一般情况下7～9个月时每周增长90g～120g，也可参考这个计算公式：7～12月体重（kg）=6+月龄×0.25（kg），但这些数值仅供参考，具体还需要看宝宝出生体重和一些具体情况。

继续坚持母乳喂养

这个月龄的宝宝仍然需要继续母乳喂养。母乳是1岁以内宝宝最主要的食物。配方奶喂养或者混合喂养的宝宝，这时应该保证每日摄入奶量600ml左右。

可以引入固体食物的迹象

可以引入固体食物的迹象包括以下几个方面：

1.会独坐。如果宝宝能够在餐椅上有支撑地稳定地坐住就可以尝试吃固体食物了。此前不添加固体食物主要是为了避免宝宝坐不稳的时候，对食物掌控不好，导致被食物呛到。

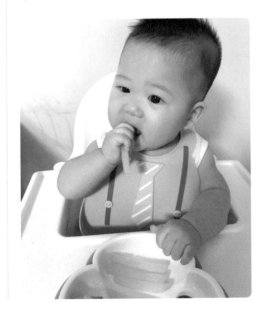

2.对大人食物感兴趣。

3.挺舌反射消失。挺舌反射是宝宝先天的一种保护性反射，表现为宝宝的舌头把嘴里的固体食物顶出去，以防窒息。这个反射主要是让小月龄的宝宝只吃母乳或配方奶，避免引入其他食物，以免发生不必要的危险。宝宝的挺舌反射消失，代表着可以引入固体食物了。

4.体重翻倍。体重较出生体重增加1倍。

为什么开始时需要添加含铁丰富的食物

6月龄之后，宝宝来自母体赠予的储备铁已消耗殆尽，而母乳的铁含量不能满足宝宝生长发育的需求，所以6月龄以后添加辅食的主要目的包括补充铁，促进宝宝对食物的兴趣以及锻炼宝宝的主观能动性。

添加辅食注意事项

1.辅食添加要循序渐进。宝宝发育情况决定添加辅食情况，6个月左右，体重6.5kg～7kg，添加一定要从单一品种逐渐添加，由少到多，如可以从1勺到2勺再到多勺，直至逐渐可以替代一次奶量。一般一种辅食添加3～4天，宝宝没有不适后再添加其他新的辅食，忌一次添加两种辅食，否则如果宝宝对某种食物过敏，很难确定是哪种食物，且添加

每种辅食一定给宝宝一个适应的过程。在宝宝适应多种食物后可以混合喂养，逐渐将单纯米粉替换为蛋黄米粉糊、肉泥蛋羹、肝泥等。

2.这个阶段建议是泥状食品。另外，宝宝开始使用勺、杯进食可帮助口腔动作协调，尽早学会主动吞咽。

3.注意补铁。这个月份的宝宝身体储存的铁逐渐不能满足生长发育，不能及时补充容易出现缺铁的情况。主要应通过添加含铁丰富的辅食来补铁，建议选择铁强化的米粉，随着辅食种类的丰富可以逐渐添加红肉和蛋黄等。不建议频繁食用猪肝泥，1周1次即可，因为动物内脏尤其是肝脏富含维生素A，维生素A是脂溶性维生素，长期食用会在体内蓄积，导致中毒。

4.不建议过早食用普通鲜奶、酸奶、奶酪等。因为这些奶或奶制品的蛋白质和矿物质含量远高于母乳，会增加婴幼儿肾脏负担，故不宜喂给1岁内宝宝。普通豆奶粉、蛋白粉的营养成分也不建议作为1岁内宝宝的食品。

添加辅食特别需要注意食物过敏

给这个月龄的宝宝添加的食物需注意过敏问题，尤其是对于过敏体质或父母任何一方是过敏体质的宝宝，在每次添加完后都要注意有无过敏的情况，注意接触的皮肤是否发红，皮肤有无皮

疹等情况，严重的过敏还包括便血、哮喘发作甚至过敏性休克等。如有这些情况，一定给予注意并准确判断是何种食物引起，严重者及时就诊，并在以后添加时避免。

过敏源因很多，主要是遗传和环境的相互作用所导致。遗传属于内在因素，来自父母的基因是无法改变的。但是有关食物过敏的外在因素是可控的。例如半岁之内纯母乳喂养，6～12月龄根据宝宝的条件添加含铁丰富的辅食，并做到辅食多样化，都可以在预防过敏方面起到一定的作用。而使用部分水解或者全水解奶粉，对预防食物过敏是否有帮助尚有争议。

添加辅食过程中会出现哪些问题? 如何处理

宝宝不适应食物的变化

如果发现宝宝不适应食物的变化，可以放缓添加速度。比如原本2～3天添加一种新的食物，可以延长到3～4天，或者4～5天。

宝宝不吞咽食物

如果宝宝只是含着食物而不吞咽，要考虑宝宝是吃饱了吗，还是食物的体积比较大，比如粗纤维的蔬菜在嘴里形成比较大的团块，难以吞咽。

所以在喂食过程中，发现宝宝头偏向一边、拒绝张嘴或者推开大人的手等表现，就不要再喂了，如果是上面第二个原因，一定要等宝宝将嘴里的食物嚼碎吞咽后再喂第二勺，千万不要催促宝宝，以免给宝宝留下不愉快的进食体验，从而导致厌食。

一日食谱举例

7月龄的宝宝开始准备添加辅食，应从糊状食物逐渐过渡到泥糊状食物，所以制作主要以弄碎、煮熟、捣烂后混合成泥糊状为主，由单一食物逐渐添加，添加辅食过程中注意有无过敏、胃肠道不适等症状，每种辅食添加注意应有一个适应过程。

每日进食安排举例：

6：00	母乳或配方奶150ml～200ml
9：30	母乳或配方奶150ml～200ml
10：30	辅食
12：30	母乳或配方奶150ml～200ml
15：30	辅食
18：00	母乳或配方奶150ml～200ml
21：00	母乳或配方奶150ml～200ml

上面母乳喂养的时间仅是参考，母乳喂养应按需喂养，一般每日奶量不低于600ml，每日不低于4次。至于辅食的分量和时间仅供参考，请根据每个宝宝的具体情况添加。

新生儿婴儿护理养育指南

辅食选择举例：

开始时，每日两次同一种类辅食，如米糊10g～20g。

经过一段时间适应可以上午是米糊，下午为某种水果或蔬菜泥加蛋黄，如南瓜泥（20g）、土豆泥（20g）以及香蕉泥（20g）。

此月下旬可以尝试添加肝泥等动物性食品（20g），如猪肝、鸡肝、鸡血羹等。

辅食添加后如何补充水分

6月龄之后开始添加辅食，可以按照宝宝的需求和喜好补充水，干净的水就可以，不建议饮用果汁或者含有任何添加剂的水。喝水量没有严格标准，宝宝是非常智能的"高级动物"，喝水一定要尊重宝宝的意愿。喝水量没有过多的要求。6～12个月的宝宝如果吃奶减少，每天可以喝水240ml左右，如果吃奶很频繁，不需要强迫喂水，因为母乳、配方奶或其他代乳品的主要成分也是水。

如何培养宝宝喝水的习惯

喝水不需要有太多的焦虑，例如，宝宝不会用吸管杯或鸭嘴杯也不需要焦虑。给宝宝一个宽松的环境，让宝宝逐渐尝试即可。白天把水杯带在身边，给宝宝做喝水的示范动作，当宝宝看到大人啜饮的时候，可能就会想分享这种"神奇"的液体。

最开始一般可使用鸭嘴杯、吸管杯，宝宝能轻巧地拿起杯子并放到嘴

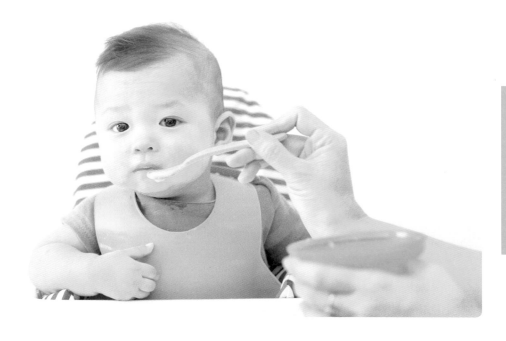

里，然后逐渐过渡到窄口杯，再逐渐过渡到宽口杯。

为什么不建议喝果汁

以前，有人建议6月龄以后可以添加鲜榨果汁或者100%纯果汁。事实上由于果汁不仅缺乏纤维素，过多果汁还会增加宝宝消化道的负担，进而影响吃奶量。此外，果汁含糖量高、渗透压高，可能导致龋齿等诸多方面的问题。因此近年来许多国家的喂养指南都不建议1岁以内添加果汁。

水果可以做成泥糊状给宝宝吃，还有一些水果可以直接拿着吃，例如香蕉就没必要打成泥糊状。

预防龋齿

由于在添加辅食后，口腔的清洁和保养尤为重要，没有进行合理的口腔清洁和护理，容易增加龋齿的发生。另注意避免含着奶瓶睡觉，以免增加龋齿的风险。不要给宝宝吃含糖量高的食物，餐后注意清洁牙齿或者喝水。

宝宝发烧时的喂养

建议根据宝宝的实际情况进行调整。例如发烧已经影响了食欲，宝宝就只愿意吃母乳或配方奶。如果没有影响

食欲，宝宝就会像往常一样进食。在宝宝发烧的时候，可能会有一点点不舒服，这个时候的喂养和饮食更需要尊重宝宝的意愿。

有些混合喂养的宝宝或者已经添加辅食的宝宝在发烧期间可能会出现只吃母乳的情况，这是因为母乳易消化、吸收，宝宝偎依在乳房旁边更具有安全感，并且乳汁中可能含有促进宝宝病情恢复的抗体。只吃母乳也是宝宝智能选择的结果。

如果宝宝的吃奶情况已经明显受到影响了，并且出现精神状态差、尿少的情况，建议积极就医。

第7个月婴儿的疫苗与接种

什么情况下宝宝需暂缓接种疫苗

宝宝如有以下情况需暂缓接种疫苗：

1.当宝宝处于某种疾病的急性期或患有急性传染性疾病应缓种疫苗，以免加重病情。待疾病完全恢复后一周再行接种。

2.当宝宝发热、体温超过37.5℃时，也应暂缓接种。因为发热的原因是多种多样的，极有可能是流感、麻疹、脑炎、肝炎等传染病的早期症状，如此时接种可能加重原有病情。

新生儿婴儿护理养育指南

3. 如宝宝接种的部位有严重的皮炎、牛皮癣、湿疹、皮疹及化脓性皮肤病，应治愈后再行接种。

哪些宝宝不宜接种疫苗

预防接种属人工自动免疫，对预防、控制和消灭传染病起着举足轻重的作用。但由于每个人的健康状况不同，接种后其反应的轻重程度也有所不同，为减轻预防接种反应、减少异常反应及意外事故的发生，对不宜进行预防接种的对象作了详细的规定，在免疫规划中我们称之为禁忌证。

宝宝如有以下情况不宜进行接种：

1. 凡既往有明确过敏史的宝宝应慎重接种疫苗。因为宝宝有可能对疫苗中的某种成分过敏，这样可使具有过敏体质的宝宝发生过敏反应，轻则起荨麻疹，重则会发生过敏性紫癜、紫癜肾，甚至发生过敏性休克，如果抢救不及时便会威胁到宝宝幼小的生命。

2. 患有严重的心脏、肝脏、肾脏疾病以及结核病的宝宝，也不宜进行预防接种，尤其是存在脏器功能不全的宝宝。否则因体质较差，接种后有可能加重其原有的疾病，而且还会给这些脏器增加额外的负担。

3. 具有先天性免疫缺陷、免疫功能低下的宝宝不宜进行预防接种，尤其是减毒活疫苗。因为由于宝宝免疫功能的低下，接种疫苗后不但起不到预防疾病的作用，反而有可能使宝宝致病。

4. 患有中枢神经系统性疾病的宝宝，如大脑功能发育不全、癫痫、热性惊厥、抽风病史、脑炎后遗症等患儿不宜进行预防接种。特别是百白破混合制剂、乙脑和流脑疫苗。否则有可能诱发或加重宝宝原有的疾病，再次引起抽风，使宝宝旧病复发。

5. 如果宝宝的大便比平时增多，如每天排便4次以上（即出现腹泻时），不宜接种口服的疫苗，如脊髓灰质炎疫苗、轮状病毒疫苗等。因为腹泻可使口服的疫苗很快随粪便排出体外，从而失去其免疫作用。

6. 凡发现有对鸡蛋过敏的宝宝不宜接种流感等疫苗，因为流感疫苗中含有残留的鸡蛋白的成分。

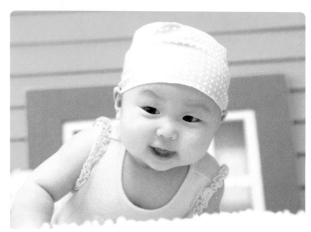

第7个月婴儿的成长与发育

第7个月宝宝的特点

7个月的宝宝已经习惯坐着玩了。如果扶他站立，他会不停地蹦跳。

这个阶段的宝宝，远距离知觉开始发展，能注意远处活动的东西，如天上的飞机、飞鸟等。这时的视觉和听觉有了一定细察能力和倾听的性质，这是观察力的最初形态。这时期周围环境中新鲜的和鲜艳明亮的活动物体都能引起宝宝的注意。7个月的宝宝能主动向声源方向转头，也即有了辨别声音方向的能力，听到妈妈哄逗的声音可发出笑声，有的宝宝甚至会听从妈妈的指令做出相应的动作。

宝宝7个月起可发出单词的声音，此时发出的声音不仅有元音，还有辅音。有时会无意识地叫"爸爸""妈妈""呜呜"等。当宝宝发音时，妈妈可以用相同或不同的辅音作答，促使宝宝发出更大声、更清晰的声音。宝宝喜欢听大人用夸张的口形发出清楚的声音，他会想法使劲模仿，或发出另一种声音和大人互动。7个月的宝宝一般可发出4~6个辅音，妈妈要鼓励宝宝多发音，为以后学习语言做准备。

宝宝在这个阶段就能分辨亲人和陌生人，有害怕陌生人的表现，逐步产生自我意识，与妈妈等亲人互相依恋，当妈妈离开时会出现分离焦虑。

第7个月宝宝体格发育的指标

第7个月女婴、男婴体格发育指标

性别	年龄	项目								
		身长（单位：cm）			体重（单位：kg）			头围（单位：cm）		
		下限值	中间值	上限值	下限值	中间值	上限值	下限值	中间值	上限值
女婴	7月	63.6	68.2	73.1	6.55	8.11	10.15	40.7	43.1	45.7
男婴	7月	65	69.8	74.8	6.99	8.76	10.93	41.7	44.2	46.9

注：本数据采用了卫生部妇幼保健与社区卫生司2009年9月发布的《中国7岁以下儿童生长发育参照标准》。为了方便阅读理解，在这里我们将+2SD（2个标准差）设为上限，−2SD设为下限，在上限和下限之间视为一般状态。

怎样对第7个月宝宝的体格发育进行评价

对第7个月宝宝的身长、体重、头围等项目进行测量，将测量结果填在"体格发育评价记录表"中，并与上表中相应指标数值进行比较，根据比较结果对宝宝体格发育水平给予评价。

体格发育评价记录表

项目	结果	评价
身长（cm）		
体重（kg）		
头围（cm）		

具体评价方法：

1. 将测查结果填写在"结果"栏内。

2. 结果与中间数值基本相符，在"评价"栏中用"＝"表示；结果高于中间数值，用"↑"符号表示；结果低于中间数值，用"↓"符号表示。

3. 结果低于下限数值，或者高于上限数值，可以到医院儿童保健科进行咨询。

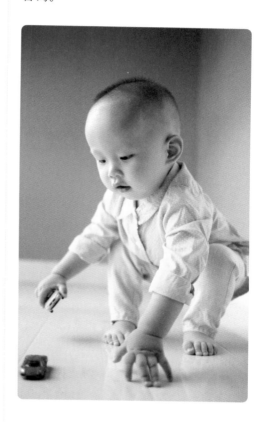

第7个月宝宝的智力发展特点

月龄 \ 领域	大运动	精细动作	语言	认知	社会性
第7个月	7个月的宝宝已经能坐稳了，还可以连续翻滚。宝宝开始用上肢和腹部匍匐爬行，但这时的宝宝上肢与下肢的动作还不能协调配合。	7个月的宝宝能够准确地抓握物体，双手可以对击玩具，会将一只手的东西传递到另一只手中。	这个时期的宝宝已经能懂得"不"的意思，可以理解一些语言，能够清晰发出"pa-pa"的声音。	玩玩具时，如果手中有东西，可以先扔掉手中的玩具，再去拿另一个。	这个时期的宝宝可以用杯子喝水，能够关注自己经常使用的东西，如奶瓶、手绢等。

怎样对第7个月宝宝的智力发展进行评价

评价的具体观察内容和操作方法如下表：

项目 ＼ 领域		大运动	精细动作	社会性	认知	语言
项目1	观察内容	拉着双手能站片刻	方木换手	能摆弄茶杯或勺子	扔掉手中的玩具拿另一个	叫名字有回应
项目1	操作方法	拉着宝宝的双手，宝宝能站一会儿。	能将一块方木或玩具，从一只手换到另一只手里。	抱宝宝在餐桌前，宝宝会伸手摆弄杯子或勺子。	让宝宝手里拿一个玩具，再出示另一个玩具逗引，他会丢掉手里的玩具拿另一个。	叫宝宝的名字时，宝宝有反应或有声音回应。
项目2	观察内容	匍行拿物	用一个物体敲打另一个物体	认人	寻找滚落的玩具	能发两个音节咿呀学语
项目2	操作方法	用色彩鲜艳或带响的玩具逗引宝宝向前爬。	宝宝能用手中物体敲击另一个物体。	能认识熟悉的人，如妈妈、爸爸、爷爷、奶奶等人。	在宝宝面前将玩具丢在地上，宝宝会用眼睛追随寻找。	能发出两个以上音节咿呀学语。

将评价结果记录在如下表中。

记录方法：

能够按标准顺利通过，则用"○"表示；未能按标准顺利通过，则用"×"表示；虽然通过但不太顺利，介于上述两种情况之间用"△"表示。将测查结果填写在"智力发展评价记录表"中。

智力发展评价记录表

项目 ＼ 领域	大运动	精细动作	社会性	认知	语言
项目1					
项目2					

对智力发展评价结果的解释

结果可分为三种情况：较好、需要特别关注、一般。具体解释参考如下：

1. 较好的发育状态：测评结果中，如果每个领域两项都是"○"，说明宝宝在这个领域处于较好的发育状态；

2. 需要特别关注：测评结果中，如果单个领域的项目中，没有"○"，并且其中一项是"×"，您就需要特别关注宝宝在该领域中的发育情况；

3. 发育情况一般：介于以上两种情况之间的，说明发育情况一般；

4. 若以上五个领域中，有两个或两个以上领域处于需要关注的情况，则希望到医院儿童保健科咨询。

本书的评估内容和方法本着简单易行服务于家长的原则，其结果只能作为参考和问题的早期发现。

第8个月

第8个月婴儿的喂养与护理

如何协调母乳或配方奶喂养与辅食添加的关系

宝宝进入第8个月以后，要在坚持母乳喂养的基础上继续添加辅食，并根据宝宝的实际需求适当增加辅食的量和种类。每个宝宝添加辅食的量不同，因此所吃的母乳的量也会有所不同，建议每天摄入的母乳量不少于600ml。

妈妈恢复月经了，还能喂奶么

奶水的产生机制和月经没有关系，所以完全可以正常哺乳。偶有妈妈感觉月经恢复之后奶量有所下降、宝宝吃奶稍烦躁，这可能和月经期激素变化、乳汁量和口感有一定的关系，但是无须紧张，安抚好宝宝，正常哺乳即可。

如何添加辅食

喂食策略：循序渐进

添加辅食要遵照循序渐进的原则，由软到硬，由细到粗，由少到多，让宝宝慢慢适应，至于适应的快慢个体差异很大。建议可以由糊状食物逐渐过渡到碎末状食物，帮助练习咀嚼，增加食物的能量密度；也可以逐渐加入动物性食物，如鱼类、蛋类、肉类和豆制品类，但这个月龄的宝宝，添加辅食仍然要注意逐渐添加，一般习惯于先添加蛋黄，可以从四分之一，到半个，再到四分之三，再到整个蛋黄，但特别提示1岁之内不建议加鸡蛋清。

辅食添加的过程中鼓励采取由宝宝主导的方法，也就是给宝宝自行进食的机会。照护者会发现宝宝可能会出现干呕反射，这其实是宝宝进行自我保护的动作。宝宝会在这个过程中感受食物的软硬度，并努力让自己的吞咽能力与之相协调。

增加辅食次数，减少母乳喂养次数

这个月龄的宝宝在保证奶量的前提下，可以每天添加2～3餐，这个月龄的宝宝每天建议添加的辅食量是137g～187g，相当于2～3个鸡蛋的重量。

在添加辅食的过程当中，可以根据实际需要减少母乳喂养次数，尤其是夜奶。

添加辅食之后，感觉吃奶量明显减少了怎么办？

这个话题困扰着很多"数字型""科学型"妈妈。其实，正常生长发育的宝宝会自行平衡吃奶和辅食的关系，无须过度紧张，但是母乳喂养的宝宝还是应按需哺乳，并注意监测宝宝的生长发育曲线。

避免混杂吃，一次不要添加两种新的固体食物

这个月龄的宝宝，添加辅食的时候仍然建议2～3天添加一种新的固体食物，并注意观察宝宝的反应，比如有没有拉肚子、出疹子等异常表现，如果没有，可以继续尝试添加新的固体食物。如在尝试某种新的食物的1～2天内出现呕吐、腹泻、湿疹等不良反应，须及时停止喂养，待症状消失后再从小量开始尝试，如仍然出现同样的不良反应，应尽快咨询医师，确认是否食物过敏。

增进宝宝食欲，改善制作辅食的方法

添加辅食的目的除了营养的原因，还包括激发宝宝对各种食物的兴趣以及宝宝的主观能动性，为宝宝养成良好的饮食习惯打下基础。

所以，在添加辅食的初期需要占用照护者一定的精力和时间去开动脑筋制作辅食，如果碰上宝宝不喜欢吃的辅食，就需要不断地去尝试。宝宝在添加辅食初期可能对颜色和形状比较感兴趣，照护者可以从这两个方面着手做些辅食，例如对于正在学习认识各种形状的宝宝，就可以为宝宝选取各种形状的宝宝面食，照护者还可以在色、香、味或者不同种类辅食的搭配方面多做改变。

可以给宝宝吃颗粒状的固体食物

在这个阶段可以尝试给宝宝吃颗粒状的固体食物。比如主食方面，可以将成人吃的米饭做得更软一些，还可以给宝宝吃一些类似手指饼干的手指状食物；蔬菜水果方面，可以将马铃薯或南瓜压制成小丁状，水果也是一样；肉蛋方面，宝宝进入第8个月，可以尝试添加各种动植物蛋白，如蛋黄、猪肉、牛肉、鸡肉、鱼肉等，但是量不需要太多。

很多家长担心过早给宝宝添加某些食物易引起宝宝过敏，导致宝宝的辅食

比较单一，但是目前越来越多的研究显示，不管是高敏体质的宝宝还是非过敏体质的宝宝，都建议辅食多样化。可以适当地尝试添加各种各样的食物，帮助宝宝适应各种各样的食物。有较为权威的研究发现，推后添加某些辅食，并不能起到预防过敏的作用。

没长牙的宝宝需要添加固体食物吗

长牙和添加辅食没有绝对的关系，例如很多妈妈认为宝宝长牙之后才能咀嚼固体食物，事实上没有长牙，并不是添加固体食物的障碍。

乳牙的钙化在出生的时候就已经完成了，即宝宝的牙齿已经埋藏在牙龈里面，只不过没有萌出而已，所以并不影响添加固体食物。

不管是否长牙，6个月左右具备添加辅食的条件即可添加固体食物。添加辅食的进度也不应该完全由一共长几颗牙来决定。

一日食谱举例

此月份主要应以泥糊状食物为主，软硬如豆腐，稠度挂勺不掉，所以制作上仍应以弄碎、煮熟、捣烂为主，但品种需要丰富，在宝宝适应好后，最好每日有菜，有肉，有淀粉类食物，种类丰富，营养均衡，并根据宝宝情况，逐渐增加稠度和硬度，如慢慢开始过渡到烂面条、星星面等。

每日进食安排举例：

6：00	母乳或配方奶150ml～200ml
9：30	辅食
12：00	母乳或配方奶150ml～200ml
15：00	辅食
18：00	母乳或配方奶150ml～200ml
21：00	母乳或配方奶150ml～200ml

8个月宝宝，每天可以安排两次辅食。以上辅食添加的分量和时间仅供参考，尤其母乳喂养宝宝仍应按需哺乳，每日不低于4次，量不低于600ml，请根据宝宝的具体情况适当调整。

辅食选择举例：

方案1：水果20g、蛋黄10g、米粉10g。

方案2：水果30g、米粉10g、蛋黄20g。

方案3：肝泥30g、米粉10g（或单纯肝泥）。

营养米糊做法举例：

油菜牛肉米糊（油菜20g、牛肉末20g、米粉10g）；

西葫芦三文鱼米糊（西葫芦20g、三文鱼20g、米粉10g）。

需注意的是，水果可以多种选择，如梨、苹果、香蕉都可以，但最好选择当季、当地水果，另建议不要冰箱储存新鲜水果制品，要现做现吃。

肝泥

【材料】猪肝1块，纯净水适量。

【做法】

1.猪肝洗净，切花刀，放入冷水中浸泡1小时，中间换水2～3次，去掉多余血水。

2.煮锅内放入清水，冷水放入猪肝，中火煮开，转小火再煮5分钟，焖30分钟。

3.煮好的猪肝放凉，切片，压成泥即可食用（中间会有肝脏血管，遇到挑出来）。

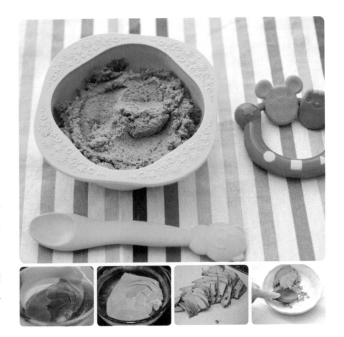

儿童烂面条

【材料】先将准备好的胡萝卜、嫩豆腐、熟蛋黄，捣碎成末备用。

【做法】

1.将面条清水煮至捞出后能搅碎的状态后，放置至温凉状态。

2.在凉好的面条里加入已经煮熟的胡萝卜泥和豆腐泥。

3.撒上碾碎的蛋黄，搅匀后即可食用。为了颜色美观还可以用绿色蔬菜点缀，如西葫芦或丝瓜，绿叶蔬菜也可。

4.这个月份后期还可逐渐增加含铁丰富的食物，如煮熟的鸡肝做成肝泥或碎肉末等，但要逐渐添加。

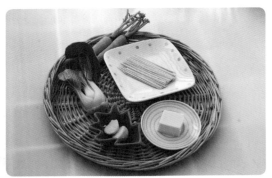

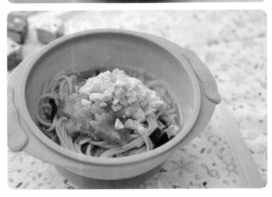

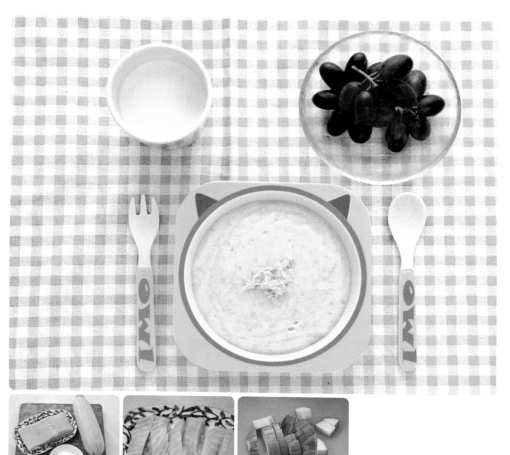

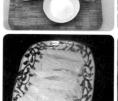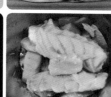

西葫芦三文鱼米粉

【材料】西葫芦20g，三文鱼20g，米粉10g。

【做法】

1.三文鱼切条，西葫芦切块，放入蒸锅大火蒸10分钟；米粉倒入热水，冲泡成米糊。

2.西葫芦压成泥，三文鱼撕成鱼松，混入米糊中，搅拌均匀即可。

第8个月宝宝的大小便及护理

如果照护者能够发现宝宝排尿或排便的规律，可以在宝宝有排大小便的征兆前给宝宝把尿或把便。但是不建议毫无规律地按照大人的意愿频繁给小宝宝把尿，以免造成宝宝的心理压力，频繁地把尿还可能对宝宝的髋关节造成不必要的损伤。

添加辅食后没长牙的宝宝需要口腔护理吗

没有长牙的宝宝不需要特殊的口腔护理，如果发现宝宝的口腔在进食结束后有黏着的食物，可以通过吃奶、喝水或者是用纱布蘸水轻轻擦拭的方式清理，为宝宝以后口腔清洁培养好的习惯。

预防意外伤害，防止吞食异物

预防意外伤害，防止吞食异物，是每一个阶段的养育都应该注意的重要事项。

防止吞食异物，一方面是防止宝宝自己主动吞食异物，另一方面要防止其他人给宝宝吃异物，比如家里还不太懂事的大宝。宝宝主动吞食异物主要是因为宝宝可以自由活动，比如说翻身、会爬，活动范围越来越大，所能接触到的东西也越来越多。宝宝对外界的认知还不够，所以会把自己能拿到的感兴趣的所有物品都放到嘴巴里去感受。如果家里有大宝的话，尤其是如果大宝刚刚学会自己吃东西，很容易非常热心地把一些食物塞到小宝的嘴里。

为了防止宝宝吞食异物，收拾好小宝周围的物品以及看管好大宝的行为非常重要。

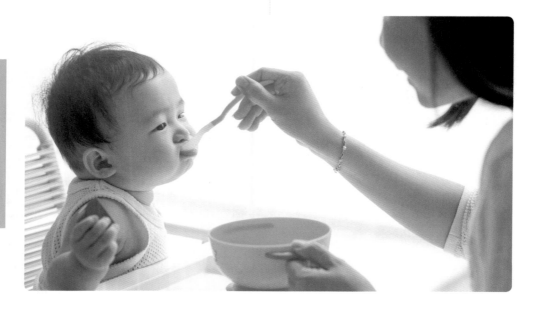

不宜让宝宝看电视、看手机

任何发光的电子产品都不建议给宝宝看，比如电视和手机，这种发光的电子产品会影响宝宝的视力发育。

第8个月宝宝的服装鞋袜

服装和鞋袜的选择是以宝宝舒适为标准，建议选用纯棉、吸汗、透气性良好的材质。

衣服不要勒得过紧，比如不建议穿腰部松紧带太紧的裤子，袜子的口也不要总是把宝宝的小腿勒出明显的印记。

另外，一定要把衣服和鞋袜的线头处理好，尤其是袜子的线头要处理好，避免线头紧紧地缠到脚趾上，这样可能造成脚趾缺血性坏死。

第8个月婴儿的疫苗与接种

接种完麻疹风疹二联疫苗的宝宝身上起疹子了怎么办

宝宝满8月龄时就要进行麻疹风疹二联疫苗的接种了。麻风疫苗主要是用来预防麻疹和风疹。为什么麻风疫苗需待宝宝满8月龄时才接种呢？因为新生儿可以通过胎盘从母体获得足够的麻疹抗体，所以新生儿暂可免受麻疹病毒的侵袭。如果过早给宝宝接种麻风疫苗，疫苗中的病毒就会与宝宝体内的抗麻疹病毒的抗体产生中和作用，使疫苗难以产生预期的免疫效果。而宝宝满8月龄时，从母体带来的抗体已基本上消耗干净了，此时宝宝的免疫器官和免疫系统的发育也完善起来了，是接种麻风疫苗的最佳时期。

麻风疫苗接种后也有可能会出现接种反应，但麻风疫苗的接种反应比较特别，有5%～10%的宝宝可于接种疫苗后的6～12天（而不是接种后的数小时），或7天左右出现短暂的发热及一过性的皮疹，持续时间不超过两天，可伴有轻微的卡他症状，但不影响宝宝的精神状态，食欲也不受影响。有的宝宝的躯干部会出现较多皮疹，父母会因此抱着宝宝去医院，但在就诊过程中很少会有人把宝宝这一情况与其接种麻风疫苗联系起来，多数父母也不可能将宝宝一周前麻风疫苗的接种史叙述给医生听，这有可能造成误诊。其实这也仅仅是接种麻风疫苗后的正常反应罢了！因此，当宝宝生病到医院就诊时，父母不要忘记把宝宝近期的疫苗接种史告诉医生，以便于医生准确地判断宝宝的疾病。

麻腮风疫苗何时接种？与麻风疫苗有何不同

麻腮风疫苗是由麻疹病毒疫苗株、

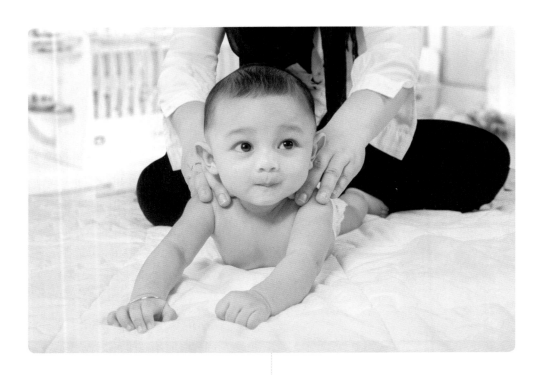

腮腺炎病毒疫苗株和风疹病毒疫苗株混合而成的三价减毒活疫苗，在接种证和接种卡上常可见到保健医生留下"MMR"的字样，它是麻腮风联合疫苗的英文缩写。

接种MMR后可同时预防麻疹、风疹和腮腺炎三种疾病，由于其安全性好，免疫效果又与各相对应的单价疫苗没有什么差别，所以它常常作为预防麻疹、风疹和腮腺炎的首选疫苗。目前在我国的大部分城市已将MMR纳入了免疫规划程序，即当宝宝完成麻风疫苗基础免疫后的12个月以后即可进行MMR疫苗的接种，这样打一针即可预防三种疾病，既简化了免疫程序，又可使宝宝少受"皮肉之苦"。

除与一般疫苗具有相同的禁忌之外，如果宝宝对新霉素过敏则应慎种MMR。另外，如果宝宝近期曾接种过人丙种球蛋白或输过血，则应在三个月后再进行MMR疫苗的接种，否则会导致MMR疫苗免疫的失败。MMR与水痘疫苗之间必须间隔一个月。

多数情况下，MMR疫苗在接种一次后，它的抗体有效保护时间可达11年以上。当宝宝满1岁8个月时，且此时与麻风疫苗基础免疫在时间间隔上已满12个月以上，一定不要忘记给宝宝接种MMR疫苗。当宝宝满6岁时还需再进行一次麻腮风疫苗的接种。

麻腮风疫苗与麻风疫苗的最大区别是后者只能预防麻疹和风疹两种疾病。

新生儿婴儿护理养育指南

第8个月婴儿的成长与发育

第8个月宝宝的特点

8个月的宝宝大运动能力进一步发展。这时的宝宝，一般已由腹部着床的匍行逐渐过渡到手膝着地向前爬行，在爬行的过程中能自如变换方向。宝宝坐着玩时已会用双手传递玩具，并相互对敲或用玩具敲打桌面，能用小手拇指和食指对捏小玩具，食指能独立操作，精细动作有了进一步发展，如玩具掉到桌下面，知道寻找丢掉的玩具。

这时的宝宝会用动作或语言来表示自己喜欢或不喜欢，要还是不要的要求。此时宝宝已经渐渐懂得了"不"的

意义，当宝宝把不该入口的东西，如电池、电器之类的东西要往嘴里放时，大人应该用严肃的表情加上"不"的语言来阻止宝宝，并且告诉宝宝这些"不能吃"。在大人的帮助下，宝宝很快就懂得了"不"的含义。但很重要的是，家中的大人要保持一致性，同一件事在妈妈面前不许做，在爸爸和奶奶面前也不许做，这样才能使宝宝学会守规矩和懂事。反之，在某人面前不许做在另一人面前就可以，会使宝宝学会钻空子，不利于教育。

这个阶段的宝宝对自己的名字有了反应，会转头去找寻叫自己名字的人，会用某种声音表示自己不同的需求，常常发出一连串重复音节，会用动作表达，如"欢迎""谢谢""再见"等，能将语言与动作联结，形成条件反射。

第8个月宝宝体格发育的指标

第8个月女婴、男婴体格发育指标

性别	年龄	项目								
		身长（单位：cm）			体重（单位：kg）			头围（单位：cm）		
		下限值	中间值	上限值	下限值	中间值	上限值	下限值	中间值	上限值
女婴	8月	64.8	69.6	74.7	6.79	8.41	10.51	41.2	43.6	46.3
男婴	8月	66.3	71.2	76.3	7.23	9.05	11.29	42.2	44.8	47.5

注：本数据采用了卫生部妇幼保健与社区卫生司2009年9月发布的《中国7岁以下儿童生长发育参照标准》。为了方便阅读理解，在这里我们将+2SD（2个标准差）设为上限，-2SD设为下限，在上限和下限之间视为一般状态。

怎样对第8个月宝宝的体格发育进行评价

对第8个月宝宝的身长、体重、头围

等项目进行测量，将测量结果填在"体格发育评价记录表"中，并与上表中相应指标数值进行比较，根据比较结果对宝宝体格发育水平给予评价。

体格发育评价记录表

项目	结果	评价
身长 (cm)		
体重 (kg)		
头围 (cm)		

1.将测查结果填写在"结果"栏内。

2.结果与中间数值基本相符，在"评价"栏中用"＝"表示；结果高于中间数值，用"↑"符号表示；结果低于中间数值，用"↓"符号表示。

3.结果低于下限数值，或者高于上限数值，可以到医院儿童保健科进行咨询。

具体评价方法：

第8个月宝宝的智力发展特点

领域 月龄	大运动	精细动作	语言	认知	社会性
第8个月	8个月的宝宝俯卧时能用四肢支撑身体，使腹部离开床面，逐渐从匍匐爬行发展为手膝爬行。这个时期，一部分宝宝可以扶物站起，并且自己能坐下。	8个月的宝宝拇指、食指的动作更加协调，能够捏取比较小的物品。这时宝宝的食指也比较灵活，经常喜欢将食指伸入小洞或用食指拨弄物体。	这个时期的宝宝开始理解语言和动作的联系，比如"拿起""放下"等，并能够按照指令操作，可以清晰地发出"嗒嗒"的声音。	这个时期的宝宝可以持续用手追逐玩具。将玩具用手绢等盖住，他能够掀动手绢寻找玩具。	8个月的宝宝能够将食物送到嘴里，但会弄得很脏。

怎样对第8个月宝宝的智力发展进行评价

评价的具体观察内容和操作方法如下表：

项目	领域	大运动	精细动作	社会性	认知	语言
项目1	观察内容	独坐10分钟以上	抓起方木	自己吃饼干	用一块方木击或推另一块方木	听人说话
	操作方法	宝宝可以独坐10分钟以上，不倒。	把一块方木放在桌上，宝宝能自己拿起来。	给宝宝一根手指饼干，他可以自己拿着吃到嘴里。	给宝宝一块方木，将另一块放在桌面，宝宝会用手中的方木敲击或推动另一块方木。	能倾听他人的交谈。
项目2	观察内容	扶栏杆站立，无须人帮助	能拿起小丸	拿走玩具会表示不高兴	注意从瓶中倒出的小丸	用手势表达
	操作方法	宝宝可以扶栏杆或桌椅腿站立，不用他人扶着。	将一粒葡萄干放在宝宝面前，让宝宝拾起来。	把宝宝手中正在玩的玩具拿走，他会有不高兴的表示。	在宝宝面前把瓶中的葡萄干倒出，观察宝宝是否会注视小丸。	会用几种手势表达自己的需要，如指着杯子要水喝等。

将评价结果记录在如下表中。

记录方法：

能够按标准顺利通过，则用"〇"表示；未能按标准顺利通过，则用"×"表示；虽然通过但不太顺利，介于上述两种情况之间用"△"表示。将测查结果填写在"智力发展评价记录表"中。

智力发展评价记录表

项目 \ 领域	大运动	精细动作	社会性	认知	语言
项目1					
项目2					

对智力发展评价结果的解释

结果可分为三种情况：较好、需要特别关注、一般。具体解释参考如下：

1. 较好的发育状态：测评结果中，如果每个领域两项都是"〇"，说明宝宝在这个领域处于较好的发育状态；

2. 需要特别关注：测评结果中，如果单个领域的项目中，没有"〇"，并且其中一项是"×"，您就需要特别关注宝宝在该领域中的发育情况；

3. 发育情况一般：介于以上两种情况之间的，说明发育情况一般；

4. 若以上五个领域中，有两个或两个以上领域处于需要关注的情况，则希望到医院儿童保健科咨询。

本书的评估内容和方法本着简单易行服务于家长的原则，其结果只能作为参考和问题的早期发现。

第9个月

第9个月婴儿的喂养与护理

如何添加辅食

根据宝宝的食欲添加辅食

根据宝宝的食欲添加辅食是重中之重，辅食的量并不是重点，观察并评估宝宝的进食行为与成长状况更重要。

辅食的添加要根据宝宝的兴趣定，目的是锻炼宝宝对食物的兴趣和主观能动性，所以要以宝宝的食欲来决定，而不应该以照护者觉得宝宝应该吃多少来决定。照护者需要仔细观察宝宝吃饱的信号，比如宝宝不再主动抓取食物、喂的时候头偏开、吐舌头、推开喂食者的手等，就应该停止喂食。

增加辅食量，根据宝宝需求减少奶量

8~9月龄的宝宝可以每天安排2~3餐或3~4餐辅食，9月龄宝宝每天的食量为206g~281g，差不多是3~5个鸡蛋那么重。在这个阶段，宝宝仍以奶为主食。辅食建议在吃奶后或两餐奶之间进行。

种类更加丰富

第9月龄的宝宝可能已经尝试了非常多的食物，辅食要做到多样化。仍然建议循序渐进的原则，每引入一种新的食物应适应2~3天，密切观察是否出现呕吐、腹泻、皮疹等不良反应，适应一种食物后再添加其他新的食物。

性质为软固体

这个阶段的辅食可以是半固体，也可以是软的全固体，例如煮熟的胡萝卜条、南瓜条等。

鼓励宝宝自己吃饭

家长都希望宝宝能快一点学会自己

吃饭，如果照护者发现宝宝突然拒绝喂食，而一旦把食物给宝宝，他会自己抓食的时候，照护者就应该锻炼宝宝自己吃饭了，给宝宝充分动手的空间。

起初，宝宝可能并没有办法准确地将手中抓起的食物放进嘴里，但是照护者不要因为怕宝宝将食物弄得到处都是而阻止他，这是宝宝发育的一个阶段，他正在努力锻炼自己的精细动作，同时让宝宝自己吃饭也有利于培养他的独立性，照护者应给予鼓励。

除了语言鼓励之外，照护者要为宝宝自己动手创造必要的条件，比如将玻璃奶瓶换成耐摔的PP奶瓶并配上专用的把手；将零食放在小袋子里或零食碗中，鼓励宝宝自己拿着吃。其次是成年人做示范。榜样的力量非常强大，与宝宝一起吃饭时，家人可以表现得非常爱吃，可以略微夸张，以吸引宝宝的注意力，提升宝宝对食物的兴趣。

要少糖无盐的食物

在给宝宝添加辅食时，很多家长都会有同样的困惑，该不该给宝宝的辅食里面加盐呢？其实，宝宝从母乳和配方奶中摄取的天然盐分已经能满足身体的需要。对于1岁以内的宝宝食品不应再额外加盐，因为天然食品中存在的盐已能满足宝宝需要，再额外加盐则可能对宝宝有害。

宝宝的肾脏功能发育还不健全，过早地添加盐会增加肾脏负担。宝宝的味觉正处于发育过程中，对外来调味品的刺激比较敏感，加调味品容易造成宝宝挑食或厌食。给宝宝的食物中不放糖的目的则是预防龋齿和偏食。因此，家长制作辅食时应尽可能不放糖，绝对不放盐、不加调味品，但可添加少量食用植物油。

一日食谱举例

宝宝第9个月时已经可以咀嚼软固体食物，并且在学习自己吃，但还不能很好地把勺子正确放入嘴中，只要多给宝宝练习的机会，他就会做得越来越好。这个时期无论母乳还是配方奶最终需要每天保证600ml左右的奶量，辅食的次数可以是一顿正餐两顿点心，具体的量还需要根据宝宝的具体情况来定，每个宝宝的胃口都不一样。

每日进食安排举例：

6：00	母乳或配方奶150ml～200ml
9：30	辅食
10：30	母乳或配方奶150ml～200ml
12：30	正餐
15：30	辅食
18：30	母乳或配方奶150ml～200ml
21：30	母乳或配方奶150ml～200ml

第9个月，每天可以安排两次点心，中午一顿正餐（包括米和面、蔬菜、肉或蛋类）替代一顿奶，以上辅食添加的分量和辅食时间仅供参考，请根据宝宝的具体情况适当调整。

辅食选择举例：

上午辅食：水果30g、蛋黄20g、米粉10g。例如，木瓜30g、蛋黄20g、米粉10g，或猕猴桃30g、蛋黄20g、米粉10g。

水果可以多种选择，如梨、苹果、香蕉都可以，最好选择当季、当地水果，另建议不要冰箱储存新鲜水果制品，现做现吃。

中午正餐：谷物20g～40g、蔬菜40g～50g、肉类20g～30g或者蛋类30g。

可参考食谱如：牛肉粥（牛肉20g、大米10g）配胡萝卜菜花泥（胡萝卜20g、菜花20g）；胡萝卜青菜肉末面（胡萝卜20g、青菜20g、肉末20g、龙须面10g）；炖鱼肉萝卜（鱼肉20g、白萝卜40g）；枣泥粥（大枣10g、米20g）；番茄土豆鸡肉面（番茄20g、土豆20g、鸡肉20g、龙须面20g）。

注意：大枣、西红柿一定去皮。

下午辅食：30g～50g左右即可，如肝泥10g、胡萝卜20g、强化铁米粉10g；鸡血羹20g、青菜20g、强化铁米粉10g（米粉可以用超烂的米粥替代）。

胡萝卜肝泥米粉

【材料】肝泥10g，胡萝卜20g，强化铁米粉10g，纯净水适量。

【做法】

1. 胡萝卜切块蒸熟，压成泥；强化铁米粉加入适量热水搅拌成米糊。

2. 把压好的胡萝卜泥和肝泥加入到米糊中，调匀即可。

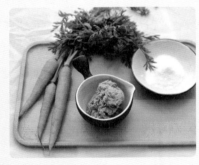

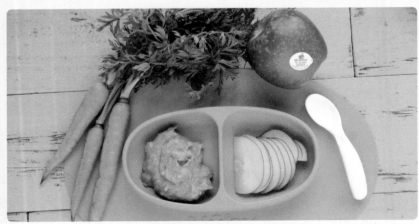

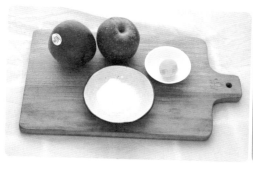
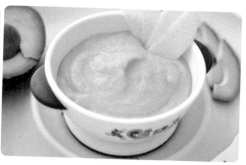

苹果蛋黄米粉

【材料】苹果30g，蛋黄10g，米粉10g，纯净水适量。

【做法】

1.苹果切小块，压成泥；鸡蛋煮熟，取出2/3个蛋黄，压成泥；米粉倒入热水，冲泡成米糊。

2.把苹果泥、蛋黄泥混入到米糊中，搅拌均匀即可。

注意：一个中等大小鸡蛋的蛋黄约重15g。

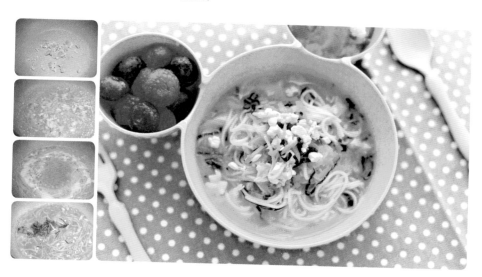

胡萝卜青菜肉末面

【材料】胡萝卜20g，青菜20g，鸡胸肉20g，龙须面10g，食用油适量，纯净水适量。

【做法】

1.胡萝卜擦成茸，青菜切碎，鸡胸肉切成丁。

2.炒锅烧热，加入适量食用油，放入鸡胸肉丁炒到变色。

3.水烧开，下入龙须面和鸡胸肉丁，一起煮到面条变软，放入胡萝卜茸和青菜碎再煮1~2分钟即可。

第9个月婴儿的疫苗与接种

流脑A群疫苗的第二针和第一针应该间隔多久

流脑A群疫苗接种的起始月龄是宝宝满6个月，9个月时需再接种一次，这样流脑疫苗的基础免疫就算完成了。第二剂流脑A群疫苗应该和第一剂之间至少间隔3个月。3岁、9岁还需分别接种一剂流脑A+C疫苗。

流脑A+C疫苗与流脑A疫苗有何不同

流行性脑脊髓膜炎是由脑膜炎双球菌感染后引起的一种急性呼吸道传染性疾病，主要表现为突然高热、频繁呕吐、脖子发硬、烦躁等，进而出现皮肤黏膜出血点或瘀斑，婴幼儿常有前囟门膨隆，严重者可有败血症、休克以及脑实质的损伤等。

脑膜炎双球菌有不同的血清型，包括A、B、C、D等9个菌群。在我国95%的流脑为A菌群的感染，少数为C菌群的感染，一旦感染C菌群，可致宝宝发生暴发性脑炎而危及生命。

第9个月婴儿的成长与发育

第9个月宝宝的特点

9个月的宝宝喜欢翻身，学会了扶物站起，会横行跨步，扶着床边栏杆能站得很稳，运动技能进一步发展。

这个阶段的宝宝有时会咬玩具。最初，宝宝对世界的探索都是通过嘴来实现的。由于出牙，牙床痒，宝宝有时也会通过咬玩具来磨牙。这时妈妈要为宝宝准备磨牙饼、牙胶等，既卫生又能满足宝宝的生理心理需要。

宝宝喜欢别人称赞他，这表明他的语言行为和情绪都有进展，他能听懂你说的表扬他的词句，因而会做出相应的反应。

宝宝开始对于细小物体特别感兴趣，对周围环境的兴趣大为提高，能注

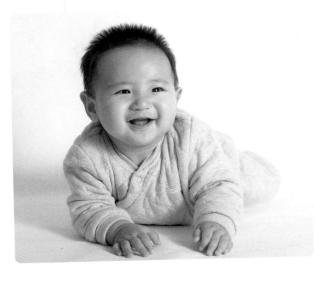

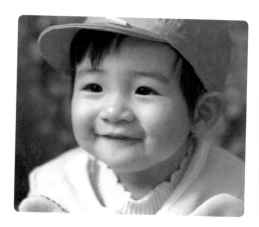

视周围更多的人和物体，随不同的事物表现出不同的表情，会把注意力集中到感兴趣的事物和颜色鲜艳的玩具上，并采取相应的行为。这时，可以让宝宝进行多维物体的观察，刚开始可以用比较单一颜色的图片，以后逐渐增加颜色多的物体；先是两维的图片纸张等，以后可以选择三维的；形状也要千变万化的，方形、圆形、球形、立体、半球形、楔形、不规则形状，长的、短的等。另外，建议多带宝宝到体育活动比较多的场合做视觉训练，如各种球类运动，因为球类的运动其方向性千变万化，再加上运动员的积极跑动和追随，能大大增加宝宝视觉范围的感受和训练，进而刺激大脑中枢视觉反射区的发育和发展。

第9个月宝宝体格发育的指标

第9个月女婴、男婴体格发育指标

性别	年龄	项目								
		身长（单位：cm）			体重（单位：kg）			头围（单位：cm）		
		下限值	中间值	上限值	下限值	中间值	上限值	下限值	中间值	上限值
女婴	9月	66.1	71	76.2	7.03	8.69	10.86	41.7	44.1	46.8
男婴	9月	67.6	72.6	77.8	7.46	9.33	11.64	42.7	45.3	48.0

注：本数据采用了卫生部妇幼保健与社区卫生司2009年9月发布的《中国7岁以下儿童生长发育参照标准》。为了方便阅读理解，在这里我们将+2SD（2个标准差）设为上限，-2SD设为下限，在上限和下限之间视为一般状态。

怎样对第9个月宝宝的体格发育进行评价

对第9个月宝宝的身长、体重、头围等项目进行测量，将测量结果填在"体格发育评价记录表"中，并与上表中相应指标数值进行比较，根据比较结果对宝宝体格发育水平给予评价。

体格发育评价记录表

项目	结果	评价
身长（cm）		
体重（kg）		
头围（cm）		

具体评价方法：

1．将测查结果填写在"结果"栏内；

2．结果与中间数值基本相符，在"评价"栏中用"＝"表示；结果高于中间数值，用"↑"符号表示；结果低于中间数值，用"↓"符号表示；

3．结果低于下限数值，或者高于上限数值，可以到医院儿童保健科进行咨询。

第9个月宝宝的智力发展特点

月龄＼领域	大运动	精细动作	语言	认知	社会性
第9个月	9个月的宝宝爬得更快，动作更加协调了，并且可以有花样爬行动作。这个时期的宝宝可以在大人的帮助下站立、蹲下，可以自己扶着家具走。	9个月的宝宝能将手中的小物品投入容器中，如将小球投到小桶中。	9个月的宝宝处在善于模仿语言的阶段，大部分音节都可以模仿，经常能听到这个时期的宝宝喃喃自语。	这个时期的宝宝喜欢看带鲜艳图画的书，也喜欢听成人讲故事。9个月的宝宝能掀开小杯，寻找杯子里扣着的小玩具。	这个时期的宝宝大小便可以坐便盆。成人给宝宝穿衣服时，宝宝能够伸手、伸脚配合。

怎样对第9个月宝宝的智力发展进行评价

评价的具体观察内容和操作方法如下表：

项目＼领域		大运动	精细动作	社会性	认知	语言
项目1	观察内容	用手和膝爬	握紧东西	在帮助下用杯子喝水	把方木放入杯中	发妈妈音（ma-ma）
项目1	操作方法	宝宝可以用手和膝盖爬行，腹部不贴地面，不论前后。	给宝宝带柄的玩具，妈妈拉动玩具时有阻力。	在他人帮助下，能用杯子喝水。	将方木和一只杯子放在宝宝面前的桌面上，成人边说边做示范"把方木放进杯子里"，之后将方木取出，让宝宝自己将方木放进杯子里。	能发出"ma-ma"的音，但不一定就是指向妈妈。
项目2	观察内容	扶栏杆站起	摇动悬挂的玩具	玩躲猫猫游戏	自动地摇摇铃	听音乐时，能跟着唱
项目2	操作方法	把宝宝放在栏杆前坐着，能自己扶栏杆站起来。	把玩具悬挂在空中让宝宝抓住，宝宝能摇动玩具。	把一张纸中央戳一小孔，成人用纸遮住自己脸部，沿纸边露面几次。	给宝宝摇铃，宝宝能自动地摇晃并发出声音。	听到熟悉的音乐，会跟着发音。

新生儿婴儿护理养育指南

将评价结果记录在如下表中。

记录方法：

能够按标准顺利通过，则用"○"表示；未能按标准顺利通过，则用

"×"表示；虽然通过但不太顺利，介于上述两种情况之间用"△"表示。将测查结果填写在"智力发展评价记录表"中。

智力发展评价记录表

项目 ＼ 领域	大运动	精细动作	社会性	认知	语言
项目1					
项目2					

对智力发展评价结果的解释

结果可分为三种情况：较好、需要特别关注、一般。具体解释参考如下：

1.较好的发育状态：测评结果中，如果每个领域两项都是"○"，说明宝宝在这个领域处于较好的发育状态；

2.需要特别关注：测评结果中，如果单个领域的项目中，没有"○"，并且其中一项是"×"，您就需要特别关注宝宝在该领域中的发育情况；

3.发育情况一般：介于以上两种情况之间的，说明发育情况一般；

4.若以上五个领域中，有两个或两个以上领域处于需要关注的情况，则希望到医院儿童保健科咨询。

本书的评估内容和方法本着简单易行服务于家长的原则，其结果只能作为参考和问题的早期发现。

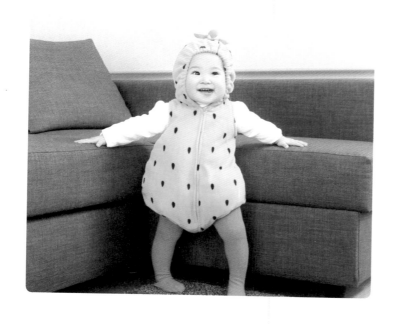

第10个月

第10个月婴儿的喂养与护理

第10个月宝宝体重多少

宝宝一般情况下10～12个月时每周增长60g～90g。需要注意的是，这里给的数值并非绝对标准，只要宝宝的身高、体重值在正常范围内，身体无异常病症，家长不必过分担心。但如果体重不增或低于正常10%，就需寻找原因。

如何添加辅食

进入第10个月的宝宝，已经尝试了多种食物。仍然建议遵从循序渐进的原则，每引入一种新的食物应适应2～3天，并且尝试辅食多样化。密切观察是否出现呕吐、腹泻、皮疹等不良反应，适应一种食物后再添加其他新的食物。10月龄宝宝母乳或配方奶仍是主食，应

保持每天至少600ml的奶量。

这个时期需要注重的营养还是含铁、锌丰富的食物的摄入。为了保证宝宝能够获得均衡营养，宝宝的每顿辅食中都应该包含粮食、菜泥和肉泥，加餐可以选择水果。

保证摄入足量的动物性食物，比如，可以每天1个鸡蛋加50g肉禽鱼；一定量的谷物类；蔬菜、水果的量以宝宝需要而定。继续引入新食物，特别是不同种类的蔬菜、水果等，增加宝宝对不同食物口味和质地的体会，减少将来挑食、偏食的风险。不能母乳喂养或母乳不足的宝宝仍应选择适合宝宝的配方奶作为补充。特别建议为宝宝准备一些便于用手抓捏的"手抓食物"，鼓励宝宝尝试自喂，如香蕉块、煮熟的土豆块和胡萝卜块、馒头、面包片、切片的水果和蔬菜以及撕碎的鸡肉等。一般在10月龄时尝试香蕉、土豆等比较软的手抓食物更为合适。

新生儿婴儿护理养育指南

练习咀嚼（增加辅食的硬度）

第10个月的宝宝应从颗粒状、半固体食物逐渐过渡到全固体食物了，以让宝宝的咀嚼和吞咽能力得到循序渐进的锻炼。

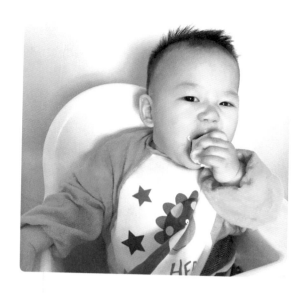

那么，该怎样训练宝宝咀嚼呢？家长可以在给宝宝喂饭的同时，为宝宝示范如何咀嚼。家长也可以和宝宝一起吃饭，除了能够起到示范作用，还有助于增进宝宝的食欲。要继续遵循"由稀到稠、由细到粗"的原则，为宝宝提供咀嚼的机会。虽然此时宝宝磨牙还没有长出来，不能真正地做到咀嚼，但是宝宝在学会咀嚼的动作的前提下，才能开始真正的咀嚼行为。

这个阶段的宝宝可能会对经常吃的辅食感到厌倦，照护者需要多花些心思来变换花样。除宝宝米粉外，稠粥、面条、面片也是不错的选择。蔬菜的种类也应该多样化，丰富的食物种类除了能带给宝宝不同的口感，还会带给宝宝均衡的营养，且不易让宝宝厌倦。更新宝宝的食谱，目的是让宝宝尝试多种辅食、提高对辅食的兴趣。更新过程中，要看宝宝有没有对食物过敏的情况，如果宝宝没有对食物过敏的情况，可以逐渐尝试任何一种家人已经吃过的食物。

增加辅食的硬度，比如之前吃的是特别软糯的米粒儿，现在可以吃稍微硬一点的米粒儿，逐渐接近成人的硬度就可以了。蔬菜烫熟后稍稍剁几下即可，不需要剁得十分细碎，更不需要用料理机打碎。在加工肉类时，照护者可以把瘦肉煮好后按纹理撕开再剁碎。需要注意的是，像牛肉这种筋比较多的肉类不易咀嚼，照护者要在加工前把筋去掉，也可以继续给宝宝吃肉泥或者肉松。

让辅食更加吸引宝宝

虽然这个月宝宝的辅食依然是各种食物混合在一起，但不同食物的颜色不同，混合后的颜色也存在差异，每餐给宝宝准备不同颜色的辅食能够促进宝宝的食欲，增加进食的乐趣，让宝宝爱上吃饭并享受吃饭的过程，有利于宝宝养成良好的辅食喂养习惯。

红色的西红柿、大枣，橙色的胡萝卜、南瓜，黄色的甜椒、橙子、菠萝，绿色的西蓝花、莜麦菜、菠菜，紫色的紫薯、蓝莓……这些不同颜色的食物不光看起来诱人食欲，而且每种食物所含的营养成分也不同。

让辅食更加吸引宝宝，首先要看宝宝更喜欢吃哪一种辅食，其次要把辅食做得色香味俱全。比如，有些宝宝特别喜欢吃水饺、馄饨，就可以尝试不断地更新水饺、馄饨的馅儿。可以尝试把同一种辅食做成不同的颜色，比如水饺的皮儿可以用不同的蔬菜汁和面来做。

宝宝不爱吃蔬菜怎么办

宝宝不爱吃蔬菜是一个比较普遍的现象，可能和早期宝宝接触的肉类食物多有关系。遇到不爱吃蔬菜的宝宝，照护者要花些心思啦。

巧搭配

如果宝宝有不喜欢吃的蔬菜，那么他一定也有喜欢吃的蔬菜，这时不妨将两种蔬菜搭配在一起。例如，宝宝不爱吃胡萝卜，但是喜欢吃西红柿，可以在西红柿中少量添加

胡萝卜让宝宝尝试，但一次不可加入过多，以免被聪明的宝宝察觉，如果宝宝能够接受，那么日后就可以如法炮制了。

障眼法

可以将蔬菜与肉类一起做成馅儿包饺子或馄饨，如果宝宝还不能完全咀嚼食物，妈妈要注意将馅儿打得碎一些。

换花样

妈妈不妨多尝试几种不同的做法，开动脑筋，比如：宝宝不爱吃蒸的胡萝卜，也许换一种做法就接受了。除了炒、蒸、炖、煮等日常做法之外，可以试试一些新兴的做法，例如：将绿叶蔬菜烤制成脆片；也可以尝试做成手指状的食物，让宝宝自己拿着吃。也可以尝试和宝宝一起吃蔬菜，让宝宝边"玩"

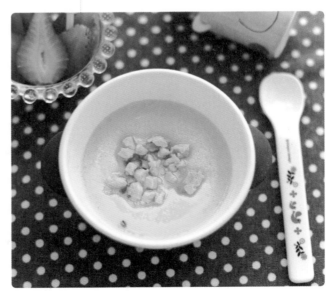

边吃，把进食当作一个非常有意思的玩耍过程。比如西蓝花的尝试，可以让宝宝自己拿着吃花的部分，宝宝吃完以后让宝宝给照护者吃茎，增加进食过程中的趣味性和互动性。

替换法

也可以尝试多给宝宝吃一些水果，但是水果和蔬菜的营养成分有一定差别，尽量培养宝宝对蔬菜的兴趣。

一日食谱举例

宝宝10个月已经能吃很多种类的食物啦，食物的质地也应慢慢变粗、变硬，这是宝宝锻炼咀嚼能力的一个过程，最好给宝宝更多自己吃的机会，让宝宝学会自己使用勺子。这个时期宝宝已经能吃两顿正餐了，需要培养规律进食的习惯，尽量固定进食时间、吃饭的位置以及每次的大概食量，为宝宝以后以食物为主要营养来源打好基础。宝宝每天的奶量还是需要至少600ml，只是次数可以适当减少。

每日进食安排举例：

6：00	母乳或配方奶200ml
9：30	辅食30g～50g
11：00	正餐
13：30	母乳或配方奶200ml
17：00	正餐
20：00	母乳或配方奶200ml

10个月的宝宝每天可以安排两顿正餐一顿点心，正餐可以放在中午和下午。食谱举例仅是参考和指导，每个宝宝具体情况不同，请根据宝宝的情况来调整。

辅食选择举例：

上午点心：水果30g、蛋黄20g、米粉10g。例如：

木瓜30g、蛋黄20g、米粉10g，或猕猴桃30g、蛋黄20g、米粉10g。

水果可以多种选择，如梨、苹果、香蕉都可以，最好选择当季、当地的水果，另建议不要冰箱储存新鲜水果制品，要现做现吃。

中午正餐：谷物20g～40g、蔬菜40g～50g、肉类20g～30g或者蛋类30g。如：

芝麻豆腐（芝麻10g、豆腐20g）配番茄鸡蛋什锦面（番茄20g、菠菜30g、龙须面20g、鸡蛋黄20g）；

荠菜鲜肉馄饨（荠菜50g、肉30g、面粉30g）、蒸南瓜（含皮）50g。

下午正餐：谷物20g～40g、蔬菜40g～50g、肉类20g～30g或者蛋类30g。如：

蒸肉丸（鲜肉30g、青菜20g）、米粥；

冬瓜虾肉丸子汤（鲜虾30g、冬瓜30g）、蒸馒头（面粉20g）；

肉末蛋羹（鲜肉30g、蛋黄20g）、五彩花卷（面粉20g）。

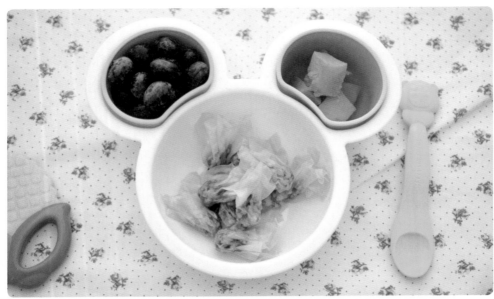

荠菜鲜肉小馄饨

【材料】荠菜300g，猪里脊肉馅100g，姜末1g，低盐酱油3g，馄饨皮适量。

【做法】

1.猪里脊肉馅加入低盐酱油搅拌均匀。

2.荠菜洗干净，焯水切成碎末，把切好的荠菜末和姜末混入猪肉馅中，拌匀。

3.取馄饨皮，放入筷子头大小的一块荠菜肉馅，包成馄饨。

4.蒸锅上汽，放入包好的馄饨，中火蒸3~5分钟即可食用。

注意：

1.吃不完的馄饨可以放入保鲜盒，冰箱冷冻，下次吃的时候再蒸熟即可。

2.蒸熟的馄饨可以直接吃，也可以加入紫菜、香菜和热水做成馄饨汤。

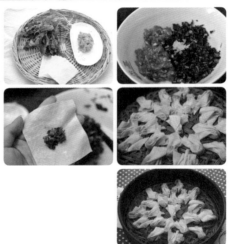

新生儿婴儿护理养育指南

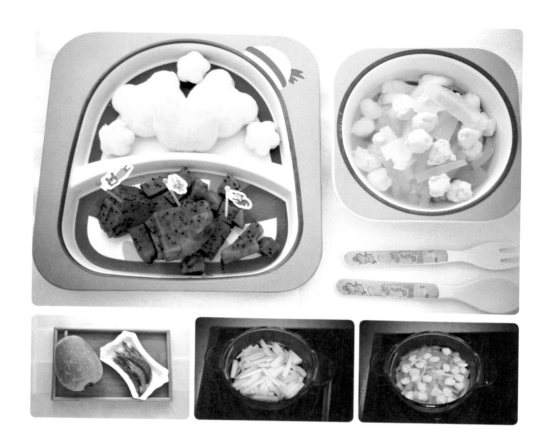

冬瓜虾肉丸子汤

【材料】鲜虾30g，冬瓜30g，纯净水适量。

【做法】

1.海白虾去皮，切成块，打成虾泥；冬瓜切筷子粗细的小条。

2.煮锅加入纯净水，水开放入切好的冬瓜条，煮到冬瓜条变透明。

3.虾泥挤成丸子，余入汤中，煮到变色即可。

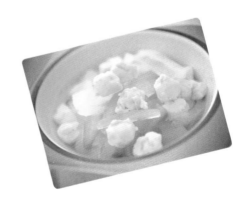

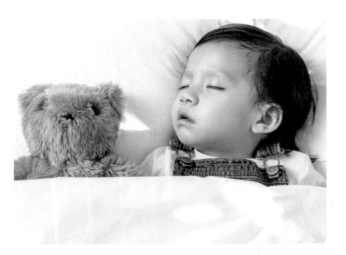

培养宝宝良好的睡眠习惯

宝宝良好的睡眠习惯建议从出生以后就开始培养。

这个培养并不是给宝宝训练什么样的睡眠习惯，而是在良好的家庭氛围下，给宝宝形成一个良好的睡眠程序，需要照护者花费一定的时间和精力。

首先，家庭氛围和谐、家人心态平和非常重要。

其次，睡前有一定的睡前程序，可以通过洗澡、读书、聊天、听音乐等形式慢慢引入睡眠。当然特定情况下也可以依靠奶睡，也就是边吃母乳边睡觉，但是不建议边喝配方奶边睡觉，避免龋齿的发生。除了建立固定的睡前程序外，妈妈还可以帮助宝宝形成规律的作息，尽量让宝宝在白天的一切活动，包括吃饭、玩耍、小睡等形成一定的规律，这会对宝宝夜间的睡眠质量产生直接的影响。

最后，养成早睡早起的好习惯，逐渐与家人同步。根据宝宝和家人的需求，决定是否同床睡、夜间哺乳等情况。避免除了吃奶以外的频繁夜醒。多次不必要的夜间喂哺有可能影响日间规律进食，甚至影响宝宝睡眠质量。通过逐渐减少每次喂哺量，逐步推迟每次喂哺时间，直到最后停止夜间喂哺。

宝宝误食药物怎么办

根据不同药物的种类，采取的措施不同，主要原则如下：首先，立即催吐；其次，把催吐的药物及原药品的包装盒保存好；最后，立即就医。就医后，医生可能会催吐、洗胃甚至使用导泻解毒药物等。

不良反应或者毒性小的药物

如果宝宝误服维生素、益生菌等无不良反应或者毒性小的药物，可以让宝宝多喝温开水，使药物稀释并及时排出体外。

有剂量限制的药物

如果宝宝误服了安眠药、某些解痉药（阿托品、颠茄合剂之类）、退热镇痛药、抗生素、避孕药等，照护者应该用手指刺激宝宝的咽部，引发干呕，让宝宝把误服的药物吐出来，把催吐的药物及原药品的包装盒保存好，然后立即就医。

水剂类药物

如果宝宝误服了药水，可先给宝宝喝一点儿浓茶或者米汤后再引吐，反复进行，直到宝宝的呕吐物无药水色为止。

碱性药物

如果宝宝误服了胃舒平、小苏打、健胃片等碱性强的药物，可让宝宝服用食醋、柠檬汁、橘汁等酸性食物，将药物的碱性进行中和。

酸性药物

如果宝宝误服葡萄糖酸钙、阿司匹林等酸性药物，可以让宝宝服用冷牛奶进行中和。

如何诱导宝宝张嘴吐药？

一旦发现宝宝误服了药物，不要惊慌失措，更不要因为着急而对宝宝大呼小叫，越是这样，宝宝越容易受到惊吓，从而越难以张嘴吐药。如果发现药品已进入宝宝嘴里，就拿宝宝喜欢吃的东西，诱惑他张开嘴巴，然后趁机取出药片，千万不要硬撬嘴巴，这样只会让宝宝加速把嘴里的药品吞下去，或者因哭闹令药片滑入气管引发窒息。

如何避免宝宝误服药物？

1．将药品放在宝宝看不到也摸不到的地方，药品服用完后要及时收起来。

2．喂宝宝吃药时，不要为了让宝宝配合吃药就骗宝宝说这是糖果，而应该告诉宝宝正确的药名和用途；否则，宝宝会相信药是糖果，导致以后误服药物。

3．给宝宝喂药时，大人尽量不要中途离开，假如有时不得不走开，千万要记得把药放在安全的地方，避免宝宝拿到药物误服。

4．父母或其他家庭成员平时要避免在宝宝面前吃药，因为宝宝的模仿能力强，如果大人当着宝宝的面吃药，好奇的宝宝就会想方设法模仿，一旦有机会，就会毫不犹豫地尝尝大人的药。

5．有两个宝宝的家庭，大人应注意看管大宝，避免大宝误将药物喂给小宝。

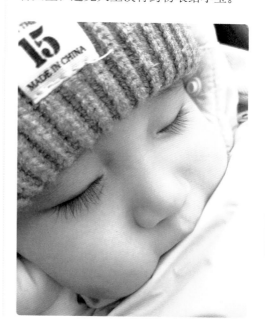

宝宝乘车安全

注意宝宝的乘车安全，不仅要在驾车行驶途中注意交通安全，还需要留心宝宝在车内的安全。有时乘车时宝宝出现意外，并不是因为出现了交通意外或是交通事故，而可能是司机一个急刹车或闪避其他车辆造成的。因此，带宝宝乘车，爸爸妈妈要特别注意以下两点：

不要独自留宝宝在车中

近年来，因父母疏忽将宝宝单独留在车内而导致幼儿死亡的事件屡见不鲜。不论出于何种原因，为了宝宝的安全，家长在任何情况下都不应将宝宝单独留在车上。当宝宝因车内温度较高而出现中暑脱水情况时，应及时将宝宝转移至气温较低的凉爽区域，给宝宝解开衣物散热，并给宝宝补充水分，以喝常温的白开水为宜，不要喂食凉水或冷饮。如果宝宝已经陷入昏迷，应立马送往医院并向医生如实讲述宝宝的情况，若宝宝已经出现了呼吸与心跳微弱或消失的情况，家长应采取心肺复苏及人工呼吸的急救措施争取抢救时间。

不在行驶中进食

这一点非常重要，主要是避免启动、刹车时宝宝无法控制口中的食物导致误吸引起窒息。

宝宝烧伤、烫伤后怎么办

不同原因造成的烧烫伤需采用不同的应对方法，由明火、热器物、热液体等造成的烧烫伤较为常见，应采取冲、泡、脱、盖、送急救五步法；腐蚀性物质造成的灼伤，应根据其特性选择急救方式，如生石灰，切忌直接用水冲洗，以免造成严重伤害。

发现宝宝烧烫伤后，切忌直接脱掉衣物等覆盖物，以免粘连皮肤，也不要用手揉搓受伤部位以免造成皮肤二次损伤。要

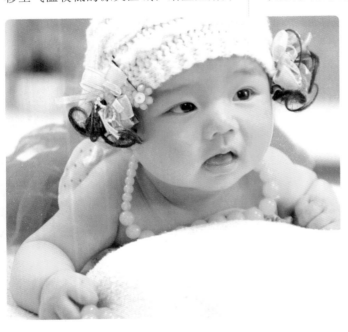

立即用冷水冲洗受伤部位，或将受伤部位浸入冷水中15~30分钟，直到宝宝不再感觉疼痛。根据宝宝烧烫伤的具体情况，选择用消毒纱布包扎，包扎后紧急送医院治疗。

就医时，医生可能会给予一定的清创、消毒、包扎。如果可以回家照顾，一定要注意居家温度适宜，避免过冷导致伤口愈合缓慢，或过热导致伤口发生感染。

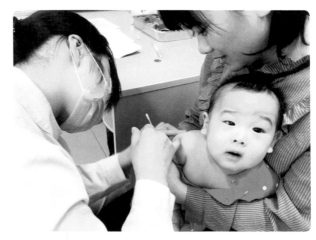

第10个月婴儿的疫苗与接种

具有热性惊厥病史的宝宝还能接种疫苗吗

热性惊厥又称高热惊厥。热性惊厥是婴幼儿最常见的惊厥性疾病之一，多指发生在婴幼儿时期的发热并伴有惊厥的发作，排除颅内感染和其他导致惊厥的器质性或代谢性异常。热性惊厥不是"发热"和"惊厥"的简单相加，热性惊厥指的是婴幼儿时期起病，发病年龄为3个月至5岁较常见，伴有发热，但非颅内感染所引起。

热性惊厥对于绝大多数宝宝来说是一种良性现象，因此如果宝宝曾经发生过热性惊厥，根据宝宝大脑发育的成熟度，且近一年之内没有因为发热而再次发生过惊厥，才可考虑恢复疫苗的接种。接种之前建议进行脑电图的检查，以确保接种安全。

生后曾患过脑炎的宝宝疫苗应该如何接种

脑炎如同感冒，属于感染性疾病，只不过感染的部位不同，因此只要脑炎痊愈之后就可以恢复正常疫苗接种了。

如果宝宝接种疫苗后曾出现过过敏反应是否还可以继续接种疫苗

接种某种疫苗后如果发生了严重的过敏反应，以后则不可再按照免疫程序继续接种该疫苗，因为这说明宝宝有可能对疫苗中的某一种成分过敏。

第10个月婴儿的成长与教育

第10个月宝宝的特点

宝宝从第10个月开始学习站立、走路，大多数孩子这时已能自己扶着东西站立，能扶着家具移动，发育快的孩子甚至能独立站一会儿。这时，宝宝能从俯卧位扶着床栏坐起，能扶着栏杆很好地走；能坐得很稳，能主动地由坐位改为俯卧位，或由俯卧位改为坐位；能将玩具扔掉后，自己蹲下拾起来。手的动作灵活性明显提高，宝宝已会使用拇指和食指捏起小的东西，能推开较轻的门，拉开抽屉，脱掉帽子，能试着拿笔并在纸上乱涂。

部分宝宝开始学会有意识地称呼爸爸妈妈，能够模仿大人说些简单的词，能掌握常用词的意思。如妈妈嘱咐宝宝不要动什么东西或者去做什么，宝宝能够听懂。

10个月的宝宝能上饭桌同大人一起吃饭了，但仍然要保证喝足够的奶。这时的宝宝喜欢去有小朋友的地方，喜欢同人交往；对玩具开始有自己的喜好，自己喜欢的玩具会反复去拿，如果喜欢的玩具放在很远的地方，他会主动爬到远处去找玩具；如果爸爸妈妈背对着宝宝，宝宝会叫爸爸妈妈或者拉大人的衣服；见到陌生人，宝宝会表现出害羞。

第10个月宝宝体格发育的指标

第10个月女婴、男婴体格发育指标

性别	年龄	项目								
		身长（单位：cm）			体重（单位：kg）			头围（单位：cm）		
		下限值	中间值	上限值	下限值	中间值	上限值	下限值	中间值	上限值
女婴	10月	67.3	72.4	77.7	7.23	8.94	11.16	42.1	44.5	47.2
男婴	10月	68.9	74	79.3	7.67	9.58	11.95	43.1	45.7	48.4

注：本数据采用了卫生部妇幼保健与社区卫生司2009年9月发布的《中国7岁以下儿童生长发育参照标准》。为了方便阅读理解，在这里我们将+2SD（2个标准差）设为上限，−2SD设为下限，在上限和下限之间视为一般状态。

怎样对第10个月宝宝的体格发育进行评价

对第10个月宝宝的身长、体重、头围等项目进行测量，将测量结果填在"体格发育评价记录表"中，并与上表中相应指标数值进行比较，根据比较结果对宝宝体格发育水平给予评价。

新生儿婴儿护理养育指南

体格发育评价记录表

项目	结果	评价
身长（cm）		
体重（kg）		
头围（cm）		

具体评价方法：

1.将测查结果填写在"结果"栏内。

2.结果与中间数值基本相符，在"评价"栏中用"="表示；结果高于中间数值，用"↑"符号表示；结果低于中间数值，用"↓"符号表示。

3.结果低于下限数值，或者高于上限数值，可以到医院儿童保健科进行咨询。

第10个月宝宝的智力发展特点

领域 月龄	大运动	精细动作	语言	认知	社会性
第10个月	10个月的宝宝扶着大人一只手可以站起来，从站姿可以坐下。这个时期的宝宝能够自己推开门。	10个月的宝宝可以将物品放进容器，再拿出来；能够打开杯盖，再练习盖上，虽然盖得不十分好，但已经有这种意识。	10个月的宝宝更加喜欢模仿大人说话的声音，可以听懂大人的简单指令，如"来！来！"，或"再见"等，还可以明白"爸爸呢？""妈妈在哪？"等问题。	这个时期的宝宝可以用食指表示1岁，能够一边翻书页，一边看图、看字等；还可以掀开盒盖，寻找盒内的东西。	穿脱衣服时能主动配合。

怎样对第10个月宝宝的智力发展进行评价

评价的具体观察内容和操作方法如下表：

项目	领域	大运动	精细动作	社会性	认知	语言
项目1	观察内容	左右转动自若	立即拿起小物体	招手表示"再见"	握住两块看	对"不行"有反应
	操作方法	宝宝坐姿，拿玩具在其左右逗引。	看到桌面的小物体（葡萄干、小馒头等）能立刻拿起来。	妈妈对宝宝说"再见！"宝宝知道招手。	给宝宝两块方木，他会观察方木，好像在比对。	当宝宝要拿一件物品时，对他说"不行！"宝宝动作会有迟疑或其他动作。
项目2	观察内容	自己能坐稳	扔物体	手进袖后会伸	喜欢用食指抠小洞	听到"妈妈在哪儿，爸爸在哪儿"能转头去找
	操作方法	把宝宝放在小椅子上，他能坐住。	宝宝把玩具拿在手里会扔出去。	给宝宝穿衣服时，把手放进袖子，自己知道伸手。	宝宝喜欢用食指抠小洞洞。	对着宝宝说"爸爸在哪里？"或"妈妈在哪里？"宝宝知道转头找。

将评价结果记录在如下表中。

记录方法：

能够按标准顺利通过，则用"○"表示；未能按标准顺利通过，则用"×"表示；虽然通过但不太顺利，介于上述两种情况之间用"△"表示。将测查结果填写在"智力发展评价记录表"中。

智力发展评价记录表

项目 \ 领域	大运动	精细动作	社会性	认知	语言
项目1					
项目2					

对智力发展评价结果的解释

结果可分为三种情况：较好、需要特别关注、一般。具体解释参考如下：

1. 较好的发育状态：测评结果中，如果每个领域两项都是"○"，说明宝宝在这个领域处于较好的发育状态；

2. 需要特别关注：测评结果中，如果单个领域的项目中，没有"○"，并且其中一项是"×"，您就需要特别关注宝宝在该领域中的发育情况；

3. 发育情况一般：介于以上两种情况之间的，说明发育情况一般；

4. 若以上五个领域中，有两个或两个以上领域处于需要关注的情况，则希望到医院儿童保健科咨询。

本书的评估内容和方法本着简单易行服务于家长的原则，其结果只能作为参考。

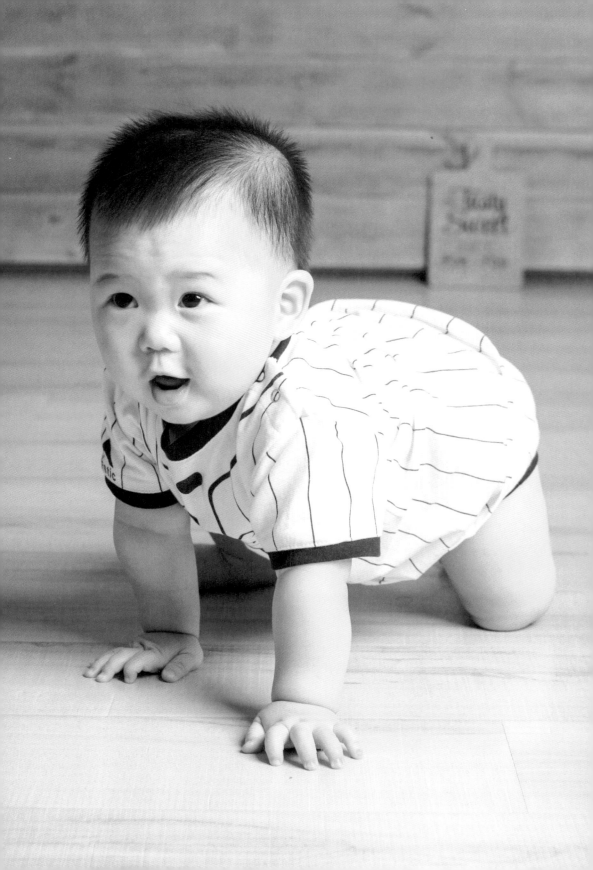

第11个月

第11个月婴儿的喂养与护理

如何添加辅食

11个月宝宝仍以母乳喂养/配方奶喂养为主，每日乳量摄入约600ml以上，家长可根据实际情况，逐渐减量并增加辅食量。根据宝宝需求，逐渐增加辅食量，每天2~4餐，可在母乳/配方奶后或两次母乳/配方奶喂养间进行。这个月的宝宝平均每天对辅食的需求量在206g~281g，差不多是3~5个鸡蛋那么重。

此阶段可逐渐尝试家人吃过的任何一种非致敏食物。仍然建议遵循循序渐进的原则，每引入一种新的食物应适应2~3天，密切观察是否出现呕吐、腹泻、皮疹等不良反应，适应一种食物后再添加其他新的食物。

顺应喂养，防止宝宝肥胖

顺应喂养，按需喂养是防止宝宝肥胖的主要策略，即当宝宝表现出饥饿时进行喂养，而非强制进行；喂食时鼓励但不强迫。进入11月龄的宝宝，每日活动和吃辅食的时间可以逐渐向成人的规律靠拢。比如早、中、晚成人吃饭时，可以尝试让宝宝一起，但不强迫宝宝吃饭。宝宝的运动量充足、吃饭的时间相对固定、不过度喂养，可以有效防止宝宝肥胖。当宝宝拒绝吃饭时，试着采取不同的食物组合；喂食期间照护者和宝宝进行语言交流和目光接触，也可以促进宝宝的进食兴趣。

顺应喂养的技巧如下：

1. 营造安静、轻松的进餐环境。从宝宝开始添加辅食开始，父母就应该为宝宝安排固定的餐桌和餐具，在宝宝头脑中形成良好的进餐模式。避免使用玩具、电视或者手机等方式来诱导宝宝进食，这容易让宝宝形成不良的就餐习惯，且容易干扰宝宝进食。

2．宝宝进食时，父母应该与宝宝保持面对面，以便随时交流。

3．父母应及时回应宝宝发出的饥饿或吃饱的信号。当宝宝看到食物表现兴奋、小勺靠近嘴时张嘴或舔舐食物时，表示饥饿；当宝宝紧闭嘴、扭头或吐出食物时，表示已经吃饱。

4．父母应允许宝宝在准备好的食物中挑选自己喜爱的食物，不能以自己对食物的好恶影响宝宝的态度，同时不能以进食多少作为惩罚或奖励宝宝的条件。

5．鼓励并允许宝宝手抓或用小勺自己进食，尽管这个过程可能会弄脏宝宝的衣服和房间，但是维持宝宝自己主动进食的兴趣、提高宝宝自己进食的能力对于妈妈而言，远比打扫房间和给宝宝更换衣服更重要。

需要补充有利于牙齿生长的营养品吗

不需要。因为每个宝宝的出牙时间不同，只要4～10个月内出牙即可，不晚于12个月出牙均为正常。均衡饮食即可促进宝宝牙齿生长，无须特殊促进牙齿生长的食物，亦不需要额外补充钙剂等。日常牙齿护理并定期看牙医更重要！

一日食谱举例

第11个月的宝宝，牙基本上已经萌出了，可以咀嚼软固体食物，如碎菜、碎肉、细粒状食物，这有利于促进牙齿进一步萌出。这个时期也是培养宝宝规律进食的良好习惯的重要阶段，务必固定时间、固定地点就餐。

每日进食安排举例：

6：00	母乳或配方奶200ml
9：30	辅食30g～50g
11：00	正餐
13：30	母乳或配方奶200ml
17：00	正餐
20：00	母乳或配方奶200ml

第11个月的宝宝可以每日安排两顿正餐一顿点心，正餐可以放在中午和下午。食谱安排仅是参考和指导，每个宝宝具体情况不同，请根据宝宝的情况来调整。

辅食选择举例：

上午辅食：水果50g、米粉10g。例如，木瓜50g、米粉10g，或猕猴桃50g、米粉10g。

水果可以有多种选择，如梨、苹果、香蕉都可以，最好选择当季、当地水果，另建议不要冰箱储存新鲜水果制品，要现做现吃。

中午正餐：谷物20g～40g、蔬菜40g～60g、肉类20g～40g或者蛋类30g。如：

香菇翡翠汤（香菇20g、西蓝花

20g、鸡肉20g、豆腐10g）配葱花鸡蛋饼（葱花5g、蛋黄20g、面粉20g）；萝卜羊肉米粥（萝卜50g、羊肉30g、米15g）；白菜肉馅饺子（白菜50g、肉30g、面粉20g）；冬瓜虾肉丸子汤（鲜虾30g、冬瓜30g）配蒸馒头（面粉20g）。

下午正餐：谷物20g～40g、蔬菜40g～60g、肉类20g～40g或者蛋类30g。形式同中午正餐，菜品种略调整即可。

白菜水饺

【材料】猪里脊肉馅100g，大白菜250g，姜末2g，低盐酱油3g，饺子皮适量。

【做法】

1.大白菜切成碎末，挤去部分水分；猪里脊肉馅儿加入白菜碎；加低盐酱油和姜末搅拌均匀。

2.把适量饺子馅放入饺子皮中，包成小饺子。

3.水开，放入饺子，煮熟即可食用（要比成人吃的饺子多煮一些时间）。

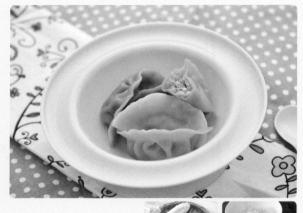

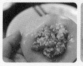

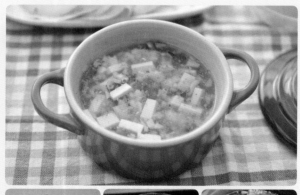

香菇翡翠汤

【材料】香菇20g，西蓝花20g，鸡肉20g，豆腐10g。

【做法】

1.香菇、西蓝花和鸡肉切碎，豆腐切成细条。

2.水烧开，下入鸡肉和香菇煮5～8分钟，然后下入西蓝花煮5分钟。

3.最后放入豆腐条，煮2分钟即可。

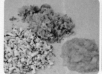

宝宝喜欢边吃边玩怎么办

边吃边玩是宝宝的天性。首先家长们需要放松心态，保持耐心；其次改变玩的方式，允许宝宝把食物当玩具玩，因为熟悉食物的过程是吸引宝宝尝试新食物的方法；家长做好表率作用，进餐时不玩手机，并避免宝宝进食时看电视、手机等电子产品。

如何平衡母乳喂养和睡眠

每个宝宝都是独特的，他们达到各自生长里程碑的时间各不相同。是否能睡整觉（连续睡眠5小时以上）就是其中的一个。11个月时有些宝宝仍然会夜醒，无论是何种喂养方式。很多妈妈会发现，在宝宝出牙、生病、生长发育跳跃期、与母亲白天分离时，夜醒频率常常会增加。夜间母乳不仅能给宝宝提供营养，同时还能给予安抚。当静静地躺在妈妈的臂弯里，吮吸着乳汁时，宝宝感到很安全，同时很满足。这是不受外界纷扰，妈妈和宝宝享受静谧的亲子时光。

然而宝宝频繁的夜醒，有时会给妈妈身心带来很大的困扰，甚至可能影响到生活、工作。怎么才能帮助宝宝减少夜醒呢？

1．舒适的睡眠环境，房间温度在22℃左右。

2．如果怀疑宝宝出牙痛，请帮助宝宝缓解出牙不适。

3．看宝宝是否生病，例如中耳炎、感冒、尿布疹、食管反流等都会引起夜醒。

4．看是否有添加新的食物，看宝宝是否对食物过敏。

5．增加白天喂养次数和母子接触的时间，减少喂养时的外界干扰。如果白天喂养不够，宝宝很可能需要通过夜间母乳来弥补。

6．在妈妈睡觉前给宝宝喂奶或者在晚间1～2小时内只喂一侧奶，使宝宝尽可能吸到脂肪高的乳汁。半夜宝宝醒来时，尽可能两侧喂奶，让宝宝充分得到满足。

爸爸妈妈们应该保持平常心，将重心放在配合宝宝夜间的正常行为，而不是让宝宝睡整觉。夜醒在婴儿期都是暂时的，即使妈妈们不采取任何措施，宝宝们也会逐渐减少夜醒的情况。这是宝宝成长过程中非常短暂的一段时期。

如何缓解宝宝长牙期的不适

此阶段可以给予宝宝磨牙棒、磨牙饼干以及一些硬度稍高的食物来缓解出牙不适，冷藏（而非冷冻）后使用，效果更佳。

第11个月婴儿的疫苗与接种

卵圆孔未闭的宝宝能正常接种疫苗吗

通常情况下，卵圆孔未闭的宝宝出生后其先在功能上闭合，出生后5～7个月时解剖上则大多已闭合，因此对于绝大多数宝宝而言，卵圆孔未闭应属正常的生理现象，而不应将其界定为真正意义上的先心病，故而并不影响正常的疫苗接种。但若缺损大于8mm～10mm，预防接种实施的时间则要暂缓，而且需在2～4岁时由心外科医生对其进行相应的修补术。

患有先天性心脏病的宝宝可否正常接种疫苗

如果宝宝患的是青紫型的先心病，如法洛氏四联症等，暂不建议进行疫苗接种，否则的话会给宝宝增加风险；如果是无分流型的先心病，如肺动脉或主动脉狭窄，只要心功能完好、体格发育速度正常可以考虑疫苗的接种；如果宝宝得的是潜伏性青紫型的先心病，如室间隔缺损、房间隔缺损或动脉导管未闭，除了心功能完好、体格发育速度正常以外，还需考虑缺损的大小，原则上缺损在5mm以下的宝宝进行预防接种相

对来说是安全的。

不能接种某些疫苗的宝宝会增加患病的风险吗

在现实生活中，确实有一部分宝宝因属疫苗接种的禁忌证等而不能按时接种疫苗，家长十分着急，担心自己的宝宝更易患上某些疾病。实际上只要在宝宝所处相应的人群中有85%的人接种了相应的疫苗，就如同在人群中形成了一个免疫的保护屏障，亦可起到阻断传染病的传播、有效地发挥免疫的保护作用。

宝宝接种了疫苗就等于进了"保险箱"吗

不少家长认为，只要宝宝接种了疫苗就算进了保险箱，肯定不会再患相关疾病。其实不然，因为任何疫苗进行免疫接种后都不可能保证其免疫的保护率达到100%。接种失效的原因是多方面的，如被接种者本身机体免疫功能的问题、疫苗的免疫原性、接种疫苗的剂量不足、接种技术等都会影响到疫苗的免疫成功率，使机体虽接种了疫苗但并不能产生抗体或抗体水平过低，起不到保护机体的作用。所以，尽管宝宝接种疫苗了也不能绝对地保证宝宝不患相应的疾病，父母仍不可掉以轻心，平时还是应该做好防护！

第11个月婴儿的成长与发育

第11个月宝宝的特点

第11个月的宝宝口头表达能力有了突飞猛进的进步，大部分的宝宝都会称呼"爸爸""妈妈"，宝宝还会把语言和表情结合起来，发出高兴的声音时表情也很愉快，发出不开心的声音时表情很悲伤。如果做了错事被批评时，宝宝会难过地哭泣；被表扬时，宝宝会开心地笑。

宝宝的运动能力也进一步增强。大部分宝宝已经可以扶着栏杆稳稳地走了，坐着时也不会轻易被推倒，学会了自己用手脱去鞋袜，而不是用脚把鞋袜蹬掉。宝宝还会用手指表示自己的年龄，会伸出食指表明自己1岁了；能用拇指及食指较灵活地夹取东西，还会自己盖上喝水用的塑料杯盖。

宝宝开始喜欢颜色鲜艳、形状各异的玩具，喜欢摆弄玩具。

这一阶段，是锻炼宝宝牙龈的宝贵时间。1岁前后是饮食习惯最易养成的时期的，爱吃什么口味一般都是在这一时期形成的，终生难改。所以这一时期要多让宝宝吃些烤馒头、磨牙棒等，让宝宝多咀嚼，促使牙龈长得更结实，为长牙助力。

第11个月宝宝体格发育的指标

第11个月女婴、男婴体格发育指标

性别	年龄	项目								
		身长（单位：cm）			体重（单位：kg）			头围（单位：cm）		
		下限值	中间值	上限值	下限值	中间值	上限值	下限值	中间值	上限值
女婴	11月	68.6	73.7	79.2	7.43	9.18	11.46	42.4	44.9	47.5
男婴	11月	70.1	75.3	80.8	7.87	9.83	12.26	43.5	46.1	48.8

注：本数据采用了卫生部妇幼保健与社区卫生司2009年9月发布的《中国7岁以下儿童生长发育参照标准》。为了方便阅读理解，在这里我们将+2SD（2个标准差）设为上限，−2SD设为下限，在上限和下限之间视为一般状态。

怎样对第11个月宝宝的体格发育进行评价

对第11个月宝宝的身长、体重、头围等项目进行测量，将测量结果填在"体格发育评价记录表"中，并与上表中相应指标数值进行比较，根据比较结果对宝宝体格发育水平给予评价。

体格发育评价记录表

项目	结果	评价
身长（cm）		
体重（kg）		
头围（cm）		

具体评价方法：

1.将测查结果填写在"结果"栏内。

2.结果与中间数值基本相符，在"评价"栏中用"="表示；结果高于中间数值，用"↑"符号表示；结果低于中间数值，用"↓"符号表示。

3.结果低于下限数值，或者高于上限数值，可以到医院儿童保健科进行咨询。

第11个月宝宝的智力发展特点

领域 月龄	大运动	精细动作	语言	认知	社会性
第11个月	第11个月的宝宝爬行自如，可以翻越障碍；自己扶着栏杆能够蹲下；被人牵着一只手能走几步；扶栏杆能将脚下的球踢开。	第11个月的宝宝会用手势表示需要，能用手握笔在纸上乱涂乱画，能将书打开又合上，能够将盖子盖上或打开。	第11个月的宝宝可以模仿单音节词，用一个音表示要求；有时会装着会说话的样子，模仿大人的语气，说出一连串莫名其妙的话。	这个时期的宝宝能够指出图画中有特点的部分，能够模仿推玩具小车等活动。	这个时期的宝宝能够熟练地使用勺子自己吃半餐饭，可以养成良好的进餐习惯。

怎样对第11个月宝宝的智力发展进行评价

评价的具体观察内容和操作方法如下表：

项目	领域	大运动	精细动作	社会性	认知	语言
项目1	观察内容	拉着两手走	用食指指物	会从杯中喝水	揭开纸见到方木（玩具）	叫妈妈（有所指）
项目1	操作方法	拉着宝宝双手，他能向前走几步。	能用食指指点食物，而不是用其他手指。	妈妈拿杯子给宝宝喝水，宝宝会喝水。	在宝宝面前，用纸将方木盖上，宝宝能把纸揭开。	能准确地叫自己的母亲：妈妈。
项目2	观察内容	从地上拾起东西	对电动玩具感兴趣	穿裤时伸脚	隔着玻璃指细小物体	能说出三个字
项目2	操作方法	让宝宝扶栏杆站立，在脚下放置一个玩具，宝宝能俯身拿起，再站稳。	喜欢玩或看电动的玩具。	给宝宝穿裤子时，宝宝知道伸脚。	将葡萄干装进玻璃瓶，让宝宝观察。	能说出三个字（任何字均可）。

将评价结果记录在如下表中。

记录方法：

能够按标准顺利通过，则用"○"表示；未能按标准顺利通过，则用"×"表示；虽然通过但不太顺利，介于上述两种情况之间用"△"表示。将测查结果填写在"智力发展评价记录表"中。

智力发展评价记录表

项目 \ 领域	大运动	精细动作	社会性	认知	语言
项目1					
项目2					

对智力发展评价结果的解释

结果可分为三种情况：较好、需要特别关注、一般。具体解释参考如下：

1.较好的发育状态：测评结果中，如果每个领域两项都是"○"，说明宝宝在这个领域处于较好的发育状态；

2.需要特别关注：测评结果中，如果单个领域的项目中，没有"○"，并且其中一项是"×"，您就需要特别关注宝宝在该领域中的发育情况；

3.发育情况一般：介于以上两种情况之间的，说明发育情况一般；

4.若以上五个领域中，有两个或两个以上领域处于需要关注的情况，则最好到医院儿童保健科咨询。

本书的评估内容和方法本着简单易行服务于家长的原则，其结果只能作为参考和问题的早期发现。

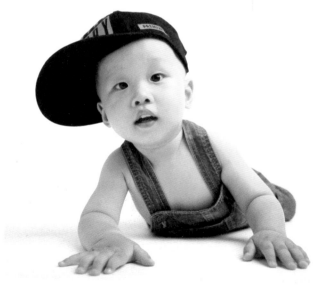

第12个月

第12个月婴儿的喂养与护理

第12个月宝宝体重和身高增长缓慢了

宝宝马上就1岁了，体重和身高比刚出生时有了很大变化，这个时候体重应该是出生时候的3倍左右，身高应该增长了25cm左右。但是，从这时开始，宝宝的体重和身高增长变得缓慢了。影响宝宝体重的因素很多，首先是遗传因素，比如父母小的时候的生长情况，如果父母小时候都是比较瘦小的，那宝宝偏瘦小也是可以接受的。排除了遗传因素以后，还要寻找其他因素，最常见的原因为固体食物添加过多（包括量与次数）使进食奶量明显减少，且固体食物的能量密度不足（含水量过多），导致宝宝体重增速不佳。但是，宝宝真的瘦小，也不代表有异常。因此如家长对宝宝的身长

体重增长有疑惑，需要咨询专业医师结合宝宝的遗传、环境等因素进行评估。

这个时期的宝宝需要断奶吗？如何离乳

这个时期并不建议给宝宝断奶，建议给宝宝继续母乳喂养至2岁，并可以持续喂到宝宝自然离乳为止，从而使妈妈和宝宝更大地获益。很多妈妈和爸爸有这样的疑问，1岁以后母乳还有营养吗？即使宝宝过了1岁，母乳仍能为宝宝提供重要的营养，而且母乳中的免疫物质在哺乳的第二年反而会增加。宝宝一岁后继续母乳喂养，仍然对宝宝有很多益处。研究表明，母乳能为一岁后的幼儿提供1/3每天所需能量，43%的蛋白质需求，75%的维生素A需求，60%的维生素C需求，以及各种免疫保护因子帮助对抗感染和疾病。

当宝宝母乳摄入量逐渐减少，乳汁

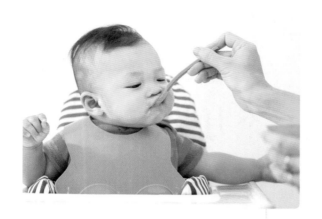

移注意力的方式可以让宝宝忘掉这顿奶。先调整一次，一段时间后再调整一次，接着再调整，逐渐实现完全离乳。看个人需求来决定断奶频率，可以几天到几星期减一次。离乳有时对宝宝和妈妈影响很大。妈妈需要和宝宝多接触，离乳但仍要保持亲子关系的进一步发展。离乳后宝宝可能会很黏人，易发脾气，妈妈受激素影响可能会很失落，容易感伤，要特别注意。离乳的过程中，鼓励爸爸给宝宝提供更多的亲子接触，从而满足其情感的需要。

的组成部分会随之变化，以满足幼儿生长发育的需求，重组的乳汁类似初乳。当每天母乳摄入量小于400ml，母乳中蛋白质、脂肪、铁、钠含量有所增加，钙保持不变，锌减少，免疫组成部分不变，但其中免疫球蛋白A和乳铁蛋白会增加。这是一个自然的，在宝宝彻底离乳前，提升对宝宝的保护过程。

但是有些妈妈因为工作等原因，乳汁分泌逐渐减少，这种情况下建议宝宝自然离乳，而不是选择暴力断奶的方式。暴力断奶对宝宝和妈妈都会造成比较严重的影响，比如导致妈妈严重的堵奶甚至发生乳腺炎，导致宝宝严重的分离焦虑。而渐进式的逐渐离乳的过程，乳汁成分会发生变化，类似于初乳，在宝宝彻底断奶前能给予充足的抗体保护。

采用渐进式离乳，就是逐渐减少妈妈喂养的次数和每次哺乳的量。妈妈可以有意识的，跳过比较无足轻重的一顿奶，比如说上午过到一半的时候，带着宝宝去逛公园或读书、吃点心。这种转

如何添加辅食

此月龄的宝宝已经尝试并适应许多种类的食物，这一阶段应该继续扩大宝宝的食物种类，同时增加食物的稠厚度和粗糙度，并注重培养宝宝对食物和进食的兴趣。

宝宝应保持每天600ml的奶量；保证摄入足量的动物性食物，如每天1个鸡蛋加50g肉禽鱼；一定量的谷物类；蔬菜、水果的量以宝宝需要而定。继续引入新食物，特别是不同种类的蔬菜、水果等，增加宝宝对不同食物口味和质地的体会，减少将来挑食、偏食的风险。不能母乳喂养或母乳不足的宝宝仍应选择合适的宝宝配方奶作为补充。

硬度仍以宝宝能够咀嚼吞咽、不呛到宝宝、宝宝不会呕吐为准，但质地应该比以前逐渐加厚、加粗，并带有一定的小颗粒，也可尝试块状的食物，比如将切成小块的煮得较烂的肉粒放到粥里或者小馄饨里等，都可以增加宝宝的咀嚼机会。建议继续为宝宝准备一些便于用手抓捏的"手抓食物"，如香蕉块、煮熟的土豆块和胡萝卜块、馒头、面包片、切片的水果和蔬菜以及撕碎的鸡肉等，均可以让宝宝自己抓握着进食。12月龄时可以尝试黄瓜条、苹果片等较硬的块状食物。

怎样合理安排宝宝的餐次和进餐时间

为了让宝宝养成良好的作息习惯，同时也方便家庭准备食物，应该将宝宝进食辅食的时间安排在家人进餐的同时或相近时，并逐渐与家人一日三餐的进餐时间一致。一般情况，10～12个月的宝宝每天辅食喂养2～3次，母乳喂养次数会因辅食的添加而减少。

一日食谱举例

宝宝12个月时已有牙齿，这个时候可以吃软的固体食物，如碎肉、青菜、细颗粒的食物等，对锻炼咀嚼、吞咽功能，牙齿萌出都有好处。这个月份的宝宝要锻炼其自己进食的能力，注意食物种类变换，培养宝宝规律的进食习惯。

每日进食安排举例：

6：00	母乳或配方奶200ml
9：30	辅食30g～50g
11：00	正餐
13：30	母乳或配方奶200ml
17：00	正餐
20：00	母乳或配方奶200ml

12个月的宝宝每日可以安排两顿正餐一顿点心，正餐可以放在中午和下午。以上进食安排仅是参考和指导，每个宝宝具体情况不同，请根据宝宝的情况来调整。

辅食选择举例：

上午辅食：水果50g、米粉10g；或水果沙拉（两种水果各30g），蛋黄20g。例如，木瓜50g、米粉10g，或猕猴桃30g、苹果30g、蛋黄20g。

水果可以有多种选择，如梨、苹果、香蕉都可以，水果建议选择当季、当地为最好，另建议不要冰箱储存新鲜水果制品，要现做现吃。

中午正餐：谷物20g～40g、蔬菜40g～60g、肉类20g～40g或者蛋类30g。如：胡萝卜牛肉小米粥（胡萝卜50g、牛肉30g、米15g），蔬菜沙拉（莴笋20g、南瓜20g）；清蒸鳕鱼（鳕鱼50g），山药粥（山药30g、米20g）；西红柿紫菜鸡蛋汤（西红柿50g、蛋黄20g、紫菜5g），蒸馒头（面粉20g）。

下午正餐：谷物20g～40g、蔬菜40g～60g、肉类20g～40g或者蛋类30g。形式同中午正餐，菜品种略调整即可。

清蒸鳕鱼配山药粥

【材料】鳕鱼50g；山药30g、米20g。

【做法】

清蒸鳕鱼

1.鳕鱼洗净，切2cm长，1cm宽的小块。

2.蒸锅上汽，放入切好的鳕鱼，大火蒸5分钟即可。

山药粥

1.大米洗净，放入锅中，加入10倍米量的清水，熬成大米粥。

2.山药去皮，切小块，放入煮好的米粥中，再煮20分钟即可。

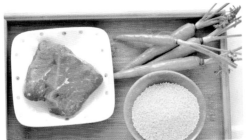

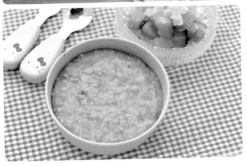

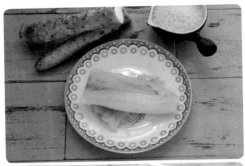

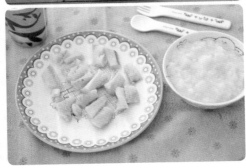

胡萝卜牛肉小米粥配蔬菜沙拉

【材料】胡萝卜50g，牛肉30g，米15g；莴笋20g，南瓜20g。

【做法】

胡萝卜牛肉小米粥

1.胡萝卜擦成茸，牛肉切小碎粒；小米加入10倍米量的清水煮成粥。

2.小米粥煮到黏稠，加入牛肉碎和胡萝卜茸，继续熬煮20分钟即可。

蔬菜沙拉

1.南瓜去皮，切块蒸熟；莴笋切碎煮熟。

2.把蒸熟的南瓜和莴笋混合在一起即可食用。

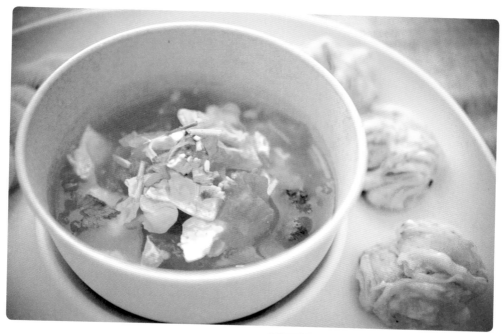

西红柿鸡蛋汤

【材料】去皮西红柿1个（一定要去皮，有时西红柿皮可引起小孩的吞咽困难），鸡蛋黄（这个时间可以视宝宝情况，看能否加整蛋），葱末、植物油5g～10g。

【做法】

1.西红柿用刀切成小丁，将鸡蛋打入碗中，用干净筷子或打蛋器打散成蛋液。

2.锅中倒入油，大火加热，放入西红柿煸炒。

3.炒至西红柿出红汤后，倒入开水继续用大火煮至汤色变红后将蛋液打螺旋倒入，这时不要搅动汤，待鸡蛋液成蛋花状后再缓缓把蛋花搅匀。

4.最后在盛起前撒上葱花即可。

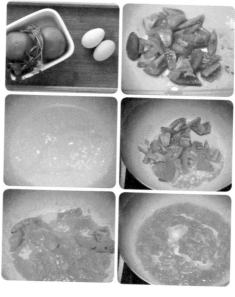

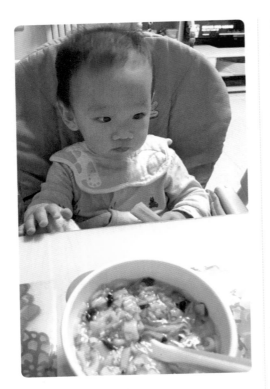

附：自制磨牙馒头片

将发面馒头切成1cm～2cm厚的馒头片（那种硬一些的馒头，戗面馒头最佳），放入铁锅内，可不加油，小火烤至干硬，不煳为宜；或烤箱150℃～180℃，双面，15～20分钟，放凉即可给宝宝当辅食或磨牙食品，健康又简捷。

偏食的预防

这个阶段的宝宝有些会表现出对一些食物的喜欢或拒绝，需要照护者的合理引导，预防偏食。

1.有研究表明，婴儿需要尝试7～8

次后才能接受一种新的食物，所以当宝宝拒绝某种新的食物时，父母需要有充分的耐心，反复尝试。

2.不要以父母自己对食物的好恶影响宝宝的态度，鼓励宝宝尝试各种不同口味和质地的食物。

3.鼓励宝宝自己用手抓或用小勺自己进食。

4.宝宝对不同口味的食物需要逐渐适应，要允许宝宝挑选自己喜欢的食物。父母需要做的是尽可能准备适合宝宝口味的多种食物，让他自己挑选并逐渐适应。

5.父母还可以尝试不同的烹饪方法来吸引宝宝。1岁以内的宝宝非常喜欢色彩鲜艳、形状可爱的食物，所以可以从色彩、形状吸引宝宝，如喜欢吃南瓜而不喜欢吃面食的宝宝，可以将南瓜和面粉混合后做成南瓜面馒头，甚至做个可爱的形状。但建议1岁以内以蒸煮为主，不要以大人的喜好为宝宝准备食物，尤其不食油炸食物。

6.任何时候都不要用糖果或点心来诱惑宝宝接受他不喜欢的食物。

7.对于一些偏食严重，已影响生长发育的宝宝，建议去儿童保健或营养科就诊，及早找到原因，以免影响宝宝发育。

进食安全

为宝宝添加辅食时，最首要的问题

是饮食安全。很多不适宜的食物或不安全的进食环境会增加宝宝窒息的风险，需要引起高度重视。

不安全的食物有：

1. 坚硬的食物。不要给豆状物或硬的食物块，如花生米、煮黄豆粒、胡萝卜块等。

2. 大块软糯、筋道的食物。大块刚刚蒸好的馒头、大块的杧果、大块的水果软糖、果冻等。

3. 很长的面条。宝宝不会吸很长的面条，容易吸入气管，造成误吸。故如选择给宝宝进食面条，一定要将面条弄得短一些，宝宝不需要吸即可用舌头将面条舔入口中。

不安全的环境有：

在宝宝进食时，应让他们坐在固定的位置吃饭。站着或躺着进食，或者进食时追赶打闹很容易造成窒息。进食时嬉笑和说话，也会增加窒息的风险。

宝宝拒绝使用杯子怎么办

杯子的尝试时间并没有绝对的标准。不同的月龄，学习使用杯子的方法有所不同。

很多母乳妈妈更喜欢跳过奶瓶这个阶段，直接过渡到用杯子喂食。正确的方法是，可以先从吸管杯开始，然后过渡到鸭嘴杯，然后过渡到广口杯。

如果1岁的宝宝仍拒绝用杯子，而妈妈正打算断奶，可以用如下方法让宝宝爱上杯子：买一个塑料杯子玩具，让宝宝玩耍；为了帮宝宝克服对杯子的恐惧，多让宝宝看着全家人围坐在一起用杯子喝水的愉快情景；把杯子放在桌子上，宝宝够得着的地方，多次以后，家长们会发现当家长拿杯子的时候，他也会去拿他自己的杯子，这就是又一次餐桌上的胜利！

第12个月婴儿的疫苗与接种

乙脑疫苗应该什么时候开始接种

流行性乙型脑炎简称乙脑，是由蚊子传播的一种人畜共患的急性传染性疾病，多发于夏秋季，在北京地区每年7、8、9三个月是流行期。近年来，乙脑疫苗已改变原来的接种方式，即由原来的季节性接种改为除流行期以外时间段的常年接种。各地区可根据本区域乙脑流行的特点来决定乙脑疫苗具体的接种时间。

目前北京地区使用的乙脑疫苗是减毒活疫苗，宝宝满1岁时开始进行基础免疫。一般情况下，注射第一剂时中和抗体的阳转率可达80%以上，次年加强免疫时可使中和抗体的阳转率高达90%以上。

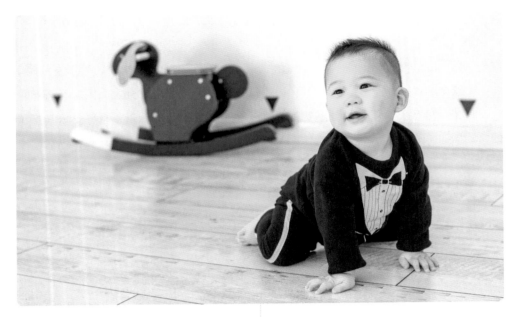

需注意的是，宝宝若发热、患有中耳炎或急性传染性等疾病时应暂时停止乙脑疫苗的接种，待疾病痊愈后再实施补种。若宝宝患有心脏、肝脏以及肾脏等疾病时，尤其是脏器功能不全时；或患有活动性肺结核；既往曾有明确过敏史、抽风病史；已知有先天性的免疫缺陷病或近期正在使用免疫抑制剂，也不宜接种乙脑疫苗。

乙脑减毒活疫苗的全程免疫一共需要接种几次

乙脑减毒活疫苗的全程免疫需要接种两次。首剂应在满1岁时进行接种，为使宝宝体内特异性的保护性抗体能够保持在一个较高的水平，宝宝在满2周岁之后应该再进行一次乙脑减毒活疫苗的加强免疫，这样乙脑减毒活疫苗的免疫程序就全部结束了。

目前可以使用的乙脑疫苗有几种

目前在我国可使用的乙脑疫苗有两种：一种是乙脑的减毒活疫苗，另一种则是乙脑的灭活疫苗。乙脑减毒活疫苗多用于无特殊问题的正常儿童；而乙脑灭活疫苗则更多地用于那些具有细胞免疫缺陷的宝宝。

乙脑灭活疫苗同样也需待宝宝满1周岁时进行基础免疫的接种，但基础免疫需接种两剂疫苗，两剂之间至少需间隔7～10天；满2周岁时再进行一次加强免疫。该疫苗区别于乙脑减毒活疫苗的特点：全程免疫需接种3次；接种无季节性要求。

为什么要保留好宝宝的预防接种证

预防接种证记录了宝宝从出生之后所有疫苗接种的记录，包括所接种疫苗的名称、接种日期、接种剂量、疫苗批号、疫苗的生产厂家、接种单位的名称以及接种者等信息。所以，保存好预防接种证对宝宝来说是十分重要的，预防接种证不仅囊括了宝宝接种的所有信息，还是宝宝接种疫苗的凭证，而且日后宝宝上幼儿园、入学以至于出国都会用到预防接种证。

为什么不同城市疫苗接种的程序不一样

我国地大物博、幅员辽阔，南方和北方地区温差较大，由于气候条件的差异，传染病流行的种类、强度、特点、影响因素与周期均存在较大差异，因此在我国不同城市的免疫规划程序会略有差异。

未来疫苗接种的发展趋势是什么

未来疫苗接种发展的趋势主要体现在以下几方面：

1.疫苗的种类及范围。疫苗的种类会越来越多，到目前为止所能接种疫苗的种类比以往有显著的增加，仅我国国家免疫规划范畴内的疫苗就已从原来仅有的5种疫苗增至15种，而二类疫苗目前也有至少10种；疫苗所能预防疾病的种类也更加宽泛，所接种的疫苗已不仅仅局限于传统意义上的常见的传染性疾病，还可以预防某些非传染性的疾病。

2.接种方式的改变。接种方式更趋于使用联合疫苗，即不同的疫苗通过同一个途径同时进入人体。联合疫苗的优势主要体现在：可提高疫苗的接种率，减少接种针次，减少家长带宝宝往返医院的频次，降低交叉感染的发生率，提高儿童接种疫苗的依从性，简化免疫程序，减少疑似预防接种异常反应（AEFI）发生的概率。

3.接种途径的变化。传统意义上疫苗接种的途径仅限于口服、皮下、皮内、肌肉等方式。疫苗接种最主要的受种群体为儿童，为减少儿童因疫苗接种而产生的不快，通过采用喷鼻以及高压枪等接种疫苗的方式正悄然兴起。

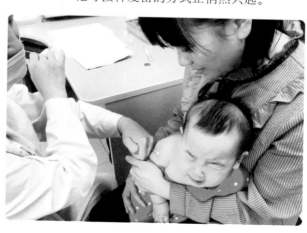

第12个月婴儿的成长与发育

第12个月宝宝的特点

这个月龄的宝宝已开始独自行走，部分宝宝弯腰后能恢复站立的姿势；精细动作进一步发展，开始拿笔涂鸦；能把硬币投进存钱盒；能为大小不同的瓶子配上相应的瓶盖。

这个阶段的宝宝记忆力有了显著的发展，主要表现在社会性的认知上。宝宝已可区分熟悉人和陌生人；开始模仿大人的行为，模仿就是以记忆为基础的行为，只有记住了才能模仿。这时期，宝宝还喜欢模仿大人做家事，模仿小朋友的行为。这是宝宝提高认知水平的大好时期。

宝宝的语言能力也大有进步，对语言的理解和词语表达开始相互联系。例如：妈妈说"宝宝来吃饭"，宝宝就会边走边说"吃饭"；爸爸说"我们出去玩"，宝宝就会高兴地找帽子找外套。

宝宝表达情绪和愿望的方式也渐渐增多，开始不以哭来表达需要，会找出其他的办法来表达需要，表明宝宝的社会适应能力提高了。

第12个月宝宝体格发育的指标

第12个月女婴、男婴体格发育指标

性别	年龄	项目								
		身长（单位：cm）			体重（单位：kg）			头围（单位：cm）		
		下限值	中间值	上限值	下限值	中间值	上限值	下限值	中间值	上限值
女婴	12月	69.7	75	80.5	7.61	9.4	11.73	42.7	45.1	47.8
男婴	12月	71.2	76.5	82.1	8.06	10.05	12.54	43.8	46.4	49.1

注：本数据采用了卫生部妇幼保健与社区卫生司2009年9月发布的《中国7岁以下儿童生长发育参照标准》。为了方便阅读理解，在这里我们将+2SD（2个标准差）设为上限，−2SD设为下限，在上限和下限之间视为一般状态。

怎样对第12个月宝宝的体格发育进行评价

对第12个月宝宝的身长、体重、头围等项目进行测量，将测量结果填在"体格发育评价记录表"中，并与上表中相应指标数值进行比较，根据比较结果对宝宝体格发育水平给予评价。

体格发育评价记录表

项目	结果	评价
身长（cm）		
体重（kg）		
头围（cm）		

具体评价方法：

1.将测查结果填写在"结果"栏内。

2.结果与中间数值基本相符，在"评价"栏中用"＝"表示；结果高于中间数值，用"↑"符号表示；结果低于中间数值，用"↓"符号表示。

3.结果低于下限数值，或者高于上限数值，可以到医院儿童保健科进行咨询。

第12个月宝宝的智力发展特点

月龄＼领域	大运动	精细动作	语言	认知	社会性
第12个月	12个月的宝宝能够独自站立，并且可以独走几步，弯腰能再站起来。	12个月的宝宝手部动作控制力更强，可以用笔在纸上画出清晰的笔印；会翻书。部分宝宝能用两块积木搭高高。	12个月的宝宝主动发音的概率增多，能清晰地发出大部分音节。	宝宝看见铅笔、橡皮等知道用；走到自己家门口或者熟悉的地方知道用手指。	能上桌子同大人一起吃饭；已学会摘掉帽子和戴上帽子。

怎样对第12个月宝宝的智力发展进行评价

评价的具体观察内容和操作方法如下表：

项目＼领域		大运动	精细动作	社会性	认知	语言
项目1	观察内容	独站片刻，保持平衡	用笔画留痕迹	服从别人的要求	模仿点点	能说4个字
	操作方法	扶宝宝站立后慢慢松开手，宝宝可以自己站稳一会。	把笔放到幼儿手中，让宝宝在纸面上乱画，留下痕迹即可。	能按照成人的要求行动，如坐着等妈妈拿水。	放一张白纸和彩笔在宝宝面前。妈妈示范画点点，再把彩笔放宝宝手中画点点，宝宝能画下点点。	能说出较清晰的4个以上的字（任何字均可）。
项目2	观察内容	拉着一只手能走	喜欢抓小玩具玩	把玩具给镜中的影像	放两块方木进杯中	能找到妈妈所说的东西
	操作方法	拉着一只手能走得很稳。	宝宝喜欢抓小玩具玩耍。	抱宝宝照镜子，让宝宝把手里的东西给镜子里的娃娃，宝宝知道伸手。	宝宝能将2块方木（小玩具）连续放进杯子或别的容器中。	妈妈让宝宝去找熟悉的玩具，宝宝可以找到。

将评价结果记录在如下表中。

记录方法：

能够按标准顺利通过，则用"○"表示；未能按标准顺利通过，则用"×"表示；虽然通过但不太顺利，介于上述两种情况之间用"△"表示。将测查结果填写在"智力发展评价记录表"中。

智力发展评价记录表

项目　　　领域	大运动	精细动作	社会性	认知	语言
项目1					
项目2					

对智力发展评价结果的解释

结果可分为三种情况：较好、需要特别关注、一般。具体解释参考如下：

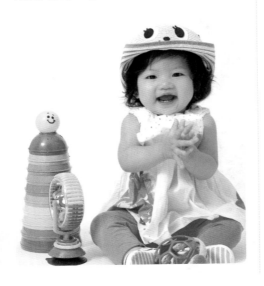

1.较好的发育状态：测评结果中，如果每个领域两项都是"○"，说明宝宝在这个领域处于较好的发育状态；

2.需要特别关注：测评结果中，如果单个领域的项目中，没有"○"，并且其中一项是"×"，您就需要特别关注宝宝在该领域中的发育情况；

3.发育情况一般：介于以上两种情况之间的，说明发育情况一般；

4.若以上五个领域中，有两个或两个以上领域处于需要关注的情况，则希望到医院儿童保健科咨询。

本书的评估内容和方法本着简单易行服务于家长的原则，其结果只能作为参考。

新生儿婴儿护理养育指南

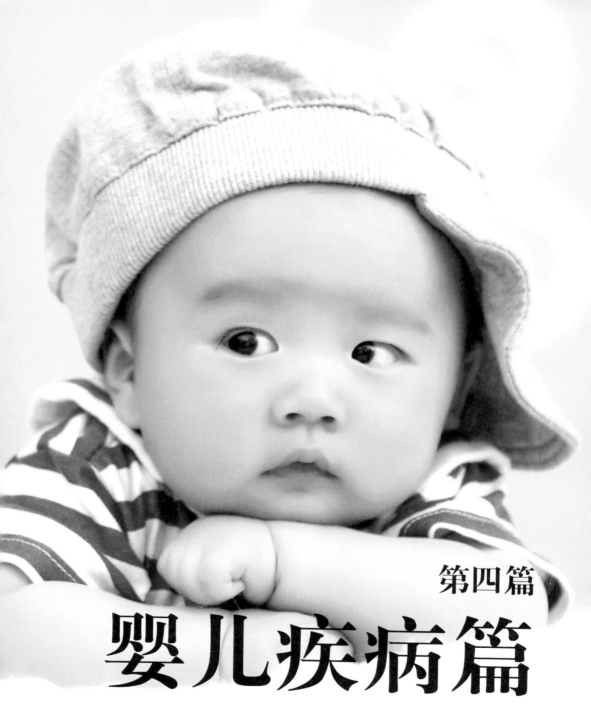

第四篇

婴儿疾病篇

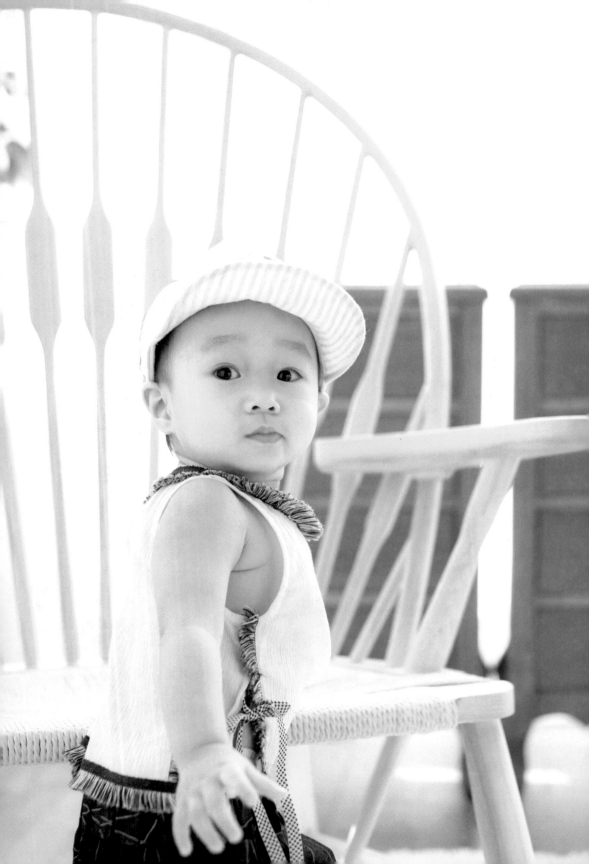

一般危险症状

危险症状是指患有严重疾病的症状，可能危及生命，世界卫生组织把这些症状定义为"一般危险症状"。婴儿一旦出现一般危险症状，需要紧急去医院就诊。一般危险症状包括不能喝水或吃奶、严重呕吐、惊厥以及嗜睡或昏迷。

症状一：不能喝水或吃奶

如果婴儿十分虚弱，不能吸吮或吞咽时，可表现出"不能喝水或吃奶"的症状。婴儿不能喝水或不能吃奶并不是因为不渴或者不饿，而是因为生病太虚弱没有能力喝水或吃奶，即使渴了或饿了也不能喝水或吃奶。

如果婴儿鼻腔堵塞，也可能出现吸吮或吞咽困难，此时可清理其堵塞的鼻腔。清理后可以吃奶，则说明小儿没有"不能喝水或吃奶"的危险症状。

症状二：严重呕吐

严重呕吐是指婴我吃什么吐什么，不能保留任何吃进去的东西，如食物、液体或口服药物等。

如果婴儿每次进食或喝水后，很快就全部都吐出来，甚至呈喷射状，说明婴儿有严重呕吐的危险症状。严重呕吐很有可能是中枢神经系统疾病的表现，如脑膜炎、颅内出血等，需要立即去医院就诊。

症状三：惊厥

惊厥，俗称抽筋、抽风、惊风，也称抽搐，表现为阵发性四肢和面部肌肉抽动，多伴有两侧眼球上翻、凝视或斜视，神志不清，双上肢划船样，双下肢踏车样动作。有时伴有口吐白沫或嘴角牵动，呼吸暂停，面色青紫。发作时长多在3～5分钟之内，有时反复发作，甚至呈持续状态，持续时间最长可达30分钟。

婴儿高热、中枢神经系统感染、中毒性脑病或者癫痫等均有可能出现惊厥，是疾病危重的表现，需要立即去医院就诊。

症状四：嗜睡或昏迷

嗜睡或昏迷的婴儿表现为昏昏沉沉，对周围发生的一切反应差或无反应，不能观望母亲或周围环境，吸吮力弱或不吸吮。昏迷的婴儿无法唤醒，当触摸、摇晃或对宝宝说话时，都无反应。

婴儿嗜睡或昏迷可能是由于中枢神

经系统感染、中毒性脑病、中毒等引起的，是疾病危重的表现，需要立即去医院就诊。

若婴儿有以上任何一项危险症状，表明可能患有重症疾病，应立即去医院就诊。

咳　嗽

咳嗽是儿童常见的呼吸道症状。当咽喉、气管的神经末梢或肺部受到刺激时，人体就会产生神经反射，迫使肺内气体通过气道咳出。咳嗽主要是能排出中央大气道的分泌物，可有效清除呼吸道有害物质。

案例

问：我家宝宝8个月了，一个月前开始咳嗽，主要是夜间和凌晨，白天几乎没有咳嗽，当感冒治疗后，一直没有效果，请问我要不要给宝宝服用止咳药？

案例分析及常见病因

答：婴幼儿咳嗽一般不用止咳药，止咳药可能会对婴幼儿产生严重的副作用。咳嗽不是一种病，而是很多疾病的一个症状表现，因此治疗咳嗽，首先要找出是什么病导致的咳嗽。案例中的宝宝咳嗽主要发生在夜间和凌晨，白天几乎没有咳嗽，咳嗽时间长，很有可能是哮喘导致的，因此需要去医院检查是否

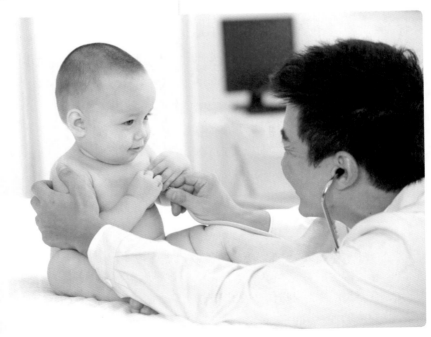

是哮喘，再来决定用什么药进行治疗。

咳嗽主要和下列疾病有关：

1.主要是呼吸系统疾病导致的，例如上呼吸道感染（感冒）、毛细支气管炎、喉炎、肺炎等。

2.如果婴儿只在夜间咳嗽，则有可能患有鼻窦疾病、哮喘或者胃食管反流。

3.突发的急促咳嗽，很可能是被食物呛到，有可能出现气管、支气管异物。

4.肿瘤、先天性气道畸形、肺结核以及气管食管瘘、囊性纤维性病变都可以引起咳嗽。

5.婴儿鼻子有问题，如鼻塞、鼻腔分泌物多，特别是在躺下后或晨起咳嗽明显的，应考虑鼻子的问题所导致的咳嗽，需要去耳鼻喉科就诊。

什么情况下应该去医院就诊

2个月以下的婴儿咳嗽必须去看医生。对于大一点儿的婴幼儿，如果在咳嗽时出现如下一些情况，应该立即去医院就诊。

1.婴儿呼吸困难。

2.持续时间长，伴有喘鸣、呕吐或皮肤青紫。

3.影响进食和睡眠。

4.咳嗽是突然出现的，而且伴有发热。

气管异物引起的咳嗽，婴儿被食物或其他物体呛到后出现的咳嗽，不要把手伸到婴儿嘴里试图抠出呛到婴儿的食

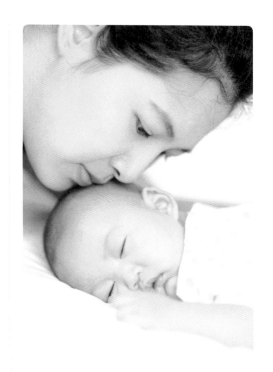

物，因为这样有可能把食物推到下方，引起气管阻塞。在约50%的病例中，当外部物体（食物或玩具）被吸入支气管或肺部时，咳嗽有可能发生于几小时或几天后。

治疗以及家庭护理

咳嗽的治疗取决于其根本的病因，医生会根据病因来进行相应的治疗。

不管咳嗽的病因是什么，都可以让婴儿多摄入一些液体。用空气加湿器来增加空气湿度也能让婴儿更舒服，特别是在夜间。空气加湿器需要每天都进行清洗，否则很容易成为细菌或真菌滋生的温床。

如果婴儿夜间咳嗽严重，可以适当垫高床头，分泌物就易于吞咽。

家长需要知道的是，美国食品药品管理局建议2岁以下勿服用止咳药，6岁以下的儿童慎用止咳药，因为可能会引起严重的副作用。一定要在医生指导下用药。

感　冒

感冒是一组症状组合，包括流涕、喷嚏、咳嗽、发热等，又称为上感，即上呼吸道感染，主要由病毒引起。平日提及的感冒分普通感冒和流行性感冒，流行性感冒比普通感冒的症状相对更严重一些。

案例

问：我家宝宝10个月了，昨天上午去公园玩儿，刚开始天气晴朗，万里无云，突然开始刮大风。宝宝回到家后，晚上开始流鼻涕，打喷嚏。现在宝宝还是流鼻涕，打喷嚏，不时还会咳嗽几声，精神状态不错，吃喝和患病前差不多。请问我需要带宝宝去医院看病吗？

案例分析及常见病因

答：宝宝很有可能是得了上呼吸道感染，目前宝宝只是流鼻涕，打喷嚏，偶尔咳嗽几声，也没有发烧，可以在家护理，进行观察，再决定要不要去医院看病。

感冒主要是病毒感染引起的。至少有200种病毒可以导致感冒，常见的有鼻病毒、冠状病毒、腺病毒等。小部分感冒由细菌引起，细菌感染可直接感染或继发于病毒感染之后，以溶血性链球菌最为常见，其次为流感嗜血杆菌、肺炎球菌、葡萄球菌等。

易感因素：婴儿抵抗力低，受凉、淋雨、气候突变、过度疲劳或接触其他感冒患儿后容易发生。

感冒的表现

感冒的婴儿一般会出现流涕、鼻塞、喷嚏、咳嗽、咽痒或咽痛等症状，可以伴有发热。流行性感冒的症状比普通感冒重。

什么情况下应该去医院就诊

病毒性感冒本身是自限性疾病，发病急，潜伏期一般在1~3天，病程在5~7天。建议家长可以在保持婴儿相对舒适的前提下在家观察，耐心"等

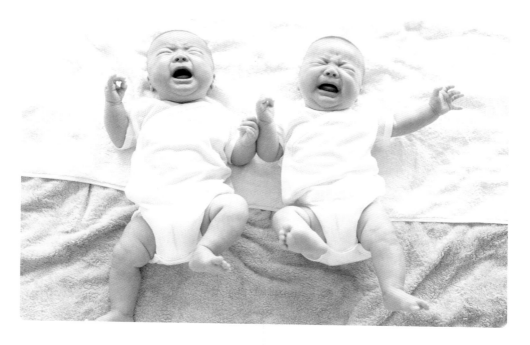

待"，感冒会自行痊愈。

如果婴儿只有3个月大或者更小，在婴儿出现第一个症状时就要去医院就诊。月龄小的宝宝，症状非常具有误导性，感冒很有可能快速地发展成更严重的疾病，例如毛细支气管炎、喉炎或者肺炎。

3个月以上的婴儿患有感冒，一般不需要去看医生，除非病情变得更加严重，但出现以下情况，家长应该带婴儿去医院看病。

1.每次呼吸的时候鼻孔张开（鼻翼翕动），肋骨和胸骨之间及胸壁下部凹陷，呼吸急促或者呼吸困难。

2.嘴唇或者手指甲（甲床）发青。

3.鼻腔内分泌的黏液10～14天后依然存在。

4.咳嗽不止（持续超过1周）。

5.持续易激惹和哭闹。

6.过度嗜睡或者脾气暴躁。

治疗以及家庭护理

1.在家观察期间，要尽可能保持鼻腔通畅，如果婴儿鼻塞，可用温热毛巾敷鼻，严重时可用不含麻黄素的滴鼻液。

2.给婴儿多喝水，纯母乳喂养的婴儿要增加母乳喂养的次数。如果鼻腔分泌物多，可以在睡前和吃奶前用吸鼻器吸出分泌物，帮助清洁鼻腔，保持呼吸道通畅。

3.感冒多是病毒感染所致，一般抗生素治疗是没有效果的，尽可能不用药。如果确定是流行性感染，可以使用药物。抗流感病毒的药物早期应用可以缩短病程，如奥司他非（达菲）在发病48小时内用药，可以缩短发热的时间，小婴儿也可以安全使用。如果考虑是细菌感染所致，可以使用抗生素。

疱疹性咽峡炎

疱疹性咽峡炎是由肠道病毒引起的以急性发热和咽峡部疱疹溃疡为特征的急性传染性咽峡炎，夏秋季为高发季节，以发热、咽痛、咽峡部黏膜小疱疹和浅表溃疡为主要表现，为自限性

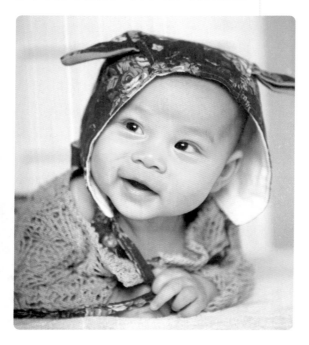

疾病，一般病程4～6日，重者病程可持续2周。

案例

问：我家宝宝11个月了，3天前开始发烧，体温高达39.5℃，吃喝没有明显异常。今天体温基本正常了，不过宝宝反而不愿意吃东西和喝水了，一直流口水，烦躁不安，感觉和以前的感冒不太一样，是怎么回事？

案例分析及常见病因

答：宝宝很可能是患了疱疹性咽峡炎了。疱疹性咽峡炎一般以发热起病，开始几天主要是发现宝宝发热，宝宝无明显其他异常，其实此时咽部已经出现小红疱，不过没有破溃，宝宝并不会感觉很难受。当发烧几天热退以后，咽部的小疱开始破溃，宝宝此时会感到非常疼痛，会出现拒食、流口水、烦躁不安等情况。

疱疹性咽峡炎大多为柯萨奇A组病毒所引起，此外埃可病毒和肠道病毒70型也可引起本病。

婴幼儿呼吸道屏障功能不足，呼吸道黏膜柔嫩，呼吸道分泌抵抗细菌、病毒的免疫物

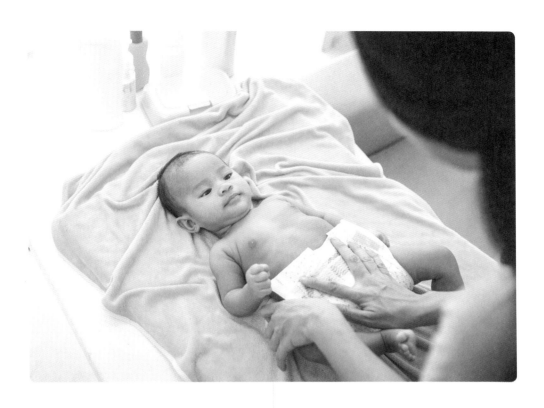

质不足，不能完全杀灭入侵的病原体，因此容易发病。在感染后能产生免疫，不过A组病毒中其他型病毒或其他肠道病毒也可能引起再次发病。手足口病的病原也是肠道病毒，以柯萨奇A组16型、肠道病毒71型多见，重症手足口病多由肠道病毒71型感染引起。

疱疹性咽峡炎的表现

疱疹性咽峡炎是典型的病毒性上呼吸道感染。症状是初期发热3～5天，同时口咽部会出现许多小红疱，发热停止后出现破溃。从医学角度看，这时病情开始好转，但咽部小疱破溃后形成溃疡，会剧烈疼痛。在婴儿身上的表现是，嗓子刚开始有水疱，是水疱的时候还不觉得疼。接着是高烧，高烧的时候，宝宝不觉得特别疼，直到退烧后还能吃喝，但是等到不发烧之后，疱破了，到了溃疡期，婴儿反而拒绝吃饭，甚至拒绝吃奶和喝水，有的还流口水，哭闹，因为此时婴儿疼痛非常严重。这样的情况持续3～5天就会完全好转。

整个过程就是由开始的疱疹（水疱期）到高烧阶段，再到后来水疱破后的溃疡期。一般体温是低烧或者退了，到最后完全恢复。对婴儿来说最难受的几天就是快痊愈的那几天，即溃疡期。这样一来，到痊愈基本上是两周的时间，

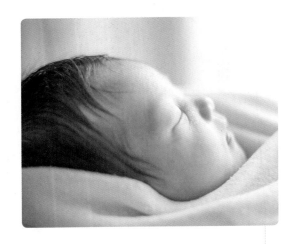

所以整个病程是两周左右。

疱疹性咽峡炎仅咽喉部分有疱疹，手足口病除了咽喉部分有疱疹，手脚也有疱。

治疗以及家庭护理

1.进食容易消化的食物，进食困难时应以流食为主。让婴儿多喝水，婴儿不愿喝可以喝适量凉开水。因为婴儿口腔里有创面，细菌停留在这里可能会繁殖，黏膜破了之后会渗出来一些液体，对细菌来说是有营养的。喝凉开水第一有镇痛的作用，第二是可以把创面给冲刷干净，利于恢复。

2.避免去人多拥挤的公共场所。疱疹性咽峡炎通过飞沫、唾液、口腔接触传播，从潜伏期开始，一直到完全恢复都具有传染性，疱破了以后，虽然有抗体了，但是很可能还会扩散给其他人。

3.注意卫生，尤其是手的卫生，婴儿也要勤洗手。

什么情况下应该去医院就诊

如果出现下列情况需要立即去医院就诊：

1.持续高热，腋下体温超过39℃；

2.精神差，脸色不好；

3.拒食甚至呕吐；

4.尿量明显减少；

5.寒战，肢体抖动或惊厥。

肺　炎

肺炎是婴幼儿期的一种主要常见病，是婴幼儿期主要的死亡原因。多发生于冬春季，主要由各种病原微生物感染而导致，大多数患肺炎的婴儿只要获得恰当的治疗，都可以从这种疾病中康复。

案例

问：我家宝宝7个月了，前两天出现咳嗽、流涕，今天突然发热，体温高达40℃，呼吸急促，拒食，烦躁不安，感觉和以往的感冒不一样，是怎么回事？

案例分析及常见病因

答：这个宝宝很有可能是患上肺炎

了。大多数肺炎继发于呼吸道感染。典型的过程是引起疾病的这些病原体侵入肺部，并在此处引起肺炎。

肺炎可以由多种病原体感染引起，例如细菌、病毒、支原体、衣原体、真菌等。可以是一种病原体单独感染所致，也可以是两种以上病原体合并感染所致。如果病毒感染对呼吸道产生强烈刺激，或削弱了婴儿的免疫系统功能，细菌也有可能趁机开始在婴儿的肺部生长，在原发感染的基础上出现二次感染。

需要注意的是，婴儿患肺炎的概率和他所穿的衣服厚薄以及气温没有太大关系。

肺炎的表现

和其他很多感染一样，肺炎也常常会引起发热，并继发出汗、寒战、皮肤潮红以及全身不适。同样，和平时相比，婴儿也有可能食欲下降，并且没有活力，面色苍白，而且比平时哭得更多。肺炎会表现出下列典型的症状：

1.咳嗽。大孩子往往较为剧烈，初期多为干咳，中晚期痰量逐渐增多。新生儿患肺炎时咳嗽可以不明显，仅表现为吐沫、呛奶或吐奶。

2.发热。大部分患肺炎的婴儿会有发热，温度可高可低，但新生儿肺炎往往没有发热。

3.呼吸增快。得了肺炎的婴儿一般会出现呼吸增快。呼吸增快的标准取决于婴儿的年龄，年龄越小，呼吸频率越高。家长可以自己数一下婴儿的呼吸次数，根据呼吸的频率来初步判断婴儿是否患有肺炎，如果没有呼吸增快，可能就是一般的感冒了。

年龄	呼吸增快
出生~2月	60 次/分或以上
2~12月	50 次/分或以上

4.肋骨和胸骨之间及周围的皮肤内陷。

5.鼻翼翕动。婴儿的鼻翼随着呼吸翕动。

6.喘息。婴幼儿患肺炎时容易出现喘息，表现为嗓子"咝咝"作响，像拉风箱一样。

7.嘴唇和甲床青紫。这是由于肺炎时，肺泡血氧交换不充分，血液中氧含量减少造成的。

医生一般根据症状、体征和检查就可以诊断肺炎，不过为了确诊并且判断肺部病灶被感染的程度，拍一张胸部X光片是非常必要的。对于严重的肺炎或者反复发生、迁延不愈的肺炎，医生还会建议拍肺部CT，重症肺炎通过肺部CT能够进一步了解肺内病变的程度，有没有肺不张，对进一步的评估治疗非常有帮助。有些反复在一个部位发生的肺炎或者迁延不愈的，肺部CT能够帮助医生了解肺内有无先天性的疾病和结构的异常，协助寻找病因。

什么情况下需要去医院就诊

1.婴儿出现精神萎靡、呼吸困难。

2.面色苍白或青紫，口唇、甲床青紫色。

3.咳嗽加重或伴有喘息，口服药物治疗无效。

4.发热超过三天，发热高峰无下降趋势。

5.痰多或痰色黄。

6.烦躁不安，拒食。

治疗以及家庭护理

轻症肺炎可以在门诊或家中治疗，主要措施有口服抗生素、及时退热、定时雾化吸入；口服化痰药物，以利于痰液排出。重症肺炎一定要住院治疗。

给婴儿多喂水。婴儿患肺炎时，呼吸频率增快，从呼吸道丢失的水分明显增多，加上发热，进食、进水也会减少，从而造成痰液黏稠、堵塞气道，不利于痰液排出，多喝水对稀释痰液非常有帮助。

对于痰多不能自行咳出的婴儿，家长要在医生指导下为患儿拍背，帮助排痰。

病毒性肺炎的治疗主要是休息和控制体温，一般不使用止咳药，因为咳嗽是机体的一种正常而重要的反应，通过咳嗽可以清除气道中过多的分泌物。细菌性肺炎至少需要使用一种抗生素，所有抗生素都需要按剂量使用满1个疗程。如果疗程不足，肺炎很容易复发。

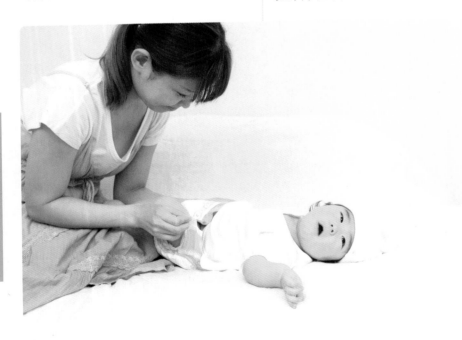

鹅口疮

鹅口疮又名雪口病、白念菌病，由真菌感染所致，是儿童口腔的一种常见疾病，在口腔黏膜表面形成白色斑膜，多见于婴幼儿。本病一般由白色念珠菌感染所致。这种真菌有时也可在口腔中发现，当婴儿营养不良或身体衰弱时可以发病。

案例

问：我家小宝7个月，嘴里经常出现乳白色像奶块似的斑膜，周围不红不肿的，也不疼，用纱布擦去斑膜后，下边不出血，创面呈红色。斑膜大小不等，有时候在舌、颊、腭，有时候在唇内黏膜上。用棉棒或湿纱布擦拭时，白色的斑块不容易被擦掉。这到底是怎么啦？

案例分析及常见病因

答：这种情况多半是患了婴儿鹅口疮。鹅口疮多发生于6~7个月处于长牙期的婴儿，病原菌为白色念珠菌。白色念珠菌是微生物中的一种。口腔不清洁、营养不良的婴儿中，鹅口疮比较高发。白色念珠菌在健康儿童的口腔里也常可发现，但并不一定致病。

以下情况均可引起鹅口疮感染：

1．生产时婴儿通过母亲的产道，被母亲阴道里的霉菌感染。

2．婴儿接触被污染的食物、用具或牛奶而感染。

3．卫生情况不好也会造成感染。人工喂养时的奶瓶、奶嘴以及妈妈的乳头不清洁或被念珠菌污染都可能成为婴儿罹患鹅口疮的原因。

4．长牙期感染。长牙期婴儿手部卫生条件不好，婴儿因啃咬被念珠菌污染的手或其他物件易引起感染。有些家长会专门给孩子准备磨牙棒，如果不注意卫生清洁，也容易把细菌、霉菌带入口腔，从而引起感染。

5．肠道菌群失调的小婴儿是鹅口疮的高危人群，常见于因其他原因长期服用抗生素，或不适当应用激素治疗的婴儿。

鹅口疮的表现

轻度的鹅口疮很容易被忽略，因为没有痛感，婴儿没有任何异常反应。因为外表和奶块很接近，口腔内的白色斑块不容易被发现。感染稍重时，在吃奶时有痛苦异样或轻度拒乳的表现。病情严重到一定程度，婴儿才会出现躁怒、纳差、哭闹不易哄好、拒食等表现，有时还会伴有轻度发热。严重的鹅口疮如果不及时处理，可能波及更大范围的面积，更有甚者会向内发展到咽

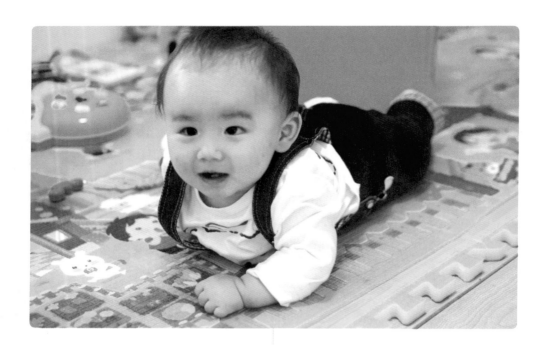

部、扁桃体、牙龈等部位。更严重时，会进一步向深处发展，至食管、支气管等部位，发生念珠菌性食管炎或肺念珠菌病。细菌如果入血，甚至可以造成败血症。

什么情况下应该去医院就诊

鹅口疮一般情况下不需要特殊处理，也不用去医院。

如果宝宝的鹅口疮反复发作，迁延不愈，需要带宝宝去医院，医生根据宝宝的口腔表现即可确诊，一般不需要做相关检查。如果宝宝鹅口疮反复发作，医生会从宝宝口腔白斑处刮一小片下来，然后送实验室检查真菌感染的种类，并确定用哪种药物治疗更敏感。

治疗以及家庭护理

1.有阴道霉菌病的产妇在生产时应严密保护胎儿，避免在生产过程中造成胎儿鹅口疮感染；

2.哺乳期的母亲在喂奶前应用温水清洗乳晕和乳头；

3.注意养成良好的卫生习惯，有助于减少因哺乳过程引起的婴儿鹅口疮感染；

4.婴儿餐具严格消毒对减少鹅口疮的发生也有重要作用；

5.哺乳的空间应相对独立并注意空气流通和用具消毒，避免因环境原因使宝宝感染鹅口疮；

6.孩子的寝具应与成人分开，并定期晾晒和消毒；

7.集体生活环境下的小婴儿，互相间餐具和用具不可以混淆使用，避免交叉感染。

肠痉挛

肠痉挛，是由于肠壁平滑肌强烈收缩而引起的阵发性腹痛，是宝宝急性腹痛中最为常见的情况。在儿童医院小儿外科门诊中，约80%的宝宝肚子疼都是小儿肠痉挛引起的。肠痉挛高发年龄从10天到3个月不等。

案例

问：我家小宝贝现在2个月了，每到傍晚时分就哭闹不止，一阵一阵地发作，用手轻轻揉揉小肚子或站起来轻轻摇动一会儿会好一些。每次发作间隔数分钟到数十分钟不等，每次约持续3~5分钟不等，感觉像是肚子很不舒服，这到底是怎么回事？

案例分析及常见病因

答：这种情况一般来讲很可能是发生了肠痉挛。肠痉挛多数情况下会在下午和傍晚加重，还有可能伴有无法安抚的哭闹、踢腿、频繁排气，以及全身激惹状态。

肠痉挛可能的原因有很多，比较常见的有如下几种：

1.由于婴儿期神经系统对肠蠕动调节功能不稳定，副交感神经易兴奋，导致肠蠕动过强，从而发生肠痉挛。

2.婴儿发生肠痉挛多半是有比较明确的诱因的，比如机体对食物的过敏，寒冷的刺激，饥饿未及时喂奶或给予辅食，消化不良，大便干燥等。

3.母乳中乳糖含量较高，小婴儿时期乳糖酶不足，乳糖代谢产气留存在婴儿肠道，也是造成肠痉挛及腹痛的原因。

4.喂奶场所或姿势不当也会引起肠痉挛，因为不当的喂奶场所（比如室外）或喂奶姿势，会使婴儿吸入过多的空气，肠内气体过多，便可能引发肠痉挛。

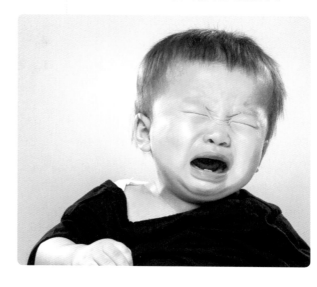

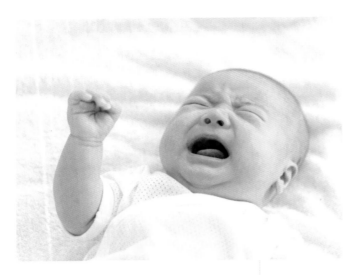

3.婴儿会出现持续的烦躁不安，大声哭泣，无法被安抚终止；可伴有面部绯红，在床上比较痛苦地翻滚，表现为双腿蜷曲的强迫体位无法放松等。

4.哭闹时可表现为小脸通红，小肚子比较僵硬，双腿向上蜷起。

5.疼痛缓解期婴儿精神状态可以迅速恢复良好，能够正常吃奶及辅食。

6.很少出现发热、腹泻、呕吐等急性消化道症状。

一旦患儿开始排气或排便，上述症状及表现即可迅速缓解。

5.乳母饮食不当也是婴儿发生肠痉挛比较常见的一个原因，比如母乳喂养宝宝的妈妈饮用奶制品不当可能诱发宝宝肠痉挛。

6.婴儿对喂食的奶或食物过敏也可能是肠痉挛发生的一个原因。

肠痉挛的表现

1.阵发性腹痛，表现为无法安抚的哭闹和烦躁不安，每次哭闹相隔几分钟到几十分钟不等，每次加重持续3～5分钟或更长，反复发作。

2.没有明确的疼痛点。家长用手轻按压婴儿腹部时，一般找不到固定发作部位，偶尔细心的家长可在腹部摸到条索状较硬的肠管。腹部检查多见小肚子鼓起，软软的，没有明显的肌肉强直和紧张。

什么情况下应该去医院就诊

如果婴儿因为肠痉挛引起的哭闹不是特别剧烈，短时间采用按摩、轻轻摇动或者保暖等简单的措施即可排气、排便等使得疼痛和哭闹得以缓解，可不必去医院。

如果患儿哭闹或疼痛的表现十分急促，症状也比较严重；或不能确定是否为肠痉挛，较长时间，采取多种手段仍不能有效缓解时，应及时带患儿前往医院就医。

治疗以及家庭护理

1. 取暖、排气对缓解肠痉挛十分重要。比如，每次喂奶后要将宝宝竖直抱起拍奶嗝就是一个十分有效的措施。

2. 给宝宝充分的抚慰。家长可竖直抱着宝宝或让宝宝仰卧在大人的双腿及膝盖上，给他喂食适量的温水。将双手搓热，用温暖的手掌轻柔地按摩宝宝的小肚子，或在小肚子上放置热水袋，使其充分保暖，也可起到缓解作用。

3. 保证睡眠环境的温暖舒适。让宝宝在保暖的条件下入睡，通常醒来后宝宝即可因排出体内的气体恢复正常。

如何预防肠痉挛的发生

要预防肠痉挛，一定要注意合理安排好宝宝的饮食起居。平日养成好习惯，既能减少宝宝的痛苦，也能减少爸爸妈妈的烦恼：

1. 宝宝的饮食要温热适度，即使是在夏季，10个月以下的宝宝也要禁止食用冷食冷饮。

2. 母乳喂养时，妈妈的饮食要严格控制，限制易引起胀气的食物的摄入，比如牛奶、苹果、甜瓜等。

3. 对宝宝要耐心温和，用心观察了解宝宝的需求并及时满足，减少宝宝哭闹，从而减少因哭闹导致吸入大量空气，否则空气吸入后极易引起胀气和肠痉挛。

4. 拍奶嗝。每次吃完奶后，一定将宝宝竖直抱起，轻拍其后背，帮助其将吃进去的空气充分排出。

5. 促进宝宝肠道蠕动，可以采取腹部按摩的形式，以单手在宝宝小肚子上顺时针方向打圈按摩，每天2次，每次10圈左右。注意按摩要在进食1小时后开始。

6. 养成良好的进食习惯。妈妈对宝宝的进食规律的掌握，不应因宝宝太小而忽视。规律的饮食习惯，可以保障肠道有充分的恢复时间，并且可以避免过饮过食对宝宝稚嫩的肠道造成过多的负担和伤害。

呕　吐

呕吐是指胃内容物强有力地从口腔中吐出，而吐奶（大多见于1岁以下的婴儿）则是胃内容物轻微地反流到口腔中，经常伴随着打嗝。

很多常见的儿科疾病都有可能影响到婴儿的消化功能，从而引起呕吐。所以，在婴儿成长的过程中，出现几次呕吐是司空见惯的，也可以说是不可避免的。一般来说，呕吐不需要任何治疗就可以自愈，不过这并不意味着对所有的婴儿呕吐都可以掉以轻心。

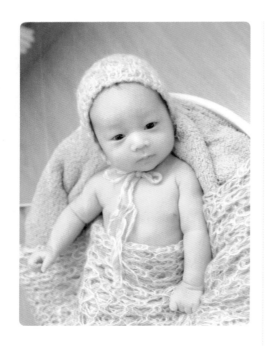

案例

问：我家小宝贝现在7个月了，最近经常吐东西，有时候是把吃到肚子里的食物吐出来，有时候吐出来的是一些发酸的奶块和食物混合物，吐完就不爱吃东西，感觉最近体重都没怎么长，好像还瘦了一些，这到底是怎么啦？

案例分析及常见病因

答：这就是婴儿呕吐的表现，其实严格说起来呕吐不是一种疾病，很多儿科常见病都可以表现为呕吐，或者伴发呕吐作为主要症状之一。婴儿呕吐的原因因月龄不同而异，其常见原因如下：

1.小口吐奶。出生的头几个月，开始吃奶的最初阶段，婴儿很容易吐出小口的配方奶或母乳。造成小口吐奶的原因是食物反流运动，也就是刚吃进去的奶从食管反流到口腔造成的。

2.喂养困难或严重疾病。有时候在不到1个月的小婴儿中发生呕吐的情况，特别是喷射力格外大，应咨询医生，避免因罹患某些严重疾病引起的呕吐被误诊。

3.幽门肥大性狭窄（胃的出口先天异常）。2周至4个月的婴儿如果出现持续而严重的呕吐，可能是发生了幽门肥大性狭窄。这种情况会阻止食物通过胃部的出口流入肠道内而出现呕吐。

4.胃食管反流。少数情况下，出生几周或几个月的婴儿，吐奶的现象若逐渐严重，而且没有好转。换句话说，虽然不是强烈的喷射性呕吐，但吐奶的发作频率过高。这是由于食管下段肌肉过于松弛，导致胃内容物向上反流。这种疾病就是我们常说的胃食管反流病。

5.呕吐经常由病毒感染引起，但少数情况下也会由于细菌甚至寄生虫引起。感染也有可能引起发热、腹泻，有时候还会出现恶心和腹痛，这种感染一般都具有传染性。

呕吐的表现

1.呕吐前患儿常会出现脸色苍白、厌食、哭闹，进食进水均吐。

2.呕吐较为急促时，吐出物可能从

口和鼻腔呈喷射状喷出。

3.呕吐症状较为严重的患儿，可能伴有口渴尿少、精神萎靡不振、口唇红、呼吸深长等脱水表现。

什么情况下应该去医院就诊

1.幽门肥厚性狭窄，需要立即去医院就诊。

2.持续时间长及严重的呕吐，无法排除病毒感染时，尤其是伴有发热时需要及时到医院就诊。

治疗以及家庭护理

1.只要经常给婴儿拍嗝，并且在进食后限制其剧烈运动，就能减少吐奶。随着婴儿年龄增大，吐奶的可能性也会逐渐变小，但仍然会有轻微的吐奶，会一直持续到婴儿10～12个月的时候。吐奶并不是严重的问题，而且不会影响到婴儿正常的体重增长。

2.呕吐后不要马上吃东西。呕吐后一段时间内胃肠处于逆蠕动状态，马上吃东西会加重逆蠕动，极可能继续呕吐，建议禁食1～2小时，给胃肠道一段休息的时间。

3.注意水分补充。呕吐会丢失大量水分，婴儿可能出现缺水表现，如口干或尿少。在胃肠道暂时禁水1～2小时后，可以开始小口小口地喂水，先少量尝试，未引起呕吐时，可在20～30分钟后再喂一次。

4.饮食清淡。不管是胃肠炎还是其他疾病引起的胃肠道症状，都要清淡饮食，比如添加辅食的婴儿可以先喂食米汤或大米粥，逐渐过渡到正常饮食。

5.慎用止吐药。呕吐是人体自发地把胃肠道内消化不了的食物或异物排出体外，所以不需要积极地止吐，当然出现脱水而又并发呕吐时还可能需要静脉补液。

腹　泻

一般来说，根据婴儿月龄和饮食情况的差异，排便的次数和规律会有所不同。如果大便次数增多，伴有大便性状改变，或有发热、呕吐、腹痛等症状及不同程度水、电解质、酸碱平衡紊乱时，我们称之为婴儿腹泻。腹泻是2岁以下婴幼儿的常见病和多发病。

案例

问：我家小宝贝现在10个月了，最近总是拉肚子，每天大便有差不多10来次，甚至更多，也不太成形，有时候吃奶还会吐，烦躁不安的，好像哪里不舒

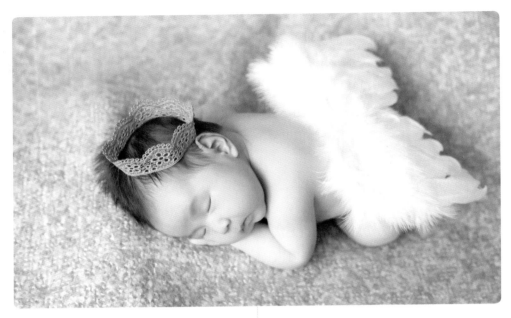

服，感觉孩子都瘦了，眼窝都有些塌陷了似的，这到底是怎么啦？

案例分析及常见病因

答：这种情况可能是发生了婴儿腹泻。

婴儿腹泻是一种多病因、多病源的婴幼儿常见病。

感染性腹泻多由病毒、细菌、真菌、寄生虫引起，以前两者多见，尤其是病毒。根据病源的不同主要分为：

1.病毒感染性腹泻。冬季发生的婴儿腹泻大概有80%是由病毒感染引起。根据病原菌的不同又分为轮状病毒腹泻、诺如病毒腹泻、星状病毒腹泻多种。

2.细菌感染性腹泻：

（1）大肠杆菌引起的腹泻；

（2）弯曲菌以及与肠炎有关的弯曲

菌属引起的腹泻；

（3）其他包括耶尔森菌、沙门菌等引起的腹泻。

3.真菌。致腹泻的真菌有念珠菌、曲菌、毛霉菌等。婴儿腹泻以白色念珠菌感染多见。

4.寄生虫引起的腹泻。例如蓝氏贾第鞭毛虫、阿米巴原虫和隐孢子虫等。

引起腹泻的其他常见病因有：

1.食物中毒。比如，误食不恰当的蘑菇、贝类或被污染的食品。

2.口服药物的副作用（大部分为抗生素）。

3.食物或牛奶过敏。

4.胃肠道外感染，包括尿路感染、呼吸系统感染甚至中耳感染。如果婴儿正在为治疗这些感染而服用抗生素药物，腹泻有可能更加严重。

5.饮用果汁等。

腹泻的表现

1.胃肠道症状。常表现为腹泻和呕吐，腹泻每日十至数十次，多为水样黄便或蛋花汤样便，有时可见少许黏液，严重时可见少量血便；呕吐物多为棕色，食欲缺乏，拒乳明显。

2.脱水。由于吐泻次数增多，会使体内液体大量丢失；呕吐又会使摄入量不能及时补充丢失的体液，可能因此会出现不同程度脱水。宝宝主要表现为口渴、少尿或无尿、精神萎靡或易激惹、睡时眼闭不拢、口唇黏膜干燥、舌干燥、眼窝和囟门下陷、四肢发凉、皮肤不如平时充实、皮肤弹性差等。

3.低钾血症。急性腹泻脱水得到部分纠正后，当患儿本身营养不良，又出现慢性腹泻时，临床表现为患儿精神萎靡、肌张力低、腱反射弱、腹部膨隆、肠音减弱，心率快、心音低且钝等。

什么情况下应该去医院就诊

如果怀疑是细菌或病毒引起的腹泻，建议尽快带宝宝去医院就医。儿科医生会要求留一些粪便标本进行实验室检查，同时还会再做一些别的辅助检查，然后根据检查结果给予针对性的治疗措施。

治疗以及家庭护理

1.若宝宝年龄在6个月以内，不管是母乳喂养还是人工喂养，都可以保持原来的喂养习惯。若宝宝月龄超过6个月，并已经添加固态辅食，可以继续喂养，但不能添加新的食物。

2.腹泻期间的食物要新鲜、清淡、细软及熟透，使之易于消化和吸收。

3.腹泻期间的食谱在宝宝腹泻停止后要持续一段时间，且在腹泻停止后两周内每日加餐1次，直至宝宝体重恢复到之前的水平。

但如果宝宝拉肚子情况严重，要禁食8～24小时，并前往医院，必要时给予静脉补液。

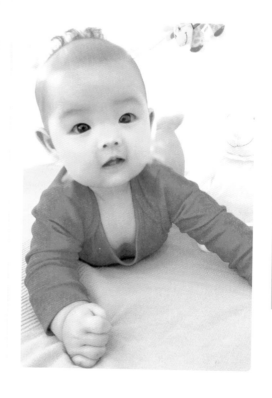

热性惊厥

热性惊厥是婴儿期抽搐的最常见原因，3个月至5岁是高发年龄段。热性惊厥一般指在上呼吸道或其他系统感染早期，体温超过38℃及以上时发生的惊厥，排除神经系统感染、电解质失衡及其他引起惊厥的代谢或器质性疾病后即可诊断为热性惊厥。

案例

问：我家小宝7个月，最近有一次烧了两天后突然出现全身强直，好像已经没有了意识，两眼向上凝视，还有一次强直后伴有全身松软无力，简直吓死人了，这到底是怎么啦？

案例分析及常见病因

答：这种情况一般被称为热性惊厥，引起热性惊厥的原因一般有以下几种：

1.遗传的原因。约三分之一的热性惊厥患儿有家族患病史，约7%的患儿有癫痫家族史。

2.感染。呼吸道、消化道感染都可以引起热性惊厥，尤以上呼吸道感染引起的为多见。肺炎有时候也可以引起热性惊厥。

3.免疫功能不完善或免疫功能低下。在发育中的婴儿免疫系统还处于发育完善的过程中，无法抵御复杂的外部刺激，在高热的诱导下很容易发生热性惊厥。

4.微量元素不足。锌、铁等微量元素不足也可以成为热性惊厥的发病原因。

热性惊厥的表现

1.发生时间：一般好发于高热后12～24小时，少数可延长至48小时。

2.多数表现为强直阵挛或阵挛性发作：意识丧失，四肢强直抖动，双眼凝视或上翻，唇色或颜面发绀，严重时可能出现大小便失禁。

3.少数主要表现为强直性发作或失张力发作（全身无力状），大约六分之一仅表现为单侧。

4.发作次数：大约三分之二表现为单次热程一次惊厥，三分之一表现为反复多次惊厥。

什么情况下应该去医院就诊

1.惊厥持续时间过长，超过3分钟时，即刻前往医院就诊；

2.惊厥复发时，如果程度明显比平时严重，尤其伴发呼吸促迫、窒息，应立即前往医院就诊；

3.惊厥连续多次出现时，一定要前往医院就医。

治疗以及家庭护理

1.一旦宝宝发生惊厥，应立即将其平放在床上，头偏向一侧，避免嘴里的呕吐物和分泌物倒流入气管引起窒息。

2.不要紧紧地把孩子抱在怀里，也不要晃动或大声呼唤宝宝，总之禁止一切不必要的刺激。

3.在颈后垫小毛巾，抬高双肩，头稍后仰，以防舌根后坠，堵塞呼吸道。口腔里如果有分泌物和呕吐物，要及时清除干净。

4.按压人中、合谷及涌泉穴有助于止惊。发生强直性痉挛的宝宝，家长应将手掌置于宝宝头后部，另一只手放于胸前对抗痉挛的张力，防止颈椎骨折的发生。

5.四肢抽搐时，可以轻轻扶住但不要用力制止抽搐，以防止外力造成肢体损伤，包括脱臼或骨折等。

6.惊厥停止后立即就近就医，查明原因，对症治疗。

7.在运送途中，密切关注患儿，保持呼吸道畅通，避免窒息。

脑　瘫

脑瘫又称小儿大脑性瘫痪，是指从出生后1个月内脑发育尚未成熟阶段，

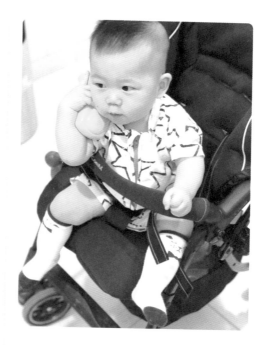

由于非进行性脑损伤所致的以各种运动功能障碍为主的综合征，是小儿时期常见的中枢神经障碍综合征。病变部位在脑，累及四肢，常伴有智力缺陷、癫痫，行为异常，精神障碍，及视觉、听觉、语言障碍等症状。

案例

问：我家小宝贝现在8个月了，还不会独自坐，基本没有有意识的爬行行为和动作，感觉抬头都不如同月龄宝宝那么稳当，我非常着急，这到底是怎么啦？

案例分析及常见病因

答：如果感觉宝宝大动作的发育明

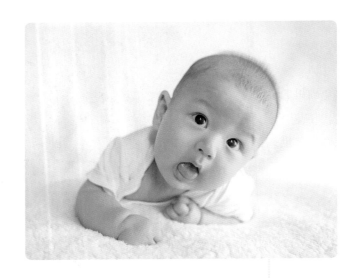

差，严重时双手不会抓东西，双脚不会走，有时甚至不会翻身，不会坐起，不会站立，不会正常咀嚼和吞咽。

2.姿势不能：各种姿势不稳定，3个月时头部不能直立，偏向一边，或者左右前后晃动，双手习惯性紧握，洗手时都不易将手掰开。

3.智力障碍：脑瘫的孩子有不到25%是智力正常的，其余都有不同程度智力障碍。

4.视听觉障碍：以内斜视及对声音的节奏辨别困难最为多见。

5.生长发育落后：身材矮小常见。

6.情绪和行为障碍：固执、任性、易怒、孤僻、情绪波动大，有时出现强迫、自伤、攻击行为。

不同月龄的脑瘫患儿具有不同表现。

1.对于2个月以上的婴儿：

（1）宝宝仰卧时，如果你想要抱他起来，他的头会强制性地后仰；

（2）身体习惯性僵直，不灵活；

（3）周身无力的感觉，肌肉张力明显不足，触之松软；

（4）当怀抱宝宝时，宝宝呈现一种欲挣脱状，头部和颈部一直后仰，向后用劲儿；

（5）抱起宝宝时，宝宝的双腿呈僵

显落后于同龄宝宝，家长应该注意孩子是否有脑瘫的可能。引起脑瘫的高危因素有以下几点：

1.父母在怀孕期间有以下高危因素：吸烟，酗酒，吸毒；母亲患有精神类疾患，前置胎盘，先兆流产，服用避孕药、治疗不孕的药物、保胎药等；母亲有流产史，双胎或多胎等；胎儿发育迟缓；宫内感染、宫内窘迫，胎盘功能不良等。

2.分娩时，发生了胎盘早剥、脐带绕颈、产钳分娩、臀位、产程长、早产儿或过期产儿、低出生体重儿或胎盘功能不良等。

3.分娩后，发生产后窒息、吸入性肺炎、缺氧缺血性脑病、核黄疸、颅内出血、感染、中毒或营养不良等。

脑瘫的表现

1.运动障碍：运动自我控制能力

直状态，有时甚至牢牢交叉，呈现剪刀腿。

2. 对于10个月以上的婴儿：

（1）即便学会了爬行，动作也不协调，类似顺拐样，只有一侧能用上力，另一侧被拖曳着前行。

（2）爬行时的支撑点是屁股、大腿或膝盖，无法用四肢来支撑。

宝宝出现以上症状表现时，需要去医院就诊。

治疗以及家庭护理

注意帮助宝宝养成规律的作息时间，在专业医师的指导下开展家庭康复训练，循序渐进；切勿操之过急，盲目急于求成，加大训练量，或者频繁地多处就医造成孩子身心的二次伤害。

配合医生积极查找病因也是十分关键的。

癫 痫

癫痫，俗称"羊癫疯"或"羊角疯"，是以反复发作为特征的脑部疾病。4岁以前是癫痫的高发年龄段。婴儿癫痫若不及时治疗，会影响宝宝日后的成长、认知、智力和社会行为。

癫痫发作是因为大脑神经元过度异常放电引起的，因累及的脑功能区不同，可有多种发作表现。

案例

问：我家宝宝有好几次本来玩得好好的，突然活动停止，僵硬在那儿，两眼呆呆凝视前方，我喊他名字也没有反应。但是也就持续几十秒，很快就恢复正常，也没有其他后续反应，但真的是吓坏我了，请问这是怎么回事？

案例分析及常见病因

答：宝宝的这种情况有可能处于癫痫早期，应到医院就医并进行脑电图、脑CT等影像学检查。

癫痫的发病原因有三种：遗传因素、脑内结构异常和诱发因素（如年龄段、饥饿、睡眠等）。原发性发作大部分是遗传因素导致，继发性原因有先天脑发育畸形、脑内有结节性硬化、遗传代谢性疾病、围产期脑损伤、颅内感染及中毒、脑血管病、营养代谢障碍及内分泌疾病等。直接原因是宝宝神经系统发育不健全，脑部异常放电引起。

不同癫痫宝宝可能在发作时的表现各不相同；癫痫宝宝在不同时期发作的表现也可能不同；癫痫宝宝在发病时可能缺乏典型癫痫症状，表现为局部发作或者发作到一半就自行停止。但婴儿癫痫发作具有其他年龄段癫痫发作的共同点，如突发性、突止性、发病前没有明显先兆、持续时间短、周期性发病的特点。

癫痫的表现

初期：一些宝宝可能对汗液敏感，当额头冒汗时可能会频繁摇晃脑袋；有的宝宝会不由自主地挠头，挤眼，做出咀嚼和吞咽动作等异常行为。

早期：突然发作，持续时间短暂，很快意识恢复，能继续正常活动。有的会出现意识丧失，呼叫不应，发作时两眼茫然凝视或固定朝向一边，语言和动作中断。有的还可表现为某部位的肌阵挛，即躯体某部位的肌肉或肢体突然抽动，或屈或伸，可没有意识丧失。

大发作期：典型表现为意识丧失、呼叫不应，有的宝宝可能会口吐白沫，两眼上翻或偏斜一方，仔细观察可能有瞳孔散大、四肢强直、握拳，可观察到面部及四肢肌肉阵挛性抽动，呼吸急促不整或呼吸暂停。常有宝宝因面部抽动导致舌咬伤，还有的宝宝会有大小便失禁。发作持续时间比早期长，可持续1～5分钟，发作后不像早期能及时清醒，常有嗜睡，经数小时清醒。

大多数癫痫宝宝的发病缺少典型失

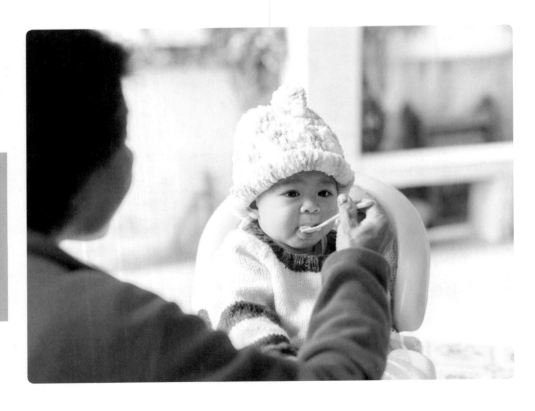

神症状及全身强直—阵挛发作，表现为特殊的、频繁的、微小的发作。

婴儿痉挛是婴儿期癫痫的特殊表现，包括鞠躬样痉挛：全身肌肉痉挛，躯干和腿弯曲，双臂张开；点头样痉挛：肌肉痉挛局限于头颈部，类似点头；闪电样痉挛，发作时间非常短暂，因而不易察觉。

什么情况下应该去医院就诊

如果怀疑宝宝患有癫痫，要去医院查明；对于确诊的癫痫宝宝，要进行尽早、全面、彻底、系统的治疗。如果治疗不彻底、用药不规范，治疗效果会差很多，最后往往形成难治性的顽固癫痫。

任何形式的癫痫发作持续10分钟以上应立即去医院就诊，剧烈抽搐发作应请专业医生帮助。

癫痫的治疗主要是药物治疗，有适应证的可以手术治疗。癫痫治疗的目标：完全控制发作；少或无药物不良反应；尽量提高生活质量。需要强调的是，癫痫是慢性病，要坚持长期治疗，同时因为婴儿期处于生长发育的关键期，用药要更加小心、严谨。

治疗以及家庭护理

1.癫痫发作时间短，因此医生大多

见不到宝宝的发病状态，这就要求家长能够尽量客观、全面、细致地描述宝宝的发病情况及病史资料。

2.要在医生指导下监督宝宝按时按量服药，不能随意增药、减药和停药，否则会加重病情。

3.家长要认真了解癫痫的成因和治疗方案，坚持长时间按要求治疗，一般直至完全控制癫痫发作达2～3年后才可以逐渐减药、停药。

4.家长还要多注意观察药物的不良反应以及药物间的相互作用，及时和医生沟通，修改治疗方案。

5.癫痫药物可能会对宝宝的肝肾造成损失，因此要定期带宝宝随诊并检查肝肾功能及血常规，让医生及时了解宝宝服药后的状况，并以此来判断是否该换药、改变剂量还是停药。

6.癫痫发作时，家长要沉着处理，不必强行用外力压迫患侧，以免造成组织损伤；同时可用筷子包绕布塞入宝宝上下牙之间，避免咬伤舌头，但不可随意塞东西以免造成牙齿损伤或误吸；如果宝宝呕吐，可将宝宝头转向一侧，避免窒息；如果持续时间超过十分钟仍未缓解或者神志不清，应及时就医；不可在发病时期喂水、喂药。

7.生活上培养宝宝规律作息，饮食上予以营养、易消化的食物，少油腻，多吃维生素高的水果蔬菜，避免暴饮暴食。

脐　疝

脐疝，是由于婴儿脐部的脐环没有完全闭合或者因为脐部周围的肌肉层过薄，使腹腔脏器尤其是小肠通过薄弱部位向外突出，形成的一块凸起——称为脐疝。脐疝是新生儿和婴儿时期常见的疾病之一，尤其多见于低体重儿。

案例

问：我家宝宝20多天大了。有天早上帮她换尿布，我突然发现她的肚脐有一块突出来了，当时凸起的高度有1cm左右，把我吓坏了，用手轻轻按压时突出来的部位能往回缩，还有咕咕的声音。我还发现当宝宝哭闹特别厉害的时候，肚脐会突出得更加厉害，请问这是什么原因？严重吗？

案例分析及常见病因

答：一般来讲，这种情况很可能是婴儿脐疝，常在帮宝宝换衣物或者宝宝哭闹、便秘时发现。很多家长误以为是脐疝引起的宝宝哭闹，其实是因为宝宝哭闹、便秘时腹内压增大，使腹内脏器通过肚脐的薄弱部位向外突出，一般脐疝的宝宝并不会出现严重的反应。

婴儿脐疝极大多数是由于肚脐先天发育不良导致，一般危害很小，随着腹肌慢慢发育、自愈机会很大，家长不必太过紧张。

脐疝的表现

新生儿出生后不久可见脐部有鼓起的圆形凸起（疝囊），通常在宝宝哭闹、咳嗽、用力排便时外突明显，安静时用手可将凸起轻轻按压回去。

大多数宝宝在1岁左右，由于肌肉的发育，脐环逐渐闭锁，脐疝状况会自行改善。如果凸起较大，或超过两周岁仍未自愈，或突起不能回纳时应及时咨询医生。

什么情况下应该去医院就诊

1.如果脐疝越来越大，或者突起大于50px，或者4岁以上仍未愈合者，应当咨询医生是否采取手术修补。

2.当发现宝宝突然哭闹，突出部位变硬、颜色加深不能归位，一碰凸起部位宝宝痛苦加重时，可能是发生了嵌顿，要及时到医院就诊。

下面列出了疑似发生嵌顿的危险信号，当宝宝有以下一条或几条症状时要及时到医院就医：

（1）宝宝突然长时间哭闹、呕吐；

（2）宝宝的哭闹、呕吐进行性加重；

（3）一碰凸起部位时宝宝痛苦加重；

（4）凸起的包包变硬或者颜色加深，甚至不能回纳。

治疗以及家庭护理

1.给宝宝穿柔软舒适的内衣，避免对脐周的进一步伤害，并保证内衣洁净。

2.对于脐疝宝宝，要注意预防和治疗哮喘、咳嗽、便秘等增加腹内压的症状，减少腹内压的增高有助于脐疝部位的组织发育。

3.必要时可在医生指导下采用胶布或绷带包扎等办法压迫疝囊，阻止疝出。但要在医生指导下进行操作并购买正规厂家的产品，注意脐部卫生，预防脐炎等并发症。

4.平时要多多关注宝宝，使宝宝心情舒畅，避免宝宝无休止哭闹；调整饮食，合理进食，避免宝宝腹胀或便秘。

5.注意是否有嵌顿情况发生，如果发生嵌顿要及时就医。

腹股沟疝

腹股沟区是位于下腹壁与大腿交界的三角区，腹股沟疝是指腹腔内脏器通过腹股沟区的缺损向体表突出所形成的包块，俗称"疝气"。腹股沟疝分为腹股沟斜疝和腹股沟直疝两种。

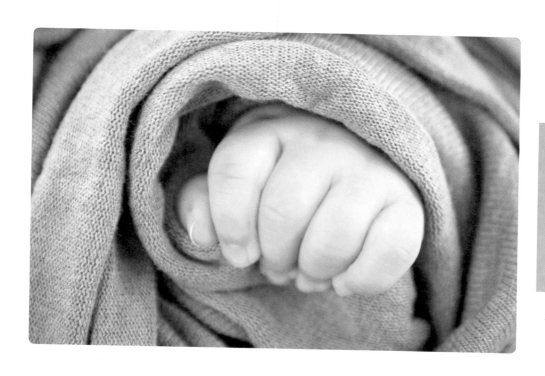

案例

问：我家小宝贝现在出生6天了，洗澡时发现腹股沟区有一个小的包块，阴囊也变大了，特别是哭闹、用力及大便时更为明显，轻轻按压或者躺下后可以消失，倒是不疼不痒的，不影响吃奶和睡觉，这到底是怎么啦？

案例分析及常见病因

答：这是比较典型的腹股沟疝的表现，是一种先天性的发育异常。在腹压增高的情况下，腹腔内的肠管能够到达阴囊而形成腹股沟疝。

腹肌沟疝的表现

1. 大腿根处有小包块或小隆起，包块较大时可突入阴囊内。

2. 宝宝哭闹或大便用力时包块出现，而安静、平躺或双腿抬高时包块消失。

3. 轻轻按压包块，包块可以消失；软，略有弹性。

4. 轻轻复位时有时可闻及"咕噜"声，"疝气"的名字由此而来。

什么情况下应该去医院就诊

如果包块出现后不能自行回复，增大变硬，持续存在，不能复位，用手碰的时候孩子明显出现疼痛，烦躁易怒，不安躁动，甚至伴有呕吐、腹胀，这是提示包块内有肠管被卡住，高度怀疑发生了嵌顿疝，这时情况十分危急，需要立即去医院就诊。

治疗以及家庭护理

1. 不管是体健的宝宝，还是诊断为腹股沟斜疝的宝宝，出现不明原因的突发性哭闹不安，应立即解开尿布，褪下裤子看大腿根部，仔细观察是否出现包块。

2. 让宝宝平卧，抬高屁股，轻轻拍打宝宝，如果是发生了嵌顿，嵌顿的肠管有可能自行复位。

3. 切记不要用力向腹腔内还纳包块，否则可能弄伤肠管。

包块一旦采取了上述方法仍不能顺利复位，不要给宝宝饮水或吃东西，请及时到医院就诊。

附录一　全书操作视频索引表

附录二 0~6岁儿童免疫程序表

0~6岁儿童免疫程序表

疫苗种类 名称	出生时	1月	2月	3月	4月	5月	6月	8月	9月	18月	2岁	3岁	4岁	5岁	6岁
乙肝疫苗	1	2					3								
卡介苗	1														
脊灰灭活疫苗			1												
脊灰减毒活疫苗				1	2	3									
百白破疫苗				1	2	3				4					
白破疫苗															1
麻风疫苗								1							
麻腮风疫苗										1					
乙脑减毒活疫苗								1			2				
乙脑灭活疫苗								1，2			3				4
A群流脑多糖疫苗							1		2						
A群C群流脑多糖疫苗												1			2
甲肝减毒活疫苗										1					
甲肝灭活疫苗										1	2				

注：1.选择乙脑减毒活疫苗接种时，采用两剂次接种程序。选择乙脑灭活疫苗接种时，采用四剂次接种程序，乙脑灭活疫苗第1、2剂间隔7~10天。

2.选择甲肝减毒活疫苗接种时，采用一剂次接种程序。选择甲肝灭活疫苗接种时，采用两剂次接种程序。

附录三 0～12个月婴儿智力发展简表

领域 项目	大运动	精细动作	语言	认知	社会性
新生儿 （0～28天）	新生儿最早发展的基本动作是头部的动作。新生儿俯卧时不能抬头/仰15°时不能抬头，竖直抱着时头颈部可以短暂挺立。	刚出生的新生儿具有先天的抓握反射，成人将两个手指分别伸到新生儿握着的双手里，新生儿会自动握紧手指。	新生儿出生后的第一声啼哭是最早的发音，也是以后语言的基础。新生儿的哭声可以用来表示身体的状态，并成为其得到注意的手段。	出生几天的新生儿就能注视或跟踪移动的物体或发光点。新生儿也具备了一定的听觉能力，用玩具（如拨浪鼓）在距离新生儿耳边10cm左右处发出声响，新生儿头部有明显的运动反应。	新生儿用不同的哭声来表达不同的生理需求，如饿了、尿了等。这是新生儿社会情绪发展的初始阶段。
第2个月	2个月的宝宝仰卧时头可以自由转动，俯卧时抬头可达到45°左右。竖直抱时，头可以挺立几秒钟甚至1分钟。	2个月的宝宝，手经常握拳，有时张开，这是以后抓握物体的基础。此时宝宝的两手偶尔能握在一起。	2个月的宝宝听到声音时，能转头寻找声源。这时期大人要经常与宝宝说话，宝宝会有表情反应。	2个月的宝宝能够视红球，并随着红球的移动转移视线。宝宝可以缓慢注视手中的物品，并跟随物品上下移动视线。	此时期是宝宝养成良好的生活规律的初始阶段，大人要用心关注宝宝的睡眠、饮食、大小便习惯。
第3个月	宝宝俯卧时，可以抬头90°。这时的宝宝还可以从仰卧位翻到侧卧位翻身。大人扶住宝宝双腋下竖直放在床上或地上，能感觉宝宝的腿部可以支撑一点儿体重。	3个月的宝宝两手能够接触在一起，看到物体会舞动双手，手中抓握物后，经常送入口中。	这时的宝宝很容易被逗笑，能发出笑声。3个月的宝宝发音也会增多，能清晰地发出一些元音。	3个月宝宝可以立刻注意到面前的玩具，并且可以灵敏地追随，眼睛可以跟随红球移动180°。	宝宝3个月的时候开始形成比较规律的生活习惯，每天睡眠、饮食、大小便等都有一定的规律。

领域 项目	大运动	精细动作	语言	认知	社会性
第4个月	俯卧时能用前臂支撑抬头挺胸，竖直抱时头也能保持平衡；逐渐能从仰卧位翻身到侧卧位或俯卧位。	看见物体会有意识伸手接近物体，能准确抓握物体，够取悬吊的玩具；已经能用手摇花铃棒。	4个月是宝宝咿呀学语的开始阶段，在发元音的基础上可以发b、p、d、n、g和k等辅音，还能够发出da-da、ba-ba、na-na、ma-ma等重复音节，偶然出现的"ma-ma"好像是在叫妈妈。	已经可以调节视焦距，能看近或近的物体，听觉也更加灵敏，能够自如地转头寻找声源。	生活更加规律，睡眠常在夜间进行，白天清醒时间延长，此年龄段的宝宝可以舔食勺中的食物。
第5个月	5个月的宝宝可以比较熟练地从仰卧位翻身到侧卧位，再翻到俯卧位。拉坐变直身，可以靠着大人或物体独坐片刻。	5个月宝宝手部动作逐渐增加，探索意识增强，以准确伸手抓握物体，摇晃、敲击、摸索的动作比较多。	5个月的宝宝能够模仿大人音，有时也会自发地发出一些不清晰的音节。此年龄段的宝宝对自己的名字已有反应，有人叫其名字时能回头。	当玩具掉到地上，或滚落到某个角落时，宝宝可以用目光跟随寻找失落的玩具。	5个月的宝宝消化功能增强了，手也能握住东西，可以自己将饼干喂到嘴里。
第6个月	6个月的宝宝可以独坐一会儿。大人扶着他站立时，会有蹦跳的动作感觉。这时的宝宝能够趴着，是宝宝学爬行的基础。	6个月的宝宝能够抓取小物体，这时的宝宝还会扔掉东西，再捡起，反复操作。玩积木等玩具时可以倒手。	6个月的宝宝能听懂一些语气，可以以听声辨别熟悉的人物，可以发出"da-da、ma-ma"等音。	6个月的宝宝已经有一定的记忆能力，能够区别熟悉的人和陌生的人。	此年龄段的宝宝对大小便的指令有声音反应。许多固体的食品也都可以自己喂到嘴里。
第7个月	7个月的宝宝已经能坐稳了，还可以连续翻滚。宝宝开始从上肢和腹部匍匐爬行，但这时的宝宝上肢与下肢的动作还不能协调。	7个月的宝宝能够准确地握物体，双手可以对击玩具，会将一只手的东西传递到另一只手中。	这个时期的宝宝已经能懂得"不"的意思，可以理解一些语言，能够清晰地发出"pa-pa"的声音。	玩玩具时，如果手中有东西，可以先扔掉手中的玩具，再去拿另一个。	这个时期的宝宝可以持续用杯子喝水，能够关注自己经常使用的东西，如奶瓶、手绢等。
第8个月	8个月的宝宝俯卧时能用四肢支撑身体，使腹部离开床面，逐渐从匍匐爬行发展为手膝爬行。这个时期，一部分宝宝可以扶物站起，并且自己能坐下。	8个月的宝宝拇指、食指动作更加协调，能够捏取比较小的物品。这时宝宝的食指也比较灵活，经常喜欢将食指伸入小洞或用食指拨弄物体。	这个时期的宝宝开始理解语言和动作的联系，比如"拿起""放下"，并能够按照指令操作，可以清晰地发出"嗒嗒"的声音。	这个时期的宝宝可以持续用手追逐玩具，将玩具用手绢等盖住，他能够揪动手绢寻找玩具。	8个月的宝宝能够将食物送到嘴里，但会弄得很脏。

领域 项目	大运动	精细动作	语言	认知	社会性
第9个月	9个月的宝宝爬得更快，动作更加协调了，并且可以有花样爬行动作。这个时期的宝宝可以在大人的帮助下站立、蹲下，可以自己扶着家具走。	9个月的宝宝能将手中的物品投入容器中，如将小球投到小桶中。	9个月的宝宝处在善于模仿语言的阶段，大部分音节都可以模仿。经常能听到这个时期的宝宝嘟嘟自语。	这个时期的宝宝喜欢着色鲜艳的图画的书，也喜欢听成人讲故事。9个月的宝宝能掀开小杯，寻找杯子里扣着的小玩具。	这个时期的宝宝大小便可以坐便盆。成人给宝宝穿衣服时，宝宝能够伸手、伸脚配合。
第10个月	10个月的宝宝扶着大人一只手可以站起来，从站姿可以坐下。这个时期的宝宝能够自己推开门。	10个月的宝宝可以将物品放进容器，再拿出来；能够打开杯盖，再练习盖上，虽然盖得不十分好，但已经有这种意识。	10个月的宝宝更加喜欢模仿大人说话的声音，可以听懂大人的简单指令，如"来！来！"或"再见"等，还可以明白"爸爸呢？""妈妈在哪？"等问题。	这个时期的宝宝可以用食指表示1岁，能够一边翻书页，一边看图、看字等；还可以找盒内的东西。	穿脱衣服时能主动配合。
第11个月	11个月的宝宝爬行自如，可以翻越障碍；自己扶着栏杆能够蹲得下；被人牵着一只手能走几步；扶栏杆能将脚下的球踢开。	11个月的宝宝会用手势表示需要，能用手握笔在纸上乱涂乱画，能够书打开又合上，能够将盖子盖上或打开。	11个月的宝宝可以模仿单音节词，用一个声示要求；有时会装着会说话的样子，模仿大人的语气，说出一连串莫名其妙的话。	这个时期的宝宝能够指出图画中有特点的部分，能够模仿推玩具小车等活动。	这个时期的宝宝能够熟练地使用勺子自己吃半碗饭，可以养成良好的进餐习惯。
第12个月	12个月的宝宝能够独自站立，并且可以独走几步，弯腰再站起来。	12个月的宝宝手部动作控制力更强，可以用笔在纸上画出清晰的笔印；会翻书，部分宝宝能用两块积木搭高。	12个月的宝宝主动发音的概率增多，能清晰地发出大部分音节。	宝宝看见铅笔、橡皮等知道用，走到自己家门口或者熟悉的地方知道用手指。	能上桌子同大人一起吃饭，已学会摘掉帽子和戴上帽子。

附录四　婴儿身高体重发育表

女婴身高体重发育表

指标 月龄	身长（单位：cm）			体重（单位：kg）			头围（单位：cm）		
	下限值	中间值	上限值	下限值	中间值	上限值	下限值	中间值	上限值
出生时	46.4	49.7	53.2	2.54	3.21	4.10	31.6	34.0	36.4
1月	49.8	53.7	57.8	3.33	4.20	5.35	33.8	36.2	38.6
2月	53.2	57.4	61.8	4.15	5.21	6.60	35.6	38.0	40.5
3月	56.3	60.6	65.1	4.90	6.13	7.73	37.1	39.5	42.1
4月	58.8	63.1	67.7	5.48	6.83	8.59	38.3	40.7	43.3
5月	60.8	65.2	69.8	5.92	7.36	9.23	39.2	41.6	44.3
6月	62.3	66.8	71.5	6.26	7.77	9.73	40.0	42.4	45.1
7月	63.6	68.2	73.1	6.55	8.11	10.15	40.7	43.1	45.7
8月	64.8	69.6	74.7	6.79	8.41	10.51	41.2	43.6	46.3
9月	66.1	71.0	76.2	7.03	8.69	10.86	41.7	44.1	46.8
10月	67.3	72.4	77.7	7.23	8.94	11.16	42.1	44.5	47.2
11月	67.3	73.7	79.2	7.43	9.18	11.46	42.4	44.9	47.5
12月	69.7	75.0	80.5	7.61	9.40	11.73	42.7	45.1	47.8

男婴身高体重发育表

指标 月龄	身长（单位：cm）			体重（单位：kg）			头围（单位：cm）		
	下限值	中间值	上限值	下限值	中间值	上限值	下限值	中间值	上限值
出生时	46.9	50.4	54.0	2.58	3.32	4.18	32.1	34.5	36.8
1月	50.7	54.8	59.0	3.52	4.51	5.67	34.5	36.9	39.4
2月	54.3	58.7	63.3	4.47	5.68	7.14	36.4	38.9	41.5
3月	57.5	62.0	66.6	5.29	6.70	8.40	37.9	40.5	43.2
4月	60.1	64.6	69.3	5.91	7.45	9.32	39.2	41.7	44.5
5月	62.1	66.7	71.5	6.36	8.00	9.99	40.2	42.7	45.5
6月	63.7	68.4	73.3	6.7	8.41	10.5	41.0	43.6	46.3
7月	65.0	69.8	74.8	6.99	8.76	10.93	41.7	44.2	46.9
8月	66.3	71.2	76.3	7.23	9.05	11.29	42.2	44.8	47.5
9月	67.6	72.6	77.7	7.46	9.33	11.64	42.7	45.3	48.0
10月	68.9	74.0	79.3	7.67	9.58	11.95	43.1	45.7	48.4
11月	70.1	75.3	80.8	7.87	9.83	12.26	43.5	46.1	48.8
12月	71.2	76.5	82.1	8.06	10.05	12.54	43.8	46.4	49.1

　　注：本数据采用了卫生部妇幼保健与社区卫生司2009年9月发布的《中国7岁以下儿童生长发育参照标准》。为了方便阅读理解，在这里我们将+2SD（2个标准差）设为上限，−2SD设为下限，在上限和下限之间视为一般状态。

新生儿婴儿护理养育指南

附录五　儿童生长发育曲线图

（出处：世界卫生组织儿童生长标准）

0~5岁女孩身（长）高生长曲线图

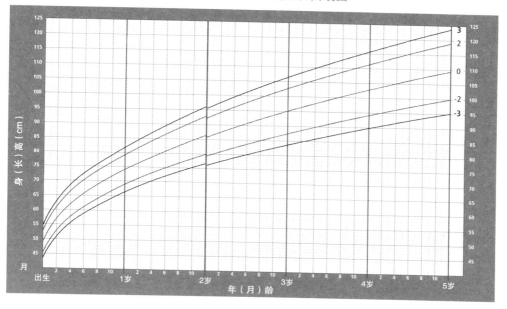

0~5岁男孩身（长）高生长曲线图

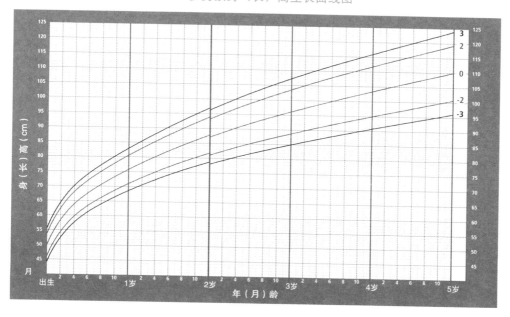

0～5岁女孩体重生长曲线图

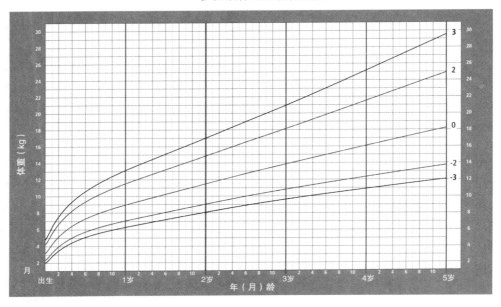

0～5岁男孩体重生长曲线图

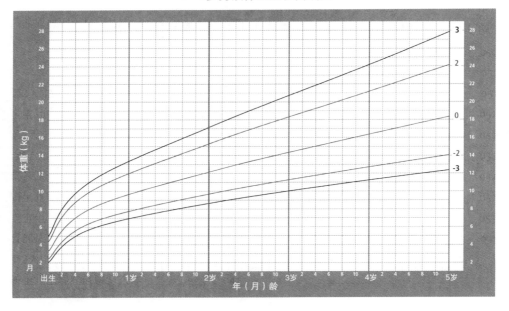

新生儿婴儿护理养育指南

0～5岁女孩BMI生长曲线图

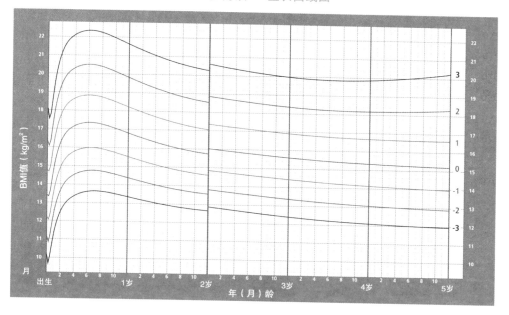

0～5岁男孩BMI生长曲线图

附录五

0~5岁女孩头围生长曲线图

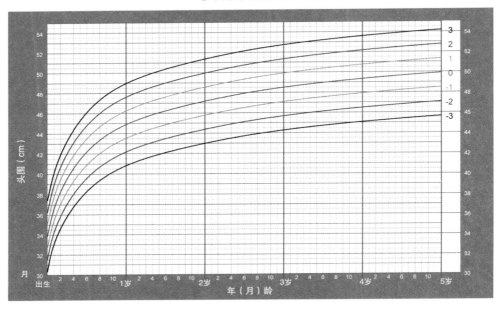

0~5岁男孩头围生长曲线图

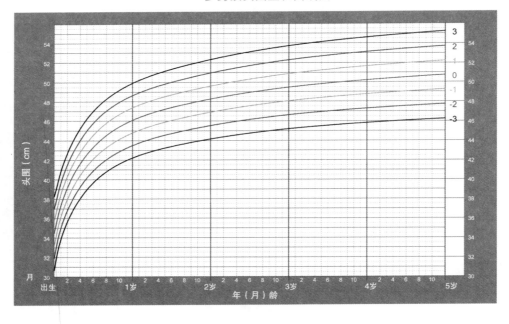

新生儿婴儿护理养育指南

附录六　如何给孩子选择益生菌、DHA和VD

宝宝补充益生菌，妈妈不能不知道的事

生命早期的1000天，是肠道菌群建立并达到平衡的关键时期。为宝宝挑选合适益生菌的"黄金法则"：

一辨：要用按照相关标准可用于婴幼儿食品的菌株名单中的菌株。

二选：要选菌株多的益生菌产品。

（为什么真正的益生菌必须有菌株号？益生菌是按属、种、菌株三个层次划分的。益生菌的作用是以菌株为准。能够克服胃液和胆汁的挑战，顺利进入肠道并在人体肠道定植的菌株才是好的益生菌。以乳双歧杆菌HN019为例：菌属——双歧杆菌；菌种——乳双歧杆菌；菌株——乳双歧杆菌HN019。）

三查：要查看配方中的菌株是否有菌株号。

四量：要衡量活菌数量，数量越多越好。

五看：菌到体内的高活性。

宝宝黄金成长1000天，补充DHA很关键

大脑重量在3岁前（1000天）快速增加（3～5倍）。DHA对神经、大脑认知以及视力发育将发挥重要作用。

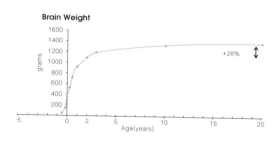

DHA是一种对人体非常重要的Omega-3型不饱和脂肪酸，是大脑和视网膜的重要构成成分，有助于婴幼儿智力和视力发育。如何选择DHA，方法就在这里！

1.看来源。鱼油含EPA，适合成年人。藻油提取自植物，更安全。

2.选DHA类型。母乳中的DHA为甘油三酯型，利用率更高。

3.量纯度。纯度高，可减少额外物质摄入

想要宝宝长高高，天然VD不可少

婴幼儿处于快速生长发育期，容易缺乏VD_3。妈妈应为宝宝补充优质维生素D_3。据《中国居民膳食营养素参考摄入量》公布的数据，维生素D每日参考摄入量为10μg（400IU）。

后　记

本书出版之际，首先要感谢我们的编委，他们将各自多年的研究和临床经验，毫无保留地整理、记录下来，才有了本书的雏形。更是他们对本书的结构布局、学术水平、呈现方式等方面提出的宝贵建议，才有了这本权威、前沿、阅读形式新颖的育儿指南。

在这里，还要特别感谢为我们拍摄操作视频的12位宝宝和他们的爸爸妈妈们！感谢为我们提供宝宝照片的爸爸妈妈们！感谢试读书稿，并给我们反馈宝贵意见和建议的爸爸妈妈们！这本书的出版，也带着我们的感恩。

特别感谢中国妇幼保健协会、中国教育科学研究院、北京妇产医院、北京儿童医院、首都儿科研究所、北京协和医学院、北京大学护理学院、北京大学第三医院、北京师范大学等机构的专家的帮助和支持！

现在，母婴健康方面的刊物、图书很多，粗疏、低劣的作品也是屡见不鲜。但是在与中国妇女出版社的合作中，我们深切地感受到他们对内容质量要求之严谨，以及他们的敬业态度。在此，我们要特别感谢中国妇女出版社的编辑为本书付出的辛劳。作为作者，我们很放心把心血交给他们，相信读者也能从本书中体会到他们的敬业精神。

最后要特别感谢童芽健康科技研究院，从第一个想法开始到全书的审核定稿再到发行出版，没有他们的鼎力支持，很难想象本书可以如期与读者见面。

未来，我们也将继续兢兢业业，推出系列指南，为中国数千万新手父母解惑答疑。

亲爱的读者朋友们，新手父母们，欢迎您为本书提出您的意见和建议，欢迎您跟我联系。我的电子邮箱是：cby2040@126.com。

陈宝英

主任医师、教授、北京妇产学会执行会长

曾任世界卫生组织母婴和妇女保健合作培训中心主任

首都医科大学附属北京妇产医院北京妇幼保健院原党委书记、院长

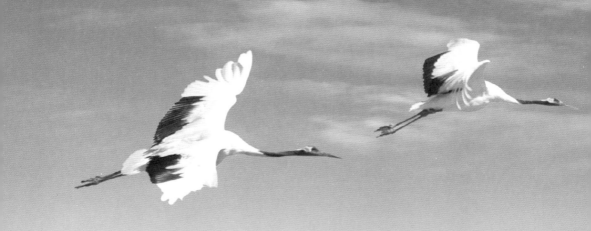

47 DEGREES
NORTH LATITUDE

北纬47°的奶源带·为中国宝宝创造一生中最美好的开始
如何成就新鲜的原料呢？跟小鹤一起来见证身边好奶源，新鲜看得见的旅程吧！

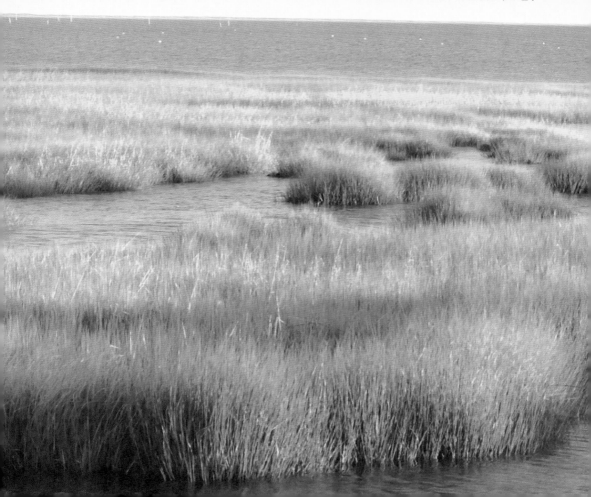

飞鹤——更适合中国宝宝体质的奶粉诞生于此……

中国·齐齐哈尔

日本·北海道

47 DEGREES NORTH LATITUDE
原生态环境：不可复制的北纬47° ——公认的奶源带

　　飞鹤筑基于北纬47°奶源带，从源头锁住新鲜，专注打造更适合中国宝宝体质的奶粉，心无旁骛地致力于民族百年婴幼儿奶粉品牌的孕育。

　　北纬47°区域地处北温带大陆性季风气候带，降水适宜，日照充沛；黑土地土壤营养成分优质；弱碱性水源等自然条件优渥；一年只种一季作物。漫长的生长期使作物有足够的时间积累能量、储集营养。绝佳的气候、土壤、水文等自然条件为飞鹤的专属产业集群建设提供了优质基因，保证了奶粉源头上的高品质。这一纬度聚集了日本北海道、美国威斯康星州、加拿大阿尔伯特等世界知名畜牧区，被称为"黄金奶源带"。

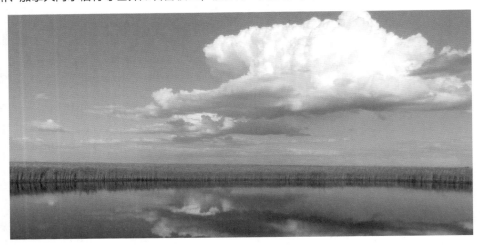

ZHALONG WETLAND–THE HOMETOWN OF RED–CROWNED CRANES

扎龙湿地——丹顶鹤的故乡

　　齐齐哈尔著名的扎龙自然保护区，是丹顶鹤的故乡。湿地也称为"地球之肾"，不仅可以降解污染、净化水质，还有固定二氧化碳、调节区域气候等诸多生态功能。扎龙湿地毗邻天然氧吧大小兴安岭，负氧离子含量每立方米可达到2.7万个，夏季甚至可达到3.6万个。丹顶鹤对栖息地的环境要求极高。这里能成为丹顶鹤长期生活的区域，可见其生态环境十分优越。

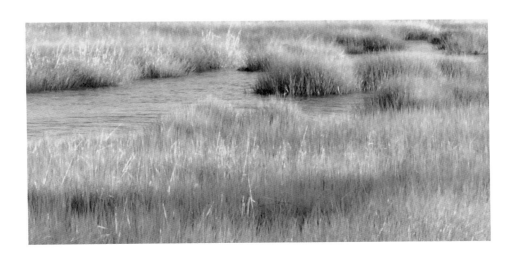

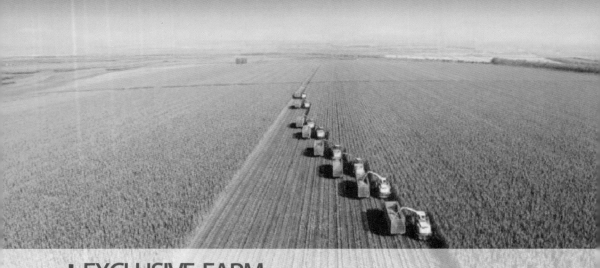

EXCLUSIVE FARM
飞鹤专属农场

　　为了从源头上彻底解决奶源的安全问题，飞鹤开辟行业先河，与专属农业公司形成紧密的战略联盟，率先将有机饲草、饲料种植及精饲料加工纳入到整个产业集群当中。飞鹤引进先进设备，投入巨大精力进行品种试验、培育优质牧草，所有作物均执行绿色标准。凭借独特地缘优势，作物产量实现了最优化和最大化。30万亩专属农场，以安全、健康、营养丰富的饲料专供牧场，确保奶牛饮食安全。

ON A PAR WITH EU STANDARSDS
鲜奶品质比肩欧盟标准

　　飞鹤专属牧场鲜奶蛋白质含量平均3.3%，干物质含量平均13%，菌落总数小于1万，是严格的欧盟标准的1/10，体细胞是欧盟标准的1/2。鲜奶质量比肩国际水平。

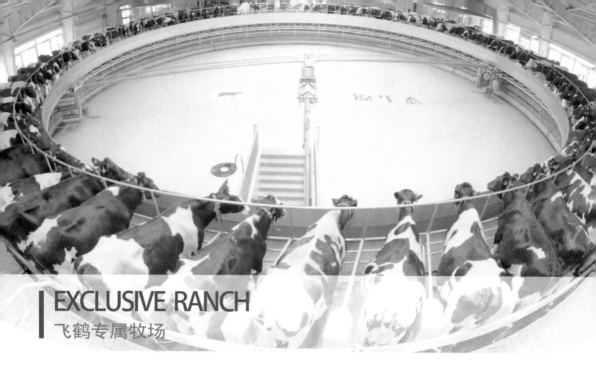

EXCLUSIVE RANCH
飞鹤专属牧场

　　飞鹤专属牧场，开创了中国北方地区生态型奶业生产新模式，是黑龙江存栏量最大的现代化物业公司，奶源自给率达100%。牧场采用现代化的科学管控模式，规范化的管理体系，将国际先进的设备、科学合理的饲养方式和"以牛为本"的人性化管理理念，运用到包含奶牛饲养、保健防疫、挤奶和鲜奶运输等环节，具备不折不扣的"飞鹤标准"，所产鲜奶比肩欧盟品质。

　　牧场使用的全套挤奶设备是目前国际先进的挤奶设备之一，该挤奶设备进行全封闭真空挤奶，保证了牛奶质量。同时飞鹤专属牧场废弃每头牛的头三把奶，从细微之处杜绝微生物感染，从源头上就做到益求精。　牧场还采用德国GEA公司的"魔腕机器人"挤奶设备，既能挤奶又能管理牛群，在挤奶的同时对奶牛进行按摩，有效提高产奶量。

　　飞鹤专属牧场，全球精选荷斯坦奶牛，使用性控冻精技术，确保良种产奶牛的持续繁育；全程采用TMR（全混合日粮）饲养方式，按照不同奶牛群每天所需营养物质特制营养配方，确保奶牛享受贵族饮食与养护。　在科学管理下，其出产的鲜牛奶乳蛋白率稳定在3.28%～3.65%，乳脂率高于4.2%。出身名门的荷斯坦奶牛加上飞鹤专属牧场的悉心照料，产出的自然是健康、营养的高品质原奶。

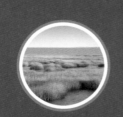
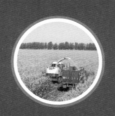
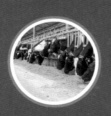
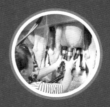

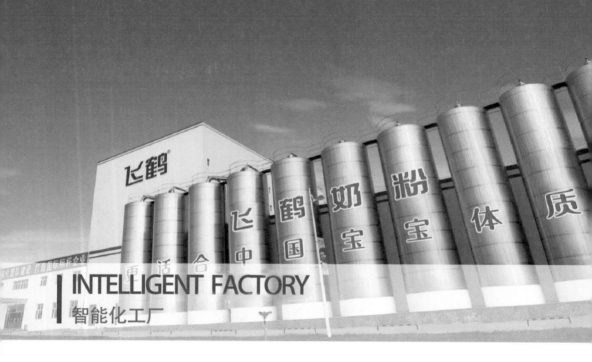

INTELLIGENT FACTORY
智能化工厂

飞鹤智能化工厂引进德国GEA等国际一流设备，实现了生产加工管道化、自动化、密闭化和标准化；引进世界级制造WCM（World Class Manufacturing）管理体系，精准控制奶粉生产各环节，以严谨工序制造奶粉；首批通过GMP（药品生产质量管理规范）认证，为先进生产工艺的实现创造了良好的先决条件。

工厂的质检中心配备国际领先的顶级检测设备层层把关，于整个供应链中采用严格的质量控制体系，从检查鲜奶供应商使用的饲料至生产流程再到交付成品约有25道全面程度和逾300个检查点。坚持"不合格原料坚决不投产，不合格工序坚决不转入下一工序，不合格产品坚决不出厂"的原则，确保出厂合格率达100%。

MANUFACTURING PROCESS
制造工艺

湿混法结合喷雾干燥法工艺，也即成分被混合、均质化、巴氏灭菌及喷雾干燥，以生产粉末产品。该工艺需要对湿混技术及冷链运输实施严格的条件及质量控制要求。飞鹤新鲜生牛乳一次入料加工出的奶粉制造成本更高，最大限度保留天然营养分子，营养更加新鲜；蛋白分子更小，更易吸收。这种工艺生产的婴幼儿奶粉更适合中国宝宝体质的需求。

根据弗若斯特沙利文报告，飞鹤采用湿混法结合喷雾干燥法生产婴幼儿配方奶粉，是中国使用鲜奶作为所有婴幼儿配方奶粉产品主要成分的领先配方奶粉供应商之一。相比干混法流程，这种工艺可确保最终产品的新鲜度，营养成份可以更均匀分配，可以在很大程度上降低微生物的污染。

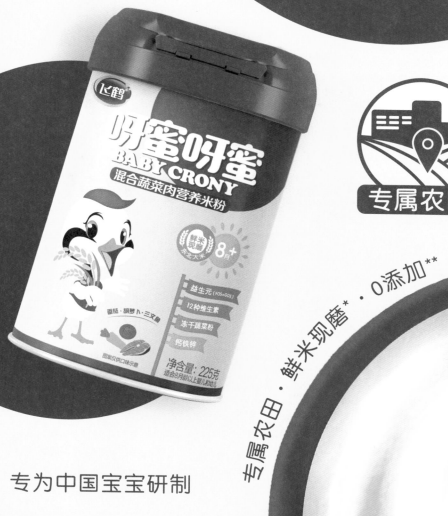

您的宝宝有以下这些举动吗？

宝宝是否能很好的控制头颈部轻松的坐直？

是否对餐桌上的食物表现出浓厚的兴趣？

如果两个都是，宝宝在告诉你，
我要吃辅食了！

辅食到底对宝宝有什么好处？

6～12月阶段，宝宝开始独立能力、爬行、站立、走步
这种变化都需要充足营养支持

钙
有助于骨骼和
牙齿更坚固。

铁
血红细胞形成的
重要成分。

锌
有助于改善食欲，
有助于皮肤健康。

膳食纤维
有助于维持
正常的肠道功能。

增加辅食更能锻炼宝宝的咀嚼能力！

国外辅食添加是否科学？

中国宝宝和国外宝宝体质存在天然差异，在营养需求上自然不
同。辅食选择上更需要适合中国宝宝体质的饮食习惯，不能照
搬国外孩子的食谱！

呀蜜呀蜜米粉　专为中国宝宝研制

鲜米现磨制作，营养优配配方，满足宝宝不同阶段的
需求。

益生元
FOS+GOS

含
钙铁锌

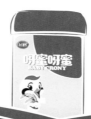
呀蜜呀蜜
BABY CRONY

冻干
果蔬粉

含12种
维生素

新鲜、营养 2大秘籍

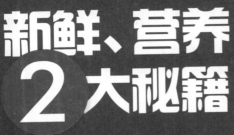

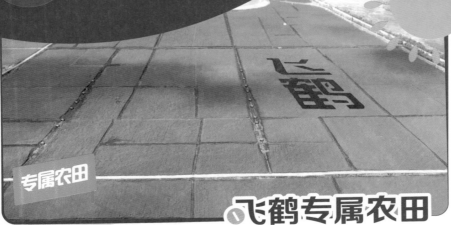

专属农田

① 飞鹤专属农田

米源好产地，农田可控种植，从源头严格把控。

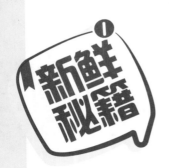

新鲜秘籍 ①

北纬47° 肥沃黑土地种植带

158天 漫长生长

1295小时 以上日照

1年1季 土地有充足休眠期

选取当季新米制作，安全、营养

用心回馈宝宝每一餐！

*现磨或鲜米现磨是指大米脱壳工艺。稻谷恒温储藏，米粉制作前，稻谷现脱壳成大米。

**0添加是指在生产过程中未额外添加白砂糖、麦芽糊精、葡萄糖浆、盐、香兰素。

② 鲜米现磨*

从稻谷脱壳到加工厂 72h

鲜米加工成米粉，
保留初源营养。

③ "锁鲜"技术

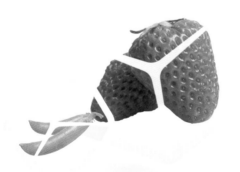

添加冻干果蔬粉，
采用制作航天食品的 FD 冻干技术，锁住缤纷营养。
保留自然的味道，天然果蔬的色彩，让宝宝爱上每一口。

***满足宝宝日常70%铁的需求，是以飞鹤星飞帆2段奶粉冲泡米粉，每日2次，每次添加35g奶粉与25g
米粉铁含量计算。根据《中国居民膳食营养素参考摄入量（2013）》，7～12月龄婴儿铁的摄入量为
10mg/日。使用不同液体冲泡米粉，数据有所不同。

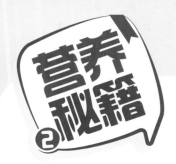

①高铁配方

Ca

Fe

70%

Zn

一天两餐,
满足宝宝日常 **70%** 铁的需求***

铁含量约:5mg/100g
含12种维生素和钙铁锌,
多维助成长!

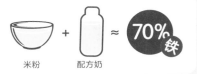

米粉　　配方奶

70%铁

②益生元
(FOS+GOS)组合

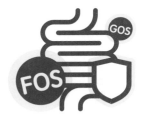

呵护宝宝娇嫩肠道

注: 低聚果糖(FOS)、低聚半乳糖（GOS）

③0 添加**

不增加肾脏负担, 拒绝挑食,
让宝宝爱上自然的味道。

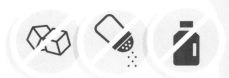

拒绝白砂糖、麦芽糊精、葡萄糖浆、盐、香兰素

辅食添加初期

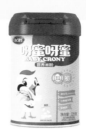

采用单一谷物，强化钙铁锌。适合辅食添加初期，呵护宝宝娇嫩肠胃，开启辅食第一口。

原味

6个月龄以上
婴儿和幼儿

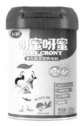 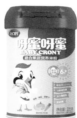

添加水果和蔬菜，多种口味，开启宝宝味蕾满足之旅。同时添加多种营养元素，助力宝宝成长。

菠菜西蓝花豌豆　香蕉南瓜胡萝卜

8个月龄以上
婴儿和幼儿

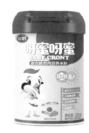

添加蔬菜和肉类，在提供多种口味和营养元素下，满足宝宝日渐增长的成长需求，进一步丰富饮食结构。

番茄胡萝卜三文鱼

呀蜜呀蜜米粉
营养系列